安保徹の免疫学講義

新潟大学大学院医学部教授
安保 徹 著

Immunology Lecture by professor TORU ABO

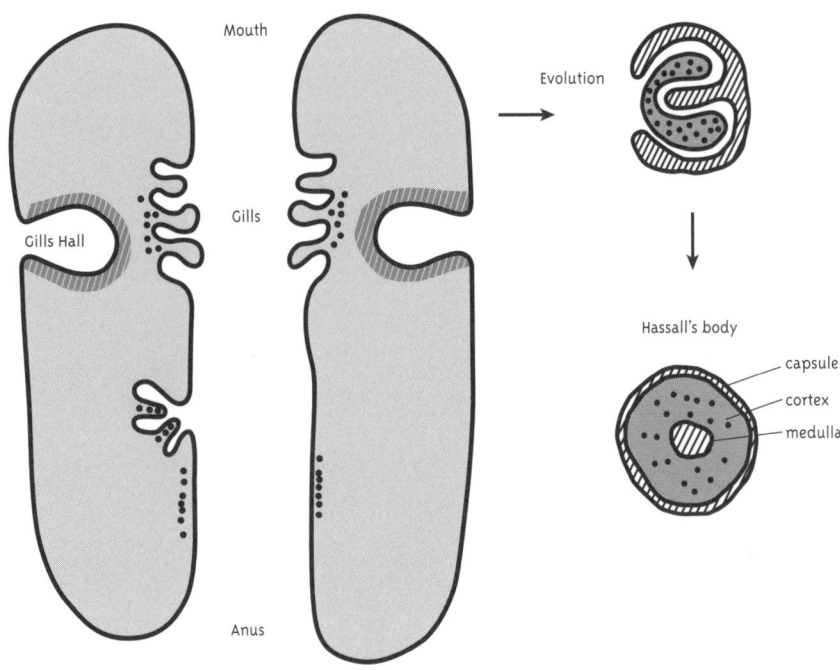

三和書籍

まえがき

　免疫学は、新しい知見がどんどん生まれるので大変魅力的な学問です。私は1974年（昭和49年）に免疫学の研究に入りました。当時若い先輩の研究者が日本免疫学会に次々と登場し、はつらつとして発表やディスカッションをしていた光景が目に浮かびます。今でも免疫学は魅力的なのですが、多くの知見が加わったので新しく学ぶ人たちにとっては大変です。ほかの分野の人も免疫学を学ぶのが困難になっているように感じます。

　また、もう1つの問題もあります。免疫学に関する知識が膨大になると教科書を書いたり、講義をしたりすること自体が大変になるということです。そのため、ついつい大人数で教科書をつくることになります。すると、自分の専門分野に熱心になり、全体としてまとまりがなくなってしまいます。やはり、教科書づくりも講義も1人でやる必要性もあるわけです。

　今までの免疫学の教科書では、アレルギー疾患や自己免疫疾患や腫瘍免疫学の分野に弱点があり、臨床の先生方に新しい知見を伝えていないという問題もあります。実際、医療の現場で免疫学者の考えが役立ち、これらの病気が治っているということはあまりないのです。

　私は過去36年間の研究で、アレルギー疾患の成り立ちや自己免疫疾患の成り立ちに関する知見をたくさん学術論文に発表してきました。最近は腫瘍免疫学の分野でも論文を発表し始めています。このような知見は日常の講義にもとり入れています。

　もう少し具体的に述べます。いろいろな免疫疾患が原因不明にされていますが、原因が明確になったものも多いのです。日本ではアレルギー疾患になる子供が増加しているということが、この疾患のメカニズムを明らかにするヒントとなっています。また、自己免疫疾患は紫外線、重力、そのほかのストレスによって発症し、障害を受けた組織成分が自己抗体の原因になっているので、原因はつきとめることができるのです。そのためには、患者に病気発症前の生活をたずねることが大切になります。また、自己応答性の胸腺外分化T細胞や自己抗体産生B-1細胞の理解も必要です。

　新潟大学に来てからの講義期間は20年になります。この講義を三和書籍が本にしてくれるのは有難いことです。この本が、臨床に少しでも役立つ免疫学を提示できていれば幸いです。

2010年12月
安保　徹

目 次

まえがき i

第1章　免疫学総論　part 1

1. 免疫学の歴史 2
2. 身体の防御システム 5
3. 白血球の進化 6
4. リンパ球の性質 6
5. リンパ球の産生と分布 9
6. Tリンパ球とBリンパ球 10
7. 主要組織適合抗原 11
8. 免疫が関与する疾患 13
　　①感染症：ウイルス感染、一部細菌感染 13
　　②アレルギー疾患：アトピー性皮膚炎、花粉症、アナフィラキシー 13
　　③移植の拒絶 13
　　④自己免疫疾患（膠原病） 13
　　⑤加齢現象 13
　　⑥妊娠─つわり、流産 13
　　⑦ガン免疫 14
　　⑧先天性免疫不全症 14

第2章　免疫学総論　part 2

1. 免疫で使われる分子群 16
2. リンパ球の進化 19
3. 胸腺の進化 23
4. マクロファージの働き 26
5. 白血球の分布と自律神経 27

第3章　免疫担当細胞

1. マクロファージ 32
2. リンパ球サブセット 34

3. T細胞の種類 ……………………………………………………………………… 35
4. TCR（T cell receptor）の構造 ………………………………………………… 37
5. B細胞の種類 ……………………………………………………………………… 38
6. 抗体の種類 ………………………………………………………………………… 40

第4章　B細胞の分化と成熟

1. 分化、成熟（differentiation、maturation）……………………………………… 46
   ① 多発性骨髄腫 …………………………………………………………………… 48
   ② B細胞型の悪性リンパ腫（malignant lymphoma）…………………………… 48
2. B細胞の抗原認識受容体（Ig）の遺伝子 ……………………………………… 51
3. 抗体の働き ………………………………………………………………………… 53
   ① 抗原の凝集 ……………………………………………………………………… 53
   ② 補体とともに膜の溶解 ………………………………………………………… 54
   ③ ADCC（antibody-dependent cell-mediated cytotoxicity）………………… 55

第5章　T細胞の種類　part 1

1. T細胞の抗原レセプター（TCR）……………………………………………… 58
2. TCRのシグナルを伝える分子 ………………………………………………… 59
   CD3 complex ……………………………………………………………………… 59
3. 胸腺内分化T細胞と胸腺外分化T細胞 ………………………………………… 60
4. $CD4^+$T細胞の認識 ……………………………………………………………… 61
5. $CD8^+$T細胞の認識 ……………………………………………………………… 61
6. Th0、Th1、Th2細胞 …………………………………………………………… 62
7. T細胞の胸腺内分化 ……………………………………………………………… 63
8. 胸腺外の分化 ……………………………………………………………………… 68

第6章　T細胞の種類　part 2

1. TCR遺伝子の再構成（rearrangement of TCR genes）……………………… 72
2. クローンの拡大 …………………………………………………………………… 73

3. Tc 細胞の働き　　75
4. Th 細胞の働き　T−B cell interaction　　76
5. リンパ球の抗原提示　　77
6. 胸腺外分化 T 細胞が働くとき　　78
7. ガン化　　79

第7章　主要組織適合抗原　part 1

1. 移植の拒絶抗原　　84
2. 抗原提示分子　　85
3. 構造　　85
4. 分布　　86
5. ヒトとマウスの MHC　　88
6. MHC の遺伝子　　90
7. TCR の認識　　93

第8章　主要組織適合抗原　part 2

1. リンパ球の抗原認識と分裂　　96
2. 抗原と MHC の結合　　96
3. polymorphic MHC と monomorphic MHC　　97
4. HLA のタイプと疾患感受性　　98
5. MHC 以外の拒絶タンパク　　99
6. そのほか　　100

第9章　サイトカインの働きと受容体

1. サイトカインの歴史　　104
2. サイトカイン　　106
   ① IL-1　　106
   ② IL-2（TCGF）　　106
   ③ IL-3　　108

④ IL-4、IL-5、IL-6　108
　　　⑤ IL-7　109
　　　⑥ IL-8　109
　　　⑦ IL-9　110
　　　⑧ IL-10　110
　　　⑨ IL-12、IL-15、IL-18　110
　　　⑩ IFN（interferon：インターフェロン）　110
　　　⑪ TGFβ（transforming growth factor）、TNFα（tumor necrosis factor）　111
　　　⑫ Fas ligand　112
　3. サイトカイン受容体（cytokine receptor）　113
　　　① γc を共有するサイトカイン受容体　113
　　　② βc を共有するサイトカイン受容体　114
　　　③ gp130（glycoprotein130）を共有するサイトカイン受容体　115
　4. ケモカイン（chemokine）と接着分子　116
　5. 細菌毒素 LPS（lipopoly sacharide）　116

第10章　自然免疫

1. 外界に接する場所の抵抗性　120
2. 細胞の抵抗性　122
3. 補体　122
4. 補体の働き　122
5. 補体のタンパク群　123
6. 活性化の経路　123
7. 古典経路　124
8. 代替経路　124
9. レクチン経路　125
10. 補体の産生部位　125
11. 補体レセプター　125
12. 細胞膜上にある補体活性抑制因子　125
13. 遺伝子　126
14. 補体遺伝子の欠損　126

第11章 膠原病　part 1

1. 自己の認識について 130
2. 自己認識のステップ 132
3. 自己免疫疾患の誘因 132
    - ① MAG 132
    - ②甲状腺細胞のミクロゾーム 133
    - ③胃壁細胞 133
    - ④核、ヒストン 134
    - ⑤目の水晶体、ブドウ膜 134
    - ⑥精子 134
    - ⑦ modified self 134
4. 自己免疫疾患の分類 136
5. 自己障害のメカニズム 137
    - ①自己抗体 137
    - ②補体の活性化 137
    - ③マクロファージの活性化 137
    - ④リンパ球の直接攻撃 137
    - ⑤免疫複合体（immune complex） 138
    - ⑥血管内皮細胞の炎症 138
6. SLE 138

第12章 膠原病　part 2

1. 進化した免疫系の抑制 142
2. 中枢神経系の自己免疫疾患 143
3. 内分泌腺の自己免疫疾患 144
4. 消化管・肝の自己免疫疾患 145
5. 腎の自己免疫疾患 146
6. 心臓の自己免疫疾患 146
7. 眼の自己免疫疾患 147
8. 皮膚の自己免疫疾患 147
9. chronic GVH 病 147
10. 老化 147

11. 動物モデルと自己免疫疾患 ……………………………………………………… 148

第13章　神経・内分泌・免疫

1. ストレスと生体反応 …………………………………………………………… 150
2. 急性症状 ………………………………………………………………………… 152
3. 急性症状が出る仕組み ………………………………………………………… 152
4. 急性症状はストレスに立ち向かう反応 ……………………………………… 154
5. 交感神経と顆粒球の連動 ……………………………………………………… 155
6. 慢性症状 ………………………………………………………………………… 156
7. ストレスの要因 ………………………………………………………………… 157
8. ミトコンドリアへの負担 ……………………………………………………… 159
9. ミトコンドリアとステロイドレセプター …………………………………… 160
10. ストレスと免疫抑制 …………………………………………………………… 160
11. 解糖系でエネルギーを作る細胞（ミトコンドリアの少ない細胞） ……… 160
12. 受精とは何か …………………………………………………………………… 162
13. ヒトの一生 ……………………………………………………………………… 162
14. 調和の時代にストレスを受け続ける ………………………………………… 163
15. 生体の治癒反応 ………………………………………………………………… 163
16. 副交感神経優位（楽をして生きる）でも病気 ……………………………… 164

第14章　免疫系（防御系）と自律神経の関係　part 1

1. 白血球の自律神経支配 ………………………………………………………… 166
2. 日内リズム、年内リズム ……………………………………………………… 167
3. 新生児の顆粒球増多 …………………………………………………………… 171
4. 消炎鎮痛剤 ……………………………………………………………………… 172
5. 生物学的二進法 ………………………………………………………………… 175

第 15 章　免疫系（防御系）と自律神経の関係　part 2

1. アレルギー疾患 ……………………………………………………………………… 178
    ①アナフィラキシーショック ……………………………………………………… 178
    ②アトピー性皮膚炎、気管支喘息、通年性鼻アレルギー ……………………… 178
    ③食物アレルギー …………………………………………………………………… 178
    ④花粉症、蕁麻疹 …………………………………………………………………… 178
    ⑤化学物質過敏症 …………………………………………………………………… 178
    ⑥寄生虫感染 ………………………………………………………………………… 179
    ⑦寒冷アレルギー、薬物アレルギー、紫外線アレルギー、金属アレルギー … 179
    ⑧乳児アトピー ……………………………………………………………………… 179
2. 顆粒球増多と組織破壊の病気 ……………………………………………………… 183
    ①突発性難聴［内耳］（idiopathic sudden sensorineural、sudden deafness）… 185
    ②メニエール病［三半規管］（Ménière disease）………………………………… 185
    ③歯周病（periodontitis）…………………………………………………………… 185
    ④食道炎（esophagitis）……………………………………………………………… 185
    ⑤びらん性胃炎（erosive gastritis）→胃潰瘍（gastric ulcer）………………… 185
    ⑥十二指腸潰瘍（duodenal ulcer）………………………………………………… 185
    ⑦クローン病（Crohn's disease）…………………………………………………… 185
    ⑧潰瘍性大腸炎（ulcerous colitis）………………………………………………… 185
    ⑨痔疾（hemorrhoid）………………………………………………………………… 186
    ⑩子宮内膜症（endometriosis）……………………………………………………… 186
    ⑪不妊症（infertilitas）
        ［子宮内膜症（endometriosis）、卵管炎（salpingitis）、卵巣嚢腫（ovarian cyst）］… 186
    ⑫膵炎［急性・慢性］（pancreatitis［acute・chronic］）………………………… 186
    ⑬腎炎・腎盂炎（nephritis・pyelitis）……………………………………………… 186
    ⑭膀胱炎（cystitis）…………………………………………………………………… 186
    ⑮骨髄炎（myelitis）…………………………………………………………………… 186
    ⑯間質性肺炎（interstitial pneumonia）…………………………………………… 186

第 16 章　移植免疫

1. 移植（transplantation）と拒絶（rejection）……………………………………… 190
2. MHC ……………………………………………………………………………………… 190
3. 移植 ……………………………………………………………………………………… 191

- 4. 純系 ... 191
- 5. 拒絶の速さ ... 192
- 6. 純系と拒絶 ... 193
- 7. 移植のしやすさ―MHCの発現量 ... 193
- 8. HLAタイピング ... 194
- 9. 骨髄移植（bone marrow transplantation） ... 195
- 10. GVH病（GVHD：graft-versus-host disease） ... 195
- 11. 反応するリンパ球 ... 196
- 12. 新生児免疫寛容（neonatal tolerance） ... 197
- 13. 拒絶に関与するほかの白血球 ... 198
- 14. non MHCによる拒絶 ... 198
- 15. 免疫抑制剤（immunosuppressant） ... 199
- 16. hybrid resistance ... 199
- 17. 輸血によって生着率上昇 ... 200

第17章 免疫不全症

- 1. 先天性免疫不全症（primary immunodeficiency） ... 202
  - ① wild type（野生型）の血液像（FACSを用いたCD3、IL-2Rβ二重染色） ... 202
  - ② 胸腺無形成症（thymic aplasia） ... 202
  - ③ 重症複合免疫不全症（scid：severe combined immunodeficiency） ... 203
- 2. 重症複合免疫不全症（scid：severe combined immunodeficiency） ... 203
  - ① X-scid（伴性劣性遺伝）X連鎖重症複合免疫不全症 ... 203
  - ② 常染色体劣性遺伝型-scid ... 203
  - ③ scidマウス ... 205
  - ④ RAG-1/RAG-2ノックアウトマウス ... 206
- 3. 胸腺無形成症（thymic aplasia） ... 206
- 4. 無γグロブリン血症（agammaglobinemia：伴性劣性遺伝） ... 206
  - ① Bruton X-linked agammaglobulinemia（XLA：X連鎖（ブルトン型）無γグロブリン血症） ... 207
  - ② IgA欠損症（selective IgA deficiency） ... 208
  - ③ X連鎖高IgM症候群（hyper IgM syndrome） ... 208
  - ④ ウイスコット-アルドリッチ症候群（WAS：Wiskott-Aldrich syndrome） ... 209
  - ⑤ 毛細血管拡張性運動失調症（AT：ataxia telangiectasia） ... 209
  - ⑥ ディ・ジョルジ症候群（Di George症候群） ... 209

5. T細胞B細胞以外の異常症 ―― 210
　①慢性肉芽腫症（CGD：chronic granulomatous disease）―― 210
　②Chédiak-東症候群（CHS）―― 210
　③beige mice（ベージュマウス）―― 212
6. 後天的免疫不全症（acquired immunodeficiency）―― 213
7. 免疫抑制剤（immunosuppressive drug）―― 214
8. 抗ガン剤（anticancer drug）―― 215
9. ステロイドホルモン（SH：steroid hormone）―― 215
10. NSAIDs（nonsteroidal anti-inflamatory drugs）―― 216
11. 常在菌による感染症 ―― 216
12. 乳児一過性低ガンマグロブリン血症（transient hypogammaglobulinemia）―― 217

第18章 腫瘍免疫学

1. 免疫系の二層構造 ―― 220
2. ガン細胞を排除している証拠 ―― 221
3. 腫瘍抗原 ―― 222
4. エフェクター（攻撃）リンパ球 ―― 223
5. 腫瘍ができるための条件 ―― 225
6. ストレス反応の意義 ―― 227
7. ガン細胞の特徴 ―― 228
8. ガン患者の免疫状態 ―― 229
9. キラー分子群 ―― 230
10. 解糖系とミトコンドリア系 ―― 230
11. アポトーシスとその抑制 ―― 233
12. ガンの免疫療法 ―― 233
13. 治療（自然退縮）の条件 ―― 234
14. そのほかの免疫療法について ―― 234
15. 結論 ―― 235

あとがき ―― 237
参考文献 ―― 238
索引 ―― 240

安保徹の免疫学講義

第 1 章
免疫学総論　part 1

第 2 章　免疫学総論　part 2
第 3 章　免疫担当細胞
第 4 章　B細胞の分化と成熟
第 5 章　T細胞の種類　part 1
第 6 章　T細胞の種類　part 2
第 7 章　主要組織適合抗原　part 1
第 8 章　主要組織適合抗原　part 2
第 9 章　サイトカインの働きと受容体
第10章　自然免疫
第11章　膠原病　part 1
第12章　膠原病　part 2
第13章　神経・内分泌・免疫
第14章　免疫系（防御系）と自律神経の関係　part 1
第15章　免疫系（防御系）と自律神経の関係　part 2
第16章　移植免疫
第17章　免疫不全症
第18章　腫瘍免疫学

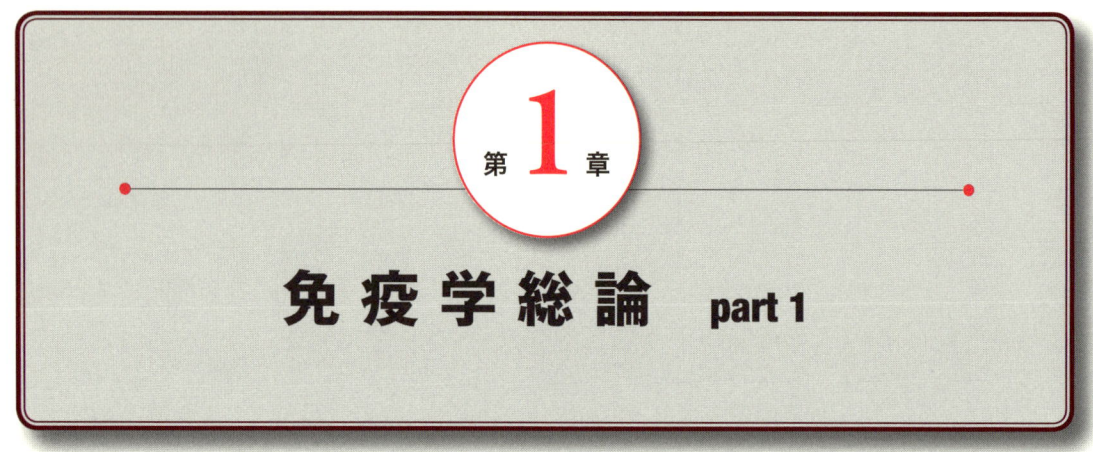

免疫学総論 part 1

1. 免疫学の歴史

多くの人が免疫という言葉を聞いたことがあると思います。免疫とは、疫病から免れるということから命名された言葉です。免疫についての学問が免疫学（immunology）です。

1000年前、2000年前の昔から、私たち人類はずっと病気に悩まされ続けてきました。昔も、ガンになる人、心臓発作や心筋梗塞になる人、あるいは、脳卒中になる人などいろいろな病気の人がいました。

免疫と関係する病気では、ウイルスや細菌の感染症があります。これが流行すると、多くの人々が次々とこれらの感染症で亡くなったのです。ですから、「はやりやまい」あるいは「疫病」ともいうのですが、こういう流行病（感染する病気）に人類はいつも悩まされていました。もっとも有名なものは、14世紀にヨーロッパを中心に流行ったペストです。ペストが大流行して、村の3分の2くらいの人口が感染症で死にました。それでも3分の1くらい生き延びる人がいて、人類は途絶えなかったのです。

その当時、医学は未熟なレベルでしたが、「何か流行する原因がある。しかし、それ（感染症）に抵抗する能力も一部の人にある」という感覚がありました。古い時代には、まだ微生物、ウイルス、細菌などの存在が分かりません。寄生虫くらいは分かったかもしれませんが、目に見えないものは分からなかったでしょう。しかし、「流行る」ということと「それに抵抗する」ということが人類には分かって、免疫の歴史が進んできたのです。

それでは、免疫はいつから学問になったのでしょうか。免疫の歴史をお話しします。

免疫の歴史が始まったのは、ウイルスや細菌の概念ができる前からです。予防接種の考え方ができたのは、ペストも治まった後の18世紀後半で、イギリスで天然痘が大流行した時代です。天然痘を日本では疱瘡（ほうそう）ともいいますが、すごい膿を持った発疹ができたり、眼がつぶれたり、あばた顔になります。治る人もいますが、そのまま死ぬ人も多いです。そういう天然痘が流行りました。

イギリスのエドワード・ジェンナーが「牛の乳を搾っている女性は牛の天然痘に軽いかかり方をして、その後は、ヒトの天然痘にはかからない。牛の天然痘にはかかるが、ヒトの天然痘には抵抗性を示す（感染しない）」ということに気がつきました。そこで、ジェンナーは天然痘にかかった牛から膿を取って、ヒトの子供にメスで植え付け免疫したところ、感染が防げました。これは画期

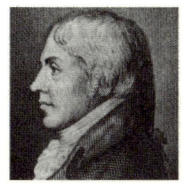
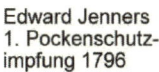
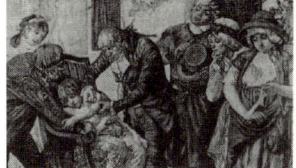
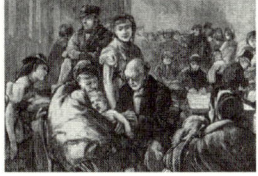
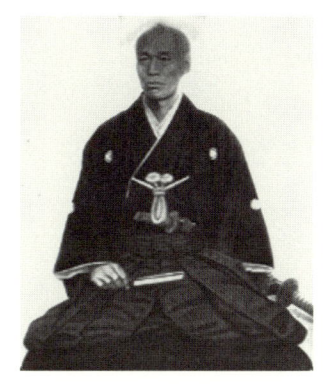

Edward Jenner（1749-1823）
（出典）http://www.anglik.net/jenner.htm

中川五郎治（1768-1848）
（出典）http://www.city.hakodate.hokkaido.jp/soumu/hensan/jimbutsu_ver1.0/b_jimbutsu/nakagawa_goro.htm

的なことでした。当時、ヨーロッパで天然痘が、以前のペストの流行と同様に猛威を振るっていたので、皆、この方法を応用しました。

ジェンナーが見つけた方法は、天然痘に対して牛の膿で防御するので「種痘」と呼ばれ、病原菌（痘）を植えて免疫を作り、病気を免れるという方法が広まっていきました。

18世紀後半というと、日本では江戸時代中期から後期にかけてです。当時日本でも天然痘が流行り始めていました。そのころ、日本はオランダと長崎の出島で交易していました。そこで、蘭方の医者が長崎に行って勉強し、種痘が日本で広まったのです。西日本の種痘法は長崎の出島からのものですが、一方、東北や関東では別のルートもありました。ロシアに漂流した漁船の乗組員たちが、ロシアの土地にたどり着いた後モスクワまで連れて行かれ、皇帝（女帝）に謁見しました。当時、ロシアは日本と交易したかったので、漂流民を大切に扱って返してきたのです。そのような中で、中川五郎治という人が、種痘を持ち帰ってきたのが、東北や関東での種痘の始まりです。ですから2種類のルートで、種痘は日本に広がったのです。

江戸時代の後、明治政府がヨーロッパの医学を積極的に取り入れる前から、ジェンナーの開発した天然痘に対する種痘法という免疫方法が日本でも広まっていました。

このようにして免疫という考え方は広まったのですが、当時はまだ、種痘法がどういう理由で疫病を防ぐことができるのかを研究できる体制はありませんでした。そもそも初めから、病原菌という考え方がありません。何か悪いものが体に入ってきたという考え方はあったのですが、病原微生物が入ってきたという考え方はなかったのです。

19世紀後半、つまりジェンナーが種痘法を発見した100年くらい後に、フランスのパスツールの仕事が現れました。当時は、肉を放っておくと腐ったり、ウジがわくなどの腐敗する現象や、ワインを作るといった発酵する現象が、どういう仕組みで起こっているか分からなかったのです。

パスツールは、肉汁を煮沸して首を長くしたフラスコに入れ、空気は外界とつながっている（通気性はある）が落下細菌は入ってこないという状況を作ると、肉は放置しても腐らないということを発見しました。1890年代のことです。腐敗現象も、発酵現象も、感染症も、病原微生物によって起こるということが分かったのです。その後、パスツールはいろいろな動物の病気に対しても微

第1章 免疫学総論 part1 3

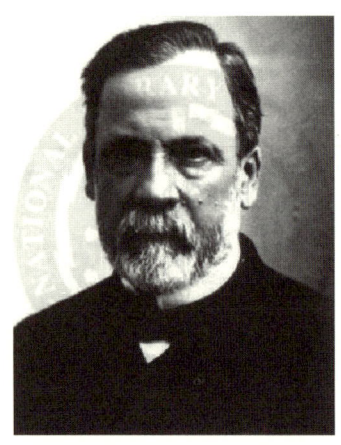

Louis Pasteur (1822-1895)
（出典）フリー百科事典『ウィキペディア (Wikipedia)』

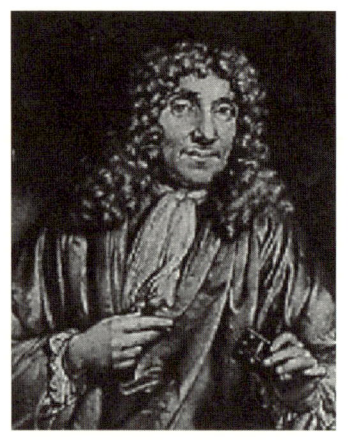

Antony van Leeuwenhoek (1632-1723)
（出典）http://www.ucmp.berkeley.edu/history/leeuwenhoek.html

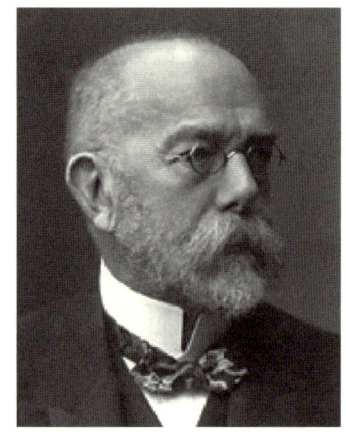

Robert Koch (1843-1910)
（出典）http://nobelprize.org/nobel_prizes/medicine/laureates/1905/koch.html

生物が関係しているということを見いだしました。

それ以前に、レーエンフックが顕微鏡で植物のコルクを観察し、それは細胞から成っていることが明らかにされました。さらに多くの研究者が細菌のような種々の小さなものの存在を発見しました。

そのころドイツでは、ロバート・コッホが炭疽菌や結核菌を発見しました。病気の種類と病原菌の種類が直接結びつけられ、1つの特殊な微生物は1つの病気と結びついているということが分かったのです。こうして、感染症の謎が次第に明らかになりました。そしてさらに、感染症を防ぐ物質は血清の中にある「抗毒素」（抗体）であり、いわゆる免疫現象は抗毒素の働きであるということを、コッホが発見したのです。いろいろな細菌が作る毒素が、さまざまな病気を作ります。1900年に近い時代に、このようにして免疫の歴史が、ジェンナーからパスツール、コッホへと展開されていったのです。

そのころ、免疫の研究に顕微鏡が使われるようになったことから、いろいろな細菌が入ってくると身体の中のマクロファージ（遊走細胞）が直接行ってそれを貪食して無毒化する、というような観察や考え方も出てきました。マクロファージのマクロは大きい、ファージは食べるという意味なので、マクロファージは日本語では「大食細胞」ともいわれます。マクロファージを見つけたのは、メチニコフという人です。こうして、免疫の歴史が始まるわけです。

日本では、北里柴三郎がコッホのもとで研究して、多くの微生物を見つけました。その北里柴三郎が帰国して北里研究所を始めたところに、見習い助手として勤め、アメリカへ留学したのが野口英世です。ですから、野口英世の時代は1900年に入ってからです。野口英世はいろいろな研究、例えば梅毒の菌を研究して、脳梅毒の標本中にスピロヘーターを発見しました。しかし、最後には黄熱病の研究のために行ったアフリカで亡くなりました。

細菌の発見のほとんどに光学顕微鏡が使用されてきましたが、当時はちょうど、光学顕微鏡では見えないウイルスの存在が知られるようになった時代です。黄熱病はウイルスが原因の病気です

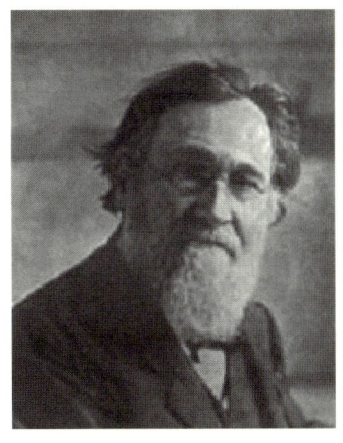
Metchinikov (1845-1916)
(出典) http://www.mnc.toho-u.ac.jp/v-lab/macrophage/introduction/int-01.html#02

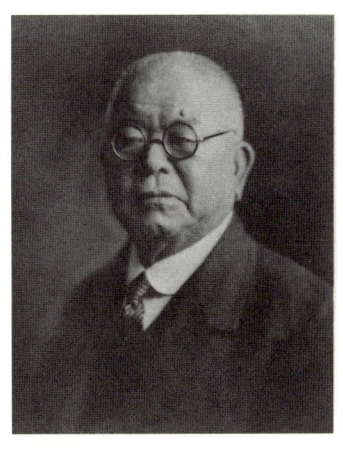
北里柴三郎 (1853-1931)
(出典) http://ndl.go.jp

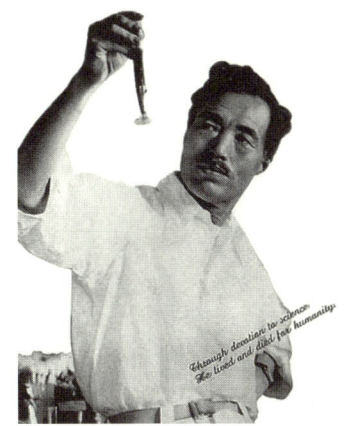
野口英世 (1876-1928)
(出典) 野口英世記念館
http://www.noguchihideyo.or.jp/

が、当時はウイルスという言葉はまだありませんでした。「濾過性病原体」(いわゆる素焼きの瀬戸物の途中で引っかかってしまう大きな細菌よりもサイズの小さい通過するようなもの)があると考えられてはいました。野口英世は細菌の手法でウイルスに戦いを挑み、なかなか解決できずに、そのままアフリカで黄熱病にかかって死んでしまったのです。

結局、感染症は、細菌による感染症(例えば、炭疽(炭疽病)とか結核、梅毒)と、顕微鏡でとらえられないウイルスによる感染症(はしか、おたふくかぜ、黄熱病)という2つの流れの微生物の感染症があることが分かりました。コッホの見つけた抗毒素という流れから、抗体に相当するものの存在も分かりました。抗体とは、血清を電気泳動にかけると、血清中でアルブミンの次に量が多いタンパク質です。血清中では電気泳動のパターンの違いで、αグロブリン、βグロブリン、γグロブリンというタンパク質が泳動されます。その中のγグロブリンの中に抗体がありました。これが免疫をつかさどる免疫グロブリンです。免疫をつかさどるもののもう1つは、メチニコフの見つけた大食細胞(マクロファージ)です。このような形で、私たちの身体の抵抗は作られています。

2. 身体の防御システム

身体の防御システムとは、具体的には抗体やマクロファージですが、もっと広くとると、白血球とつながっています。私たちの身体の多くの細胞は、特殊化していきました。特殊化した細胞には身体を守る、つまり異物を防御する力がありません。そこで代わりに白血球が、防御系細胞として身体を守っているのです。白血球は、基本細胞のマクロファージとつながってきます。私たちの身体には、単細胞時代のアメーバの性質を残したマクロファージが今でも住み着いていて、異物が入ってきたら貪食して処理します。そういう流れで身体を守るのがマクロファージの基本的な働きです。

マクロファージとはどういう存在なのでしょうか。腔腸動物はいろいろな餌をとって、消化して、排泄して、生きている二胚葉生物です(図

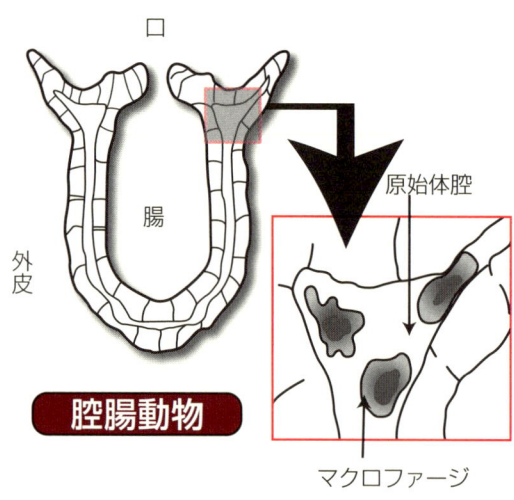

図1-1 下等な多細胞生物（二胚葉生物）にもマクロファージが存在

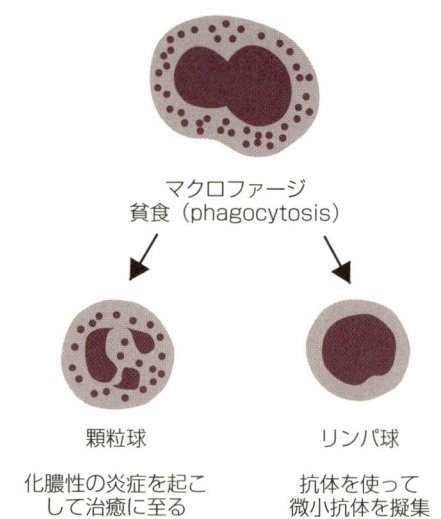

図1-2 貪食（phagocytosis）

1-1）。皮膚である外胚葉と、腸の外胚葉があるだけですが、こういう二胚葉生物でも、身体の中にはマクロファージが住み着いています。マクロファージは単細胞時代の生き残りなので、いわゆる外胚葉にも内胚葉にもならないでちゃんと身体を守り続けています。よって、特殊化を逃れた単細胞生物時代の生き残りが、今でも私たちの身体を守っているのです。ですから、メチニコフは、マクロファージが身体の抵抗性を作っていると報告したのです。

3. 白血球の進化

このように、生物の進化の中で多細胞生物になっても、単細胞生物時代の生き残りの細胞がずっと身体を防御し続けてきたのですが、脊椎動物になったあたりから、今度は白血球の進化が起こります。1つは、マクロファージから進化した顆粒球（顆粒がたくさんあるから顆粒球）です。マクロファージも顆粒球も異物をたくさん貪欲に食べる性質があり、これを貪食能（phagocytosis）といいます（図1-2）。

食べられた異物は、この顆粒の中の加水分解酵素で消化して無毒化されます。顆粒球はこの流れをさらに進化させています。傷口が化膿する、歯茎が化膿するというときは、顆粒球が行って（遊走して）細菌を処理し、化膿性の炎症を起こして治癒に持っていくのです。しかし、ウイルスやハウスダスト、異種タンパクといった細菌よりももっと小さい異物が入ってくると、もう顆粒球が食べる作用を誘発できません。

そのようなさらに小さな異物を処理するために、もう1つ、マクロファージからリンパ球が進化の過程で生み出されました。このように顆粒球は化膿性の炎症に関与し、リンパ球はウイルス、ハウスダスト、異種タンパクといったサイズの小さい異物を、抗体を使い凝集させます。つまり、免疫性の炎症に関与しています。

4. リンパ球の性質

風邪をひいたときは、免疫が成立して治ります。免疫の特徴は特異性があるということです。はしかのワクチンを打ったらはしかに対して抵抗

性ができ、インフルエンザA型のワクチンを打てばインフルエンザA型感染に対して抵抗性ができます。抗体は、「鍵と鍵穴の関係」といわれ、1つの物質と反応する抗体は特異性があって、別の物質には反応できません。また、記憶が残るのも免疫の特徴です。細菌の感染症は1度感染しても免疫が残りにくいのですが、ウイルスの感染症はとても強い免疫が残りやすいのです。ですから「2度がかりなし」といわれるくらいです。

しかし「2度がかりなし」のような強い免疫ができるのは、病気になって大量の微生物が実際に身体に入ってきたり増殖したときです。ワクチンなどでは、あまり強い免疫は起こりません。結核のBCGを受けたりワクチンを受けたりした際は、免疫が弱いので「2度がかりなし」という強い免疫は残りません。だから小学校のとき、三種混合ワクチンを受けても、30代、40代になるともう消えてしまうことも多いのです。

このように、かかり具合で（免疫）記憶はだいぶ異なりますが、リンパ球の出す抗体の性質で特徴的なのは、やはり特異性と記憶です。なぜ、このような現象が起こるかというと、リンパ球が成熟する過程で特定の抗体を作るようになるからです。それをクローンといいます。クローンの羊やクローンの牛のことを聞いたことがあるでしょう。

私たちの抗体というのは、1つの抗原と反応するときに、立体構造の相補的な類似性によって吸着しています。例えば、ガラスとガラスを合わせたときに、突然離れなくなります。接触面がとても大きくなるとファンデルワールスの力[1]が働

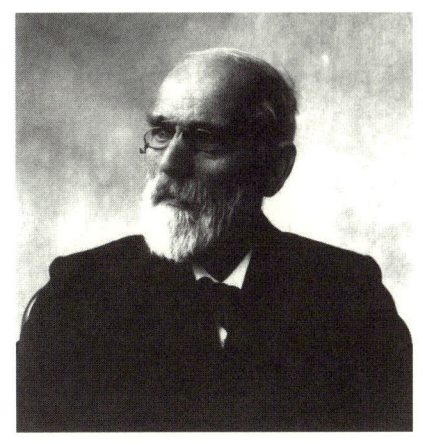

Johannes Diderik van der Waals
(1837 - 1923)
(出典) フリー百科事典『ウィキペディア (Wikipedia)』

いて、互いに引き合う力が生まれます。ですから、板ガラス2枚がピタッとくっついてとれないという現象が起こるのです。これと同じ現象で、抗原の立体構造と接近してきた抗体のよく似た相補的な立体構造のおかげではずれなくなるという具合になって、抗体と抗原とが反応します。そのときに抗体は、アミノ酸配列を少しずつ変えることによって立体構造が変わります。その特定の違ったアミノ酸配列を出す仲間をクローンといいます。

どのくらい違った抗体を作ることができるかというと、10^9くらいといわれています。10^8が1億なので、だいたい10億種類のクローンを生成します。どうしてこれくらいの数で無限ともいえるいろいろな抗原に対応できるかというと、ある程度立体構造が接近すればお互いにくっつくので、1つの抗体で類似した複数の抗原をまかなえ

〈参考〉
1) van der Waals adsorption
物体表面に分子が吸着する様式の1つとして物理吸着が存在するが，物理吸着は主としてファンデルワールス力で吸着しているのでファンデルワールス吸着（ファンデルワールスきゅうちゃく，van der Waals adsorption）と呼ばれる．それ故，物理吸着はファンデルワールス結合の1形式と見なすことができる．ファンデルワールス吸着はBET吸着等温式が適用され，温度が高くなると吸着量が著しく減少する．
(出典) 創薬支援システムとしてDocking Study with HyperChemおよびHomology Modeling Professional for HyperChemを使用した初の成果論文がサイエンス誌に掲載　Science. 2008 Feb 1;319 (5863) :624-7.

るからです。

　ある程度分子量が大きい異物であるならば、抗体は楽に認識できます。どのくらいの分子量の異物を抗体が認識するかというと、分子量が10,000 Da（ダルトン）[2]くらいのサイズ以上なら認識します。インシュリンはアミノ酸がつながった分子ですが、分子量は8,000 Daくらいなので、ちょうどこのあたりが抗体ができるかできないかの瀬戸際です。それでは分子量が小さいものに対してはまったく抗体ができないかというと、そんなことはありません。例えば、私たちはアスピリンやペニシリンなどの薬に対して抗体ができることがあります。アスピリンやペニシリンなどの薬が、私たちの身体の中にあるアルブミンに吸着したとき、アルブミンは分子量66,000 Daくらいなので、そういう大きなタンパクにくっついて抗原と認識される場合もあるのです。おおよそ、単独で抗原性を獲得するのは、10,000 Daくらいの大きさの分子ですが、それ以下の場合は、身体のタンパク質に吸着して抗原になりうる場合もあるということです。認識されるリンパ球のクローンは10^9くらいですが、似た立体構造にも反応するので、無限大の状態で抗原と抗体の反応が起こります。

　抗体（immunoglobulin）と反応するものを抗原（antigen）といいます。抗原になるものは、ほとんどタンパク質です。ですから、エビ、カニ、卵、小麦のグルテンといったものに免疫ができてアレルギーになるとき、相手の抗原はタンパク質です。つまり、エビのタンパク質、カニのタンパク質、小麦のグルテン、牛乳のカゼイン（casein）[3]というタンパク質が抗原になって免疫ができるのです。

　ウイルスも、中にはDNAかRNAが入っていますが、周りはタンパク質です。ですからタンパク質に対する抗体ができるのです。私たちの免疫が働く相手方の代表は、タンパク質です。タンパク質はアミノ酸だけでできているものもありますが、立体構造を変えて働くために、糖がついて働くことも多いのです。そのため糖タンパク質（glycoprotein）と呼ぶものに対しても抗体は反応します。

　つまり正確にいうと、抗原になるのはタンパク質と、タンパク質の側鎖に少し糖がついている糖タンパク質で、これらが私たちの免疫を刺激する力になります。しかし本当に小さい分子量10,000 Da以下のものは、それだけでは抗原にならないので、砂糖を食べたり、バターを食べたりしても、それで免疫ができたという話は聞きません。

　そして、リンパ球の性質で大事なのは、クローンが拡大するということです。リンパ球は身体の中でたくさんできるので、さまざまなクローンからできています。リンパ球は、カニのタンパク質に対する抗体を作る、インフルエンザ膜のタンパク質に対する抗体を作るというような形で、クローンが刺激されます。

　リンパ球が抗原と出会うと、クローンは分裂を始めます。すると、この特定のクローンが分裂して、どんどんそのクローンが拡大します。次に同じものに感染したとき、そのクローンの仲間がた

〈参考〉
2) Dalton (Da)
   [John Dalton]. ダルトン　炭素12原子の質量の1/12相当の質量の単位．原子量基準では1.0000に相当．単位は異なるが，数の上では分子量すなわち粒子量（原子質量単位）に等しい．
   （出典）ステッドマン医学大辞典

3) カゼイン (casein)
   牛乳やチーズなどにふくまれるリンタンパクの一種．またはそれを原料とするカゼインプラスチックの略称としても用いられる．カゼインは，牛乳に含まれる乳タンパク質の約80%を占める．一般に乳固形分と呼ばれる成分の主要成分の一つである．
   （出典）フリー百科事典『ウィキペディア（Wikipedia）』

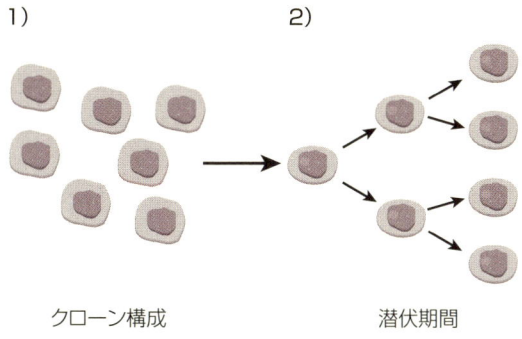

図1-3 クローンの拡大

くさんいるので、すばやく抗体を産生して攻撃をすることができます。ですから、次には感染がほとんど成立しない、あるいはかかっても軽くすむという現象が生じるのです。リンパ球は分裂するのに時間がかかりますが、これが潜伏期間です（図1-3）。

マクロファージや顆粒球は異物を食べる反応ですから、その働きに潜伏期間はありません。傷口が化膿したり細菌が入ったりしたら、すぐ反応が始まります。ところが、リンパ球の場合は、クローンが拡大して抗体を作りますから、必ず潜伏期間があります。風邪をひいたときなど、寒気がして身体がだるいという時期がありますが、あのときにウイルスが侵入してクローンが拡大しています。だいたい平均で3～4日くらいの間この分裂が続いて、拡大は進みます。

潜伏期間の次に、抗原と抗体の免疫反応が始まります。免疫反応が始まった時は、発熱が起こります。私たちは、いろいろな病気にかかったとき（例えば、口唇ヘルペスウイルスや帯状疱疹ウイルスが暴れだす）など、かかり始めに身体のだるさとか寒気などの症状が出ます。そのまだ本格的に戦っていない潜伏期間を置いてクローンを拡大し、クローンが増えたら攻撃して炎症が始まります。炎症が始まったら、完全に治るのにだいたい2～3日かかります。風邪をひいて治るのには、潜伏期間が3～4日、治るのに2～3日、トータル5～7日で戦いは終わります。

それでは、発熱はどうして起こるのかというと、ウイルスと戦うための抗体を産生するためには、代謝を亢進させないとタンパク質が作れないからです。タンパク質合成は温度依存性で代謝亢進によって上昇するので、発熱が必要です。ですから熱が出たときは、リンパ球が分裂するエネルギーが獲得されて抗体が産生されている代謝亢進の時期なのです。発熱に関与する因子はプロスタグランジンやインターロイキン-1（IL-1）などです。最近では「風邪をひいても、風邪薬を飲まないように」という傾向が広まりつつありますが、私たちの身体はこのような免疫反応を起こして戦うので、薬で代謝を止めれば治るのが遅れてしまいます。WHOで統計をとったら、この免疫反応が起こる風邪の場合では、ひいてから治るまでかかる日数は、平均的に2.5日です。しかし風邪薬を飲んだときは4日まで延びるという報告があります。よく「風邪をひいたら暖かくして寝てなさい」といいますが、それが基本なのです。

5. リンパ球の産生と分布

抗体を作るリンパ球がどこで作られ、どのように分布しているかというと、中枢リンパ組織で作

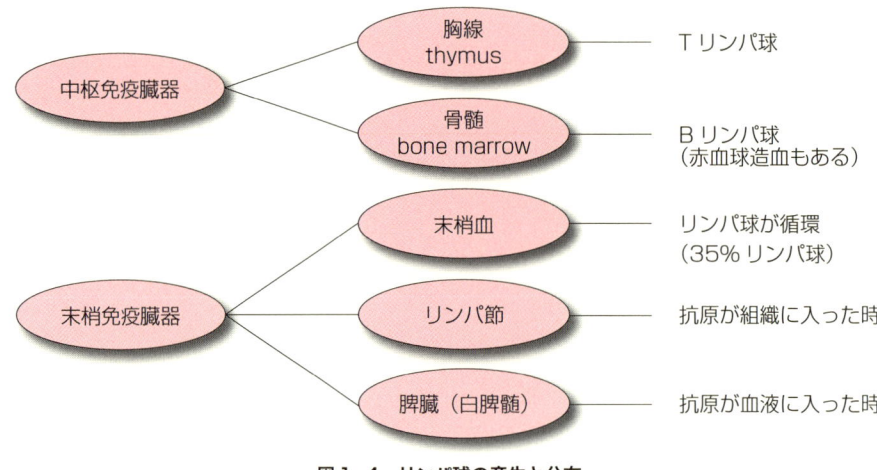

図1-4 リンパ球の産生と分布

られ、末梢リンパ組織に分布しています。

　それでは、具体的にどの組織でリンパ球が作られているかというと、1つは胸腺です。私たちの胸骨の下には小さな臓器がありますが、この胸腺でリンパ球が作られています。特に、胸腺はthymusなので、胸腺で作られるリンパ球をTリンパ球と呼んでいます。もう1つのリンパ球は骨髄で作られます。骨髄（bone marrow）で作られるリンパ球をBリンパ球と呼んでいます。このTリンパ球とBリンパ球は多少性質が違います。

　Tリンパ球とBリンパ球は作られた後、末梢血、リンパ節、脾臓（白脾髄）に行って働きます。血液の中をリンパ球は流れていますが、血液中の白血球の60％は顆粒球、5％がマクロファージ、残りの35％がリンパ球です。巡回して何か抗原が入ってきたとき、リンパ球は血管から遊走して外に出て働く、あるいは抗体を作るのです。

　次はリンパ節です。顎の下を触ると顎下リンパ節に触れられますが、虫歯になったときなどにそこが腫れあがります。そのほかには鼠蹊部のリンパ節などがありますが、このリンパ節のところにT細胞とB細胞が存在しているのです。

　脾臓では白脾髄にリンパ球が存在しています。赤血球がある場所が赤脾髄です。脾臓はH-E（ヘマトキシリン-エオジン）染色すると、赤く見える場所と青紫色に見えるところがありますが、青紫色に見える場所（白脾臓）にリンパ球があります。

　それでは、脾臓とリンパ節とどういう仕事の違いがあるのでしょうか。リンパ節にいるリンパ球は抗原が組織に入ったときリンパ液でとらえ、リンパ管で抗原を集めて、リンパ節に持ってきて戦います。脾臓は胃の奥のところにあるのですが、血液中に抗原が入ってきたとき集め流れています。これはいわば、血液の濾過装置のようなものです。赤脾髄は古くなった赤血球を壊す、白脾髄は血液中に入った抗原を処理するといった形で働いています。骨髄ではリンパ球も作られますが、赤血球も作られます。赤血球造血とも呼ばれています。

6. Tリンパ球とBリンパ球

　T細胞（Tリンパ球、T cell）は、細胞自ら抗原と反応し、T細胞レセプターで抗原を捕えます（図1-5）。T細胞レセプターはT細胞の膜上にあり膜から離れないので、T細胞自ら行って

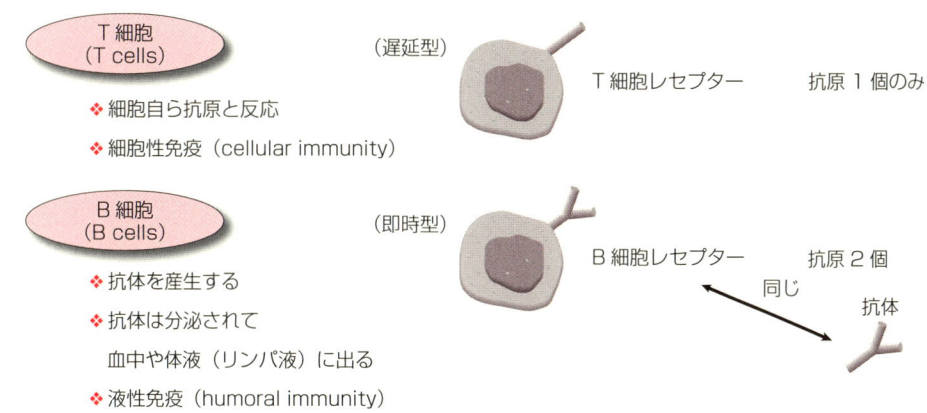

図1-5 Tリンパ球とBリンパ球の働き

抗原を捕えます。このように細胞が自ら反応する仕組みなので細胞性免疫といいます。

B細胞（Bリンパ球、B cell）は抗体を作ります。B細胞の抗原レセプターである抗体は膜にもありますが、細胞外にも分泌され、体液や血液の中を巡ります（図1-5）。抗体とB細胞レセプターは同じものです。T細胞レセプターには、1つしか抗原をつけることはできませんが、抗体（B細胞レセプター）は1つの分子で抗原を2つつけることができます。細胞そのものは大きいのでそんなにあちこち流れては行けません。せいぜい毛細血管から組織に遊走するという形です。抗体は細胞から離れて働く小さな分子なので、血中にでも体液にでもどこにでも出ていきます。分子は電子顕微鏡でも見ることはできず、X線解析などを利用して構造を見つけます。ですから、抗体は液性免疫といわれ、T細胞は細胞性免疫といわれているのです。細胞性免疫は細胞が自ら反応するので、英語でcellular immunity、液性免疫はhumoral immunityと呼ばれます。このくらい両者は、性質が違うのです。

免疫というとき、リンパ球が自ら攻撃する現象と、抗体が液体の中に溶け込んで攻撃する現象の2つの方法で私たちの身体は守られているのです。例えば、結核に感染しているかどうかを調べるツベルクリン反応は、遅延型過敏反応といいます。細胞が浸出して免疫反応が起こるTリンパ球が行っている反応です。しかし普通のウイルスが血液や体液などに入って反応するときは、すぐ反応することになり、これは液性免疫になります。即時型と遅延型の2種類の免疫反応で、私たちの免疫系は成り立っているのです。

7. 主要組織適合抗原

私たちの身体はだれでも、同じようなタンパク質でできています。髪の毛はケラチンでできていますし、血液中に流れているアルブミンは巨大タンパクという具合に、個人個人でもアミノ酸配列は同じなのです。タンパク質がすべて同じだったら、移植しても免疫が起こらないはずが、実際は拒絶が起こってしまいます。免疫が働いてしまうのです。骨髄移植をするときにドナーを探すでしょう。あるいは移植するとき、免疫抑制剤を使って免疫を抑える場合があります。このような免疫反応は、主要組織適合抗原という物質と深くつながっています。つまり、私たちの身体の構成タンパクは、皆さんのものも私のものもほとんど

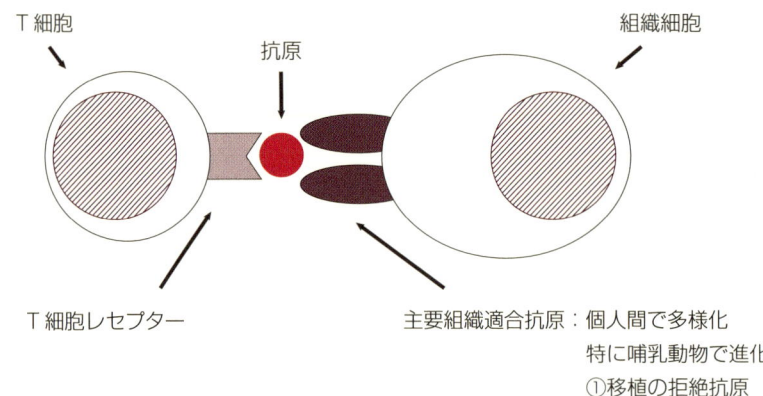

図1-6 主要組織適合抗原

同じなのですが、主要組織適合抗原というタンパク質だけが、個人間でアミノ酸配列が違うために抗原性を持つのです。このタンパク質があるために移植がお互いにできなくなっています。

主要組織適合抗原は移植の拒絶抗原になっているのですが、研究が進んでいくうちに、これはT細胞の認識抗原でもあるということが分かりました。私たちの組織細胞は主要組織適合抗原が細胞表面に2分子の形で出ています（図1-6）。この2分子のタンパク質が個人間で違うので、移植の拒絶タンパクになるのです。実際に免疫反応でどういう働きをしているかを説明しましょう。抗原が組織適合抗原の2分子の間（ポケット）に挟まれます。いわゆる組織細胞にある主要組織適合抗原に抗原がくっつき、それをT細胞が主要組織適合抗原プラス抗原という形でまとめた複合体を、T細胞のレセプターが認識しているのです。

抗体はB細胞から分泌されて、直接抗体の立体構造で抗原を認識しますが、T細胞の場合は主要組織適合抗原と抗原のくっついた分子をT細胞のレセプターがまとめて認識します。実際、私たちの身体は自然界では移植されるわけではないので、主要組織適合抗原は移植の拒絶抗原というより、組織細胞に入った抗原をつかまえるためのタンパク質だったのです。主要組織適合抗原がつかまえたものをT細胞レセプターがまとめて認識しています。この主要組織適合抗原に個人間の多様化がある意義を考えてみます。「1. 免疫学の歴史」で、ペストなどの病気が流行ったときは、その当時の医学の力では治せなかったといいました。天然痘が大流行したときも、その当時の医学の力で治せませんでした。しかし、生き延びる人は必ずいたでしょう。つまり、いろいろな抗原をつけるリンパ球が認識する能力は、個人間でアミノ酸配列が違うので多様性がでます。すると、抗原の認識の違いによってT細胞の働きが個人間でみんな変わってしまうのです。ある人は免疫が強く出る、ある人はほどほど、ある人は弱く出ます。このように私たちは、1つの感染症が起こるときみんな反応が違います。免疫というのは強すぎてプラスになる場合もあるし、強すぎてアレルギーなどに苦しむ場合もあります。抗原をつけてT細胞に提示する力が個人間で多様化することによって、人類の一部は生き延び、絶滅から逃れたのです。

主要組織適合抗原の多様化は、特に哺乳動物

で進化しました。哺乳動物は弱いです。恐竜は5000万年前絶滅しましたが、そのころ哺乳類は細々と夜行性の動物、食虫動物として生き延びていました。爬虫類と違って小さくて弱いですが、こういう免疫システムが爬虫類よりも進化しています。主要組織適合抗原が個人間で多様化して、免疫反応が個人個人全部違うようにできているので、前述のように、免疫が強くて生き延びる人、免疫が弱くてちょうど良かったから生き延びる人たちがいたのです。ところが今の時代になったら、生き延びるための戦略だった主要組織適合抗原が個人間で違うことが、今度は移植の拒絶抗原になったのです。

8. 免疫が関与する疾患

免疫が関与する病気について考えてみます。

①感染症：ウイルス感染、一部細菌感染

細菌類は、顆粒球が攻撃して治癒にもっていくのが主体です。感染症で免疫が働くのはウイルスの感染症が主で、一部が細菌感染です。細菌の成分に対しては免疫が成立するからです。

②アレルギー疾患：アトピー性皮膚炎、花粉症、アナフィラキシー

食物性のアレルギーなどもあります。このようなアレルギー反応一般も免疫が関与する疾患です。薬物アレルギーなどでショックを起こしたりするのを、アナフィラキシー反応と呼んでいます。ペニシリンショックなど、いろいろな薬物が（薬物というのは分子量200-400くらいの小さいものが多い）、アルブミンなどについて全体で抗原となります。こういうときショック症状を起こすのがアナフィラキシーショックです。このほか、ヒトデに刺されたり、クラゲに刺されて腫れたりします。新潟の海で泳いでいるとお盆を過ぎるとクラゲが出てきて、刺されると腫れあがります。こういう現象もアレルギー反応です。

③移植の拒絶

移植がなかなか上手くいかないのは、主要組織適合抗原が個人間で多様化してタンパク質が違うからです。身体の構成タンパク質は、皆同じなので、たった1つのタンパク質の違いのために、移植の拒絶が起こっているのです。主要組織適合抗原の違いを認識しているのもリンパ球です。ですから移植片を拒絶した痕を見ると、ものすごくリンパ球が浸潤していることが分かります。

④自己免疫疾患（膠原病）

自己免疫疾患には、関節リウマチやSLE、橋本氏病などがあります。コラーゲンなどの膠原線維が炎症にかかわるので、膠原病ともいわれています。

⑤加齢現象

加齢現象も免疫と関係しています。自己免疫疾患を起こすような抗体を自己抗体といって、自分の核やDNA、RNA、ミトコンドリアなどに抗体ができるのですが、驚いたことに90歳、100歳になると健康な人でもみんな自己抗体が病気の人と同じくらいのレベルであるのです。では、どうして年取った人が自己免疫疾患にならないかというと、むしろ老人では、いろいろな老化した異常細胞、ガン化した異常細胞を排除することに自己抗体がプラスに働いているからです。つまり、ほどよく自己抗体が出た人が、病気にならず長生きするということです。

⑥妊娠—つわり、流産

妊娠したとき正常の分娩では、胎児が10カ月母親のお腹の中にいて、時期がくれば出産されます。ところが、中には途中でつわりがひどくなっ

て最後には流産する場合があります。この胎児を攻撃するのもリンパ球が自ら行う、あるいは自己抗体が自ら攻撃するという形をとっています。したがって、妊娠免疫の中で特に流産、つわりに免疫現象がかかわっているのです。驚いたことに、胎児は母親にとって異物です。胎児は父親の遺伝子も受け継いでいるので、母親にとっては異物なのです。しかし拒絶されないのは、その現象には免疫がかかわっているからです。あとで述べるように、古いタイプの免疫システムが関与しています。

⑦ガン免疫

　ガンは自分の細胞から変異してできるのですが、免疫性は弱いです。しかし、免疫は働きます。実際いろいろな移植で免疫抑制剤などを使用していると、発ガン率が高くなります。また、免疫抑制作用のあるステロイドを長期使用していてもガンになることがあります。私たちがガンにかからないのも、免疫のおかげです。それでは、どうしてガンになるのかというと、免疫を下げるような過酷な生き方をするからだと思われます。

⑧先天性免疫不全症

　先天性の免疫不全症の子供には、悪性腫瘍を合併することが多いです。

　このように、免疫は多くの現象とつながっているので大事なのです。

安保徹の免疫学講義

第2章 免疫学総論 part 2

第 1 章　免疫学総論　part 1

第 3 章　免疫担当細胞
第 4 章　B 細胞の分化と成熟
第 5 章　T 細胞の種類　part 1
第 6 章　T 細胞の種類　part 2
第 7 章　主要組織適合抗原　part 1
第 8 章　主要組織適合抗原　part 2
第 9 章　サイトカインの働きと受容体
第10章　自然免疫
第11章　膠原病　part 1
第12章　膠原病　part 2
第13章　神経・内分泌・免疫
第14章　免疫系（防御系）と自律神経の関係　part 1
第15章　免疫系（防御系）と自律神経の関係　part 2
第16章　移植免疫
第17章　免疫不全症
第18章　腫瘍免疫学

第2章 免疫学総論 part 2

1. 免疫で使われる分子群

　B細胞は抗体を作りますが、作られた抗体はだいたいアミノ酸100個の塊（ドメイン構造と呼ばれる）が、4個または5個つながった重鎖と、100個くらいのものが2個つながった軽鎖からできています。T細胞レセプターも、アミノ酸100個くらいの塊2個が対になってできています。主要組織適合抗原がT細胞レセプターに抗原提示したり移植の拒絶抗原になったりするタンパク質で、この主要組織適合抗原もよく似た構造からできています（図2-1）。

　抗体の場合、長い配列をH鎖（heavy chain）、短い配列をL鎖（light chain）、日本語では重鎖、軽鎖といいます。重鎖、軽鎖が合体してできるアミノ酸配列で作る先端の立体構造が、抗原を包み込みます。抗体と抗原とが1対1に対応していることから「鍵と鍵穴の関係」といいます。

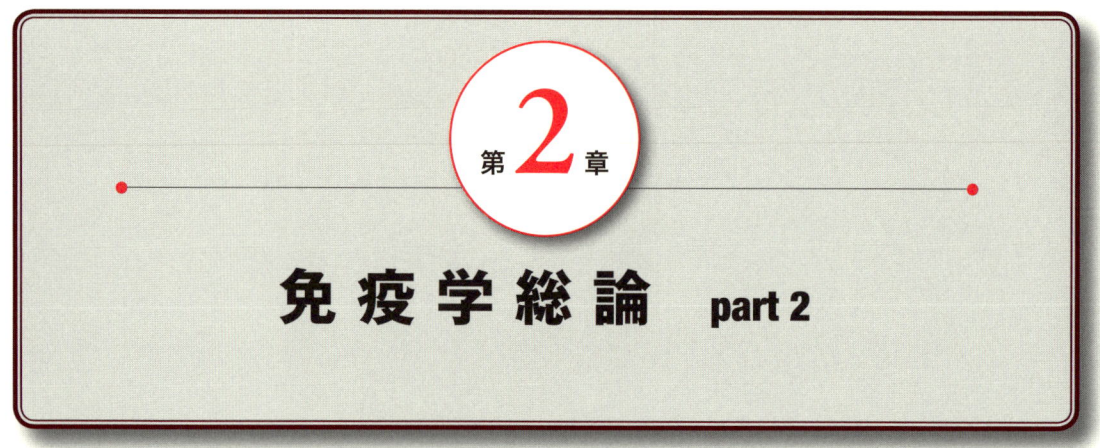

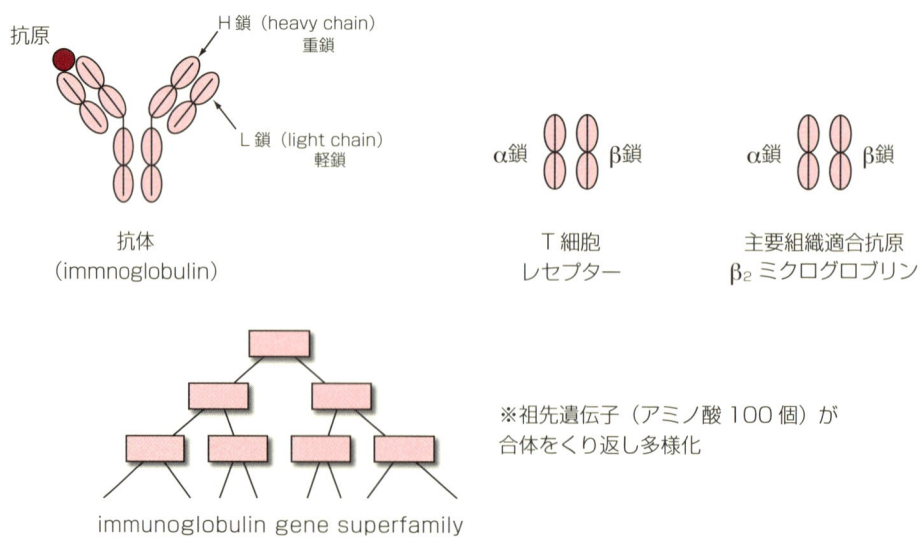

図2-1　免疫で使われる分子群

T細胞レセプターは、主要組織適合抗原に入った抗原をまとめて認識しています。T細胞レセプターも、少し異なる2つのアミノ酸の塊（タンパク質が2つつながったもの）なので、主要組織適合抗原とよく似ています（図2-2）。なぜこのような立体構造をしているかというと、アミノ酸（よく似たタンパク質）が合体を繰り返してできているからです。つまり免疫に関係する分子は、皆、仲間同士なのです。

　免疫に関係する分子は、ある祖先遺伝子が染色体の中で、多様化したり、合体を繰り返して進化してきました。私たちの遺伝子の進化は、新しい遺伝子が作られるというよりも、1個の塊、あちらこちらにある塊が2個、3個と合体を繰り返すか、あるいは繰り返した後にアミノ酸配列が違ってきて多様化を起こしてできました。このように、祖先遺伝子はアミノ酸100個くらいのタンパク質で、これらの組み合わせによりいろいろな免疫分子ができたのです。こうしてできた抗体は、Ig（immunoglobulin）となり、このような仲間を免疫グロブリン遺伝子スーパーファミリー（immunoglobulin gene superfamily）といいます。この仲間＝免疫グロブリン遺伝子スーパーファミリーは、接着分子の基本構造から進化しました。

　T細胞には2種類ありますが、ヘルパーT細胞あるいは傷害性T細胞はなぜこのような名前なのでしょう。ヘルパーT細胞の「ヘルパー」は、T細胞やB細胞の分化や活性化を助け、傷害性T細胞の「傷害」は異物細胞を直接攻撃（傷害）するということに由来するのです。

　こういう細胞は、こういう細胞特有のタンパク質（例えば、CD4やCD8）を持っていて、やはりドメイン構造の塊からできている仲間なのです。結局、「免疫グロブリン遺伝子スーパーファミリー」とは、接着分子なのです。私たちの身体は多細胞生物です。多細胞生物なのに、なぜバラ

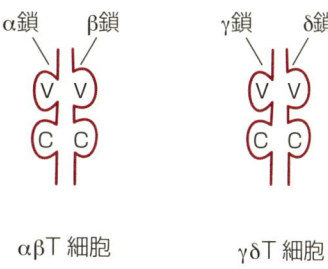

図2-2　αβTとγδT細胞

バラにならないのかというと、接着分子で細胞と細胞とがつながっているからです。タンパク質分解酵素（プロテアーゼ）で私たちの身体を処理すると、接着分子は壊れるけれど膜は壊れません。細胞が皆バラバラになって、寄せ集めると反発します。私たちの1つ1つの細胞は皆、細胞内に侵入してくるナトリウムを外に出して膜をプラスに荷電して、エネルギーを作っています。その荷電のおかげで、細胞と細胞が近づくと反発し合うのです。赤血球はくっつかず、互いに反発し合っています。これはエネルギーの現象です。

　私たちが、夜更かししたり徹夜のバイトをして疲れたりすると、顔色が悪くなり、血流も悪くなって低体温になります。すると、エネルギーを使い、ナトリウムを出して膜電位を維持できなくなり、くっついてしまうのです。ですから、血液がいわゆるドロドロになるのは、反発するエネルギーがなくなるからです。では、私たちの身体の細胞はなぜくっついているのでしょう。反発する力よりももっと強い接着分子（具体的にはカドヘリン[1]というタンパク質）を使ってくっつけているからです。その接着分子の1つが、免疫グロブリン遺伝子スーパーファミリーです。

　だんだん謎が見えてきましたね。細胞と細胞は接着分子でくっついていますが、そこにいろいろな異物が入ると、今度はフリーの白血球であるリンパ球がそれを攻撃して死滅させます。このよう

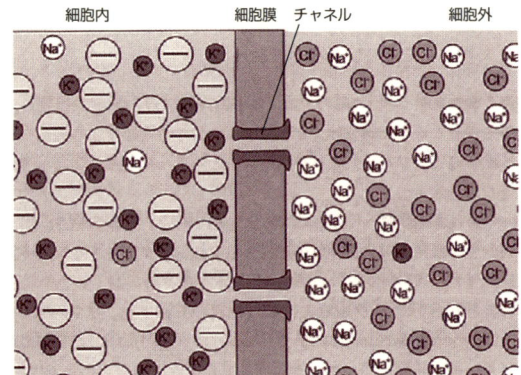

図2-3 細胞内外のイオン分布
細胞内にはタンパク質陰イオン⊖とK^+が多く、細胞外にはNa^+とCl^-が多い。細胞膜にはちょうどK^+やNa^+が通れる大きさのチャネルがある。
（出典）Shmidt RF,1988 より改変

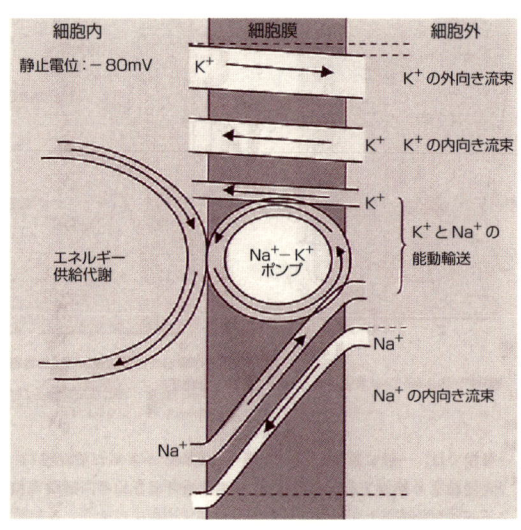

図2-4 静止電位時のイオンの受動輸送と能動輸送
（出典）Shmidt RF,1988 より改変

に、接着分子と接着分子の間に異物が入ったら異常細胞と見なし、攻撃して速やかに排除して、再び確かな細胞だけで生き延びようとするのが免疫の始まりなのです。

　私の書いた免疫の教科書を読むと、「免疫は自分同士を認識することから始まった」と書いてあります。異物を認識するために始まったのではなく、自分同士を認識し合い、その間に異物が挟まったら、違和感を感じて危険なものを攻撃します。それゆえ、ウイルス感染自己細胞でもガン細胞でも死滅させられます。それが免疫なのです。

ですから、免疫が外来抗原を認識するのは進化の後期からのことで、初めは自分同士を認識しあった接着分子から始まり、そこに異物が入って来たとき相手を攻撃するという形で進化したのです。その免疫に使われる分子は、抗体でもT細胞でも、主要組織適合抗原やヘルパーT細胞、細胞傷害性T細胞でも、これらが持っている特徴あるタンパク質は皆、祖先遺伝子から進化しています。祖先遺伝子に1番近いタンパク質は、今、単独で血液中を回っているβ_2ミクログロブリン[2]です。実際このβ_2ミクログロブリンは、主要組

〈参考〉
1) カドヘリン（chadherin）
　膜内在性糖タンパク群で，細胞間接着作用を持ち，形態形成や分化に重要である．E-カドヘリンはウボモルリンとも呼ばれ，上皮細胞のベルトデスモゾームに集中分布している．N-カドヘリンは種々の細胞に分布しているが，とくに神経系や神経外胚葉に分布する．N-カドヘリンは，神経凝集体の構造を維持させる．P-カドヘリンはさまざまな種類の細胞に分布する．
　　（出典）ステッドマン医学大辞典（第6版）

2) β_2 ミクログロブリン（β_2 micro globulin）
　主要組織適合抗原クラスI分子のL鎖を構成する低分子タンパク．あらゆる細胞で産生されるが，血中のβ_2ミクログロブリンは主としてリンパ系組織に由来する．β_2ミクログロブリンは腎糸球体で濾過された後，主として近位尿細管でその99.9%が再吸収され，残りが尿中に排泄される．尿細管傷害により再吸収能が低下したとき，尿中の排泄が増加する．急性の尿細管傷害，慢性の間質性腎炎のいずれかでも異常値を示す．
　血中β_2ミクログロブリンレベルは細胞からの産生と尿中への排泄のバランスによって一定に保たれている（0.5～3 mg/l）．Wilson病とアルコール性肝硬変で上昇がみられる．ヒトでは99個のアミノアシル残基からなり，分子量11.8kDaである．
　　（出典）ステッドマン医学大辞典（第6版）

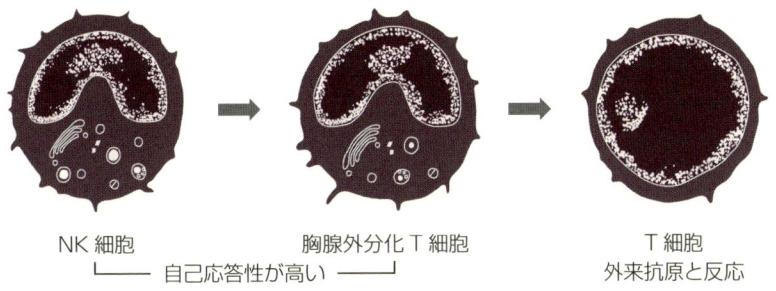

NK細胞 　胸腺外分化T細胞 　T細胞
└── 自己応答性が高い ──┘ 　外来抗原と反応

NK細胞はマクロファージから進化
進化して上乗せしても古いリンパ球は残る
末梢血中のリンパ球の分布：T細胞（70％）、B細胞（15％）、胸腺外T（10％）、NK（5％）

図2-5　リンパ球の進化

織適合抗原に直接使われることもあります。これが免疫の原理です。ですから、免疫の本当のもとになるのはマクロファージ、単細胞生物時代の生き残りと考えればいいのです。

そういう細胞がどうやって仕事を開始したかというと、1つは、異物を食べて処理するというマクロファージと顆粒球の流れです。もう1つの流れであるリンパ球は、接着分子を利用して、自分の細胞間中の組織適合抗原に異物がくっついたら異常化したと見なして、攻撃排除する形で働いています。免疫は異常自己を見つけることから始まっているのです。

2. リンパ球の進化

リンパ球には、最後まで進化したTリンパ球とBリンパ球があります。突然このようなリンパ球に進化したものが生まれたのではなく、進化の過程を経てたどりつきます（図2-5）。面白いことに、NK細胞はマクロファージから進化してNK細胞→胸腺外分化T細胞→胸腺で分化するT細胞、という進化をします。もう1つ特徴的なことは、どんどん進化して機能の高い新しい細胞が生まれても、古い細胞が必ず残ることです。

私たちの血液中にはT細胞（70％）、B細胞（15％）、胸腺外分化T細胞（10％）、NK細胞（5％）というふうにリンパ球が分布していますが、いろいろな細胞やリンパ球が新しくできても、古いものも必ず少数派になりながらも残っているのです。

血液を採って分画を調べると、若い人のNK細胞は5％かそれよりも少ないです。しかし、年を取ると増えていきます。特に私は高く、NK細胞が20％くらいあります。胸腺は年を取ると退縮していきますし、骨髄も脂肪化していきます。進化したT細胞やB細胞は、だんだん作られなくなって数が少なくなり、胸腺外分化T細胞やNK細胞が増えていきます。

それでは、胸腺外分化T細胞やNK細胞は、どこで作られているのでしょう。それは、腸管と肝臓です。腸と肝臓が仲間なのを知っていますか。下等な多細胞生物は、腸があり、だいたい口も肛門も同じです。1つの穴から餌をとったり水を飲んだりして酸素と栄養を身体に取り込み、要らないものを同じ穴から出します。そのうちにだんだんと口と肛門が分かれます。線形動物の場合は、口も肛門もあります。しかし、条虫は消化管を持たず、栄養分は体壁から吸収します。線形動

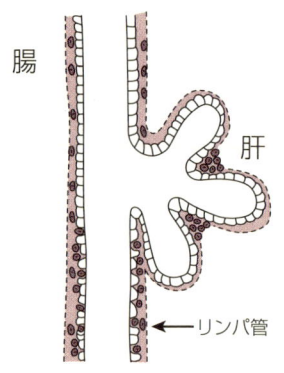

- 腸管粘膜、肝臓
- えらから進化
- 骨髄、胸腺は、生物が上陸してきてからできた

図2-6 進化レベルの古いリンパ球の特徴

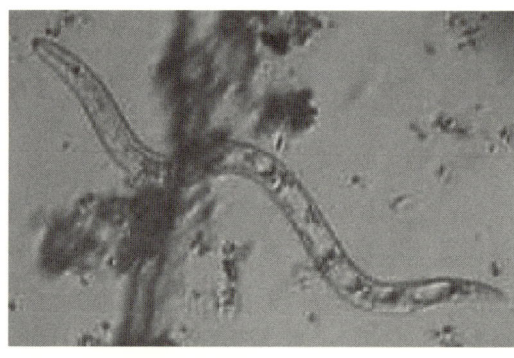

写真2-1 線形動物（線虫）
基本的に無色透明である。回虫、鞭虫などが含まれる。体節構造を持たない。原体腔を持つ。
（出典）フリー百科事典『ウィキペディア（Wikipedia）』

物のあたりから、腸が少しくぼんで憩室ができ、憩室から進化した肝臓ができます（図2-6）。

　肝臓ができた理由は、いわゆる胆汁を作るためです。今まで下等な動物は、脂肪が入ってきても消化吸収できませんでした。脂肪は水溶性ではないからです。水と一緒に取り込んでも乖離して、栄養として吸収できなかったのです。ところが私たちは胆汁を作ることにより、脂肪をミセル化[3]して水に懸濁させるような力を持ちました。そのため、エネルギーの高い脂肪を栄養にできるようになりました。肝臓は胆汁を作る外分泌腺として進化して、線形動物のときできたのです。このとき、腸管の粘膜の下にあったリンパ球が肝臓にも行き、この突起上の肝臓の場所はだんだん進化して融合し、最後に肝類洞になったのです。肝臓には肝小葉があり、中心静脈があり、その周りに胆管があって、肝類洞があります（図2-7、8）。このような肝類洞にリンパ球がたくさん詰まっており、さらにその下のディッセ（Disse）腔[4]にもリンパ球が詰まっています（図2-9）。

　胸腺は生物が上陸してから進化しました。しかし、リンパ球は生物が上陸する前に進化が始まり、消化管や消化管から進化した肝臓にありました。私たちには古いリンパ球が必ず残っており、今でも腸管粘膜と肝臓にリンパ球がたくさん詰まっています。ですから、一部末梢血にも少数派として古いリンパ球が流れ出てきています。魚の背骨などをガリッとかじっても、中には骨髄など

〈参考〉
3) ミセル（micelle）化
　水に溶けにくい部分を水に溶けやすい部分が包みこみ、微細粒子化して水に溶けたようにすること（可溶化）、逆もある。
　例）マヨネーズ：油と酢に卵黄を混ぜることにより油と酢が混ざり合うこと。
　　（出典）ステッドマン医学大事典（第3版）

4) ディッセ（Disse）腔
　類洞の壁をなす内皮細胞と、肝細胞との間のすきまのこと。ディッセ腔には、内皮細胞と肝細胞の間にクッパー星細胞（不定形で粗大な異物をたべこむ能力を持つ）、伊東細胞（しばしば数個の脂肪滴を持ち、脂肪とビタミンAを血中から取り込み蓄える。また、コラーゲンを産生し、類洞周囲を網状に取りまく細網線維をつくる）、樹状細胞（免疫系の細胞で、抗原呈示能を持つ）が見られる。
　　（出典）関西医科大学 講義・実習　http://www3.kmu.ac.jp/anat1/edu/histology/spec/lgp/liver/lobule.htm

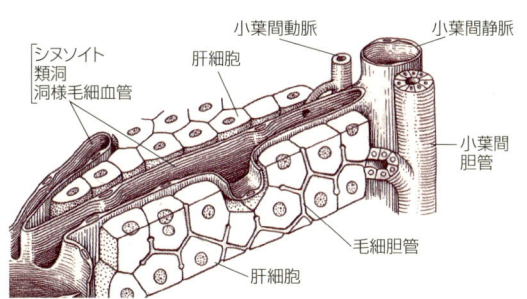

図2-7 肝小葉の構築を示す模型図
(出典)『入門人体解剖学(改訂第4版)』藤田恒夫、南江堂、1999年(改)

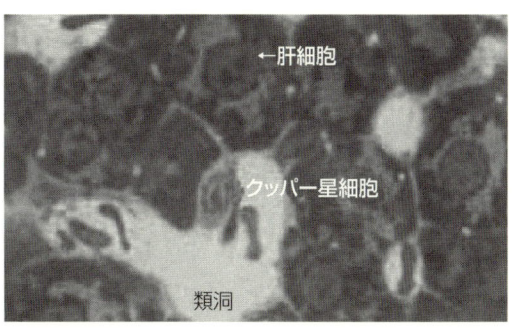

図2-8 肝類洞
(出典) 関西医科大学 講義・実習
http://www3.kmu.ac.jp/anat1/edu/histology/spec/lgp/liver/lobule.htm

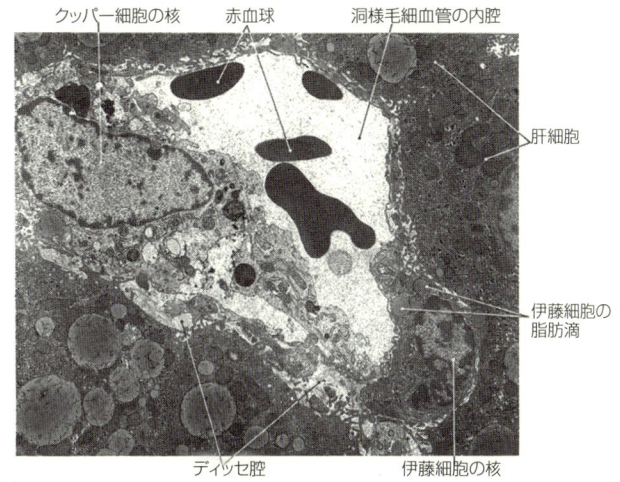

図2-9 Disse腔
(出典)『入門組織学』牛木辰男、南江堂、1989年

はありません。骨髄ができたのは両生類が上陸してからのことなので、おたまじゃくしの段階では骨髄はないのです。

では、おたまじゃくしはどこでリンパ球を作っているかというと、腎臓です。魚類も腎臓で造血しています。胸腺もえらから進化しました。生物が上陸して肺呼吸になったとき、えらの原基がそのまま残って胸腺になりました。胸腺はえらです。「魚偏」に「思い」と書いて「鰓」です。ですからT細胞やB細胞は生物が上陸してからできたのです。生物が上陸すると、植物のホコリが舞い上がります。苔の死骸などたくさんのホコリがあって、水の中と全く異なります。それで、進化した外来抗原向けのリンパ球を骨髄と胸腺で作るというように進化しました。しかし、出だしはみんな腸管粘膜からなので、NK細胞や胸腺外分化T細胞を作りました。古いリンパ球の特徴は、自己応答性[5]です。新しいT細胞やB細胞は外

〈参考〉
5) 自己応答性
　自己応答性とは：自己抗原に反応すること．
　自己抗体とは：自分自身の細胞や組織を抗原とする抗体のこと．

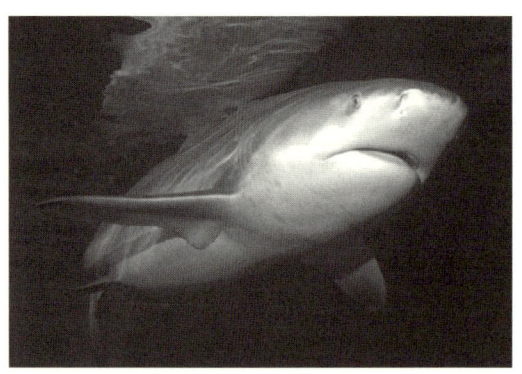

写真 2-2 ホオジロザメ
サメは軟骨魚類
（出典）沖縄美ら海水族館　http://www.oki-churaumi.jp

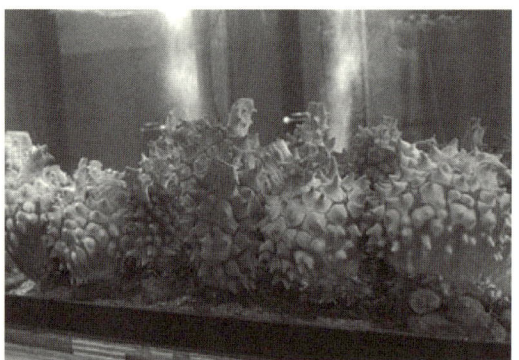

写真 2-3 マボヤ
あさむし水族館の特別展で展示された「マボヤ」
（出典）　http://www.asamushi-aqua.com/blog/?m=200805

来抗原向けです。

　私たちは軟骨魚類を通って進化し、両生類から地上に上陸しているのですが、硬骨魚類には、また別の2つの経路があります。私たちの先祖はサメです。サメを食べると妙に粘りがあって、先祖を食べているという感じがします。サメの前はホヤです。ホヤの身を食べても、なんとなく先祖を食べているという気はしませんか。ホヤは夏、サメは冬、先祖を食べてみてください。

　そういう経路で上陸して、一気にホコリ（抗原）にさらされたとき、新しくできた骨髄と胸腺で外来抗原向けのリンパ球を作り出したのです。しかし、私たちの身体の中の腸管や肝臓などでは今も、昔のリンパ球があふれています。これらは自己応答性で、ウイルス感染自己細胞やガン化した自己細胞を異常自己として攻撃するシステムです。マラリアのように細胞内に寄生しているものは、原虫が赤血球にもぐってしまうと、抗体もT細胞も届かないので、自己応答性の胸腺外分化T細胞が攻撃しています。さらに弱らせた赤血球を、脾臓にいるマクロファージが最終的に処理します。そのため、マラリアの患者さんは肝臓とともに脾臓が巨大に腫れます。これは自己応答性で感染した赤血球をやっつけてマクロファージに食べてもらっているからです。

　ですから、脾腫（splenomegaly）[6] といいます。脾臓（spleen）が大きく（mega）なるからであり、そこでリンパ球が働いています。自己抗体というのは、年を取ってガン細胞ができやすくなってきたときも働き、マラリアの細胞内寄生のときにも働きます。

　結局、古い免疫システムと新しい免疫システムの2本立てで免疫系ができています。古い免疫システムにはNK細胞、胸腺外分化T細胞、自己抗体産生B細胞も入ります。これらの細胞が作られたり存在したりしている場所は、腸、肝、外分泌腺の周り、子宮内膜、皮膚（皮下）です。よって、自己免疫疾患、例えばベーチェット病[7]

〈参考〉
6) 脾腫（splenomegaly）
　　脾臓が著しく腫大した状態．巨脾症とも呼ばれる．心機能障害，脾静脈血の還流障害，種々の感染症による炎症，腫瘍細胞の浸潤などの種々の原因により脾腫は発生する．地方病性牛白血病では10 kgを超える腫瘍性脾腫が認められることがある．
　　（出典）フリー百科事典『ウィキペディア（Wikipedia）』

Key Point

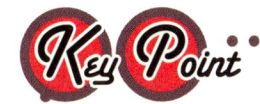

```
┌─────────────────────┐
│  古い免疫システム    │
└─────────────────────┘
   NK細胞、胸腺外分化T細胞、自己抗体産生B細胞 ……… 自己応答性
     腸／肝／外分泌腺／子宮／皮下

┌─────────────────────┐
│  新しい免疫システム  │
└─────────────────────┘
   T細胞、B細胞 ………………………………………… 外来抗原向け
     胸腺／骨髄／末梢血／リンパ節／脾臓
```

やシェーグレン症候群[8]などが起きる場所は腸、肝、外分泌腺の周りです。習慣性流産や抗リン脂質抗体など自己抗体が出るのは、やはり子宮です。

SLE[9]や、皮膚筋炎[10]、全身性硬化症（強皮症）など、皮膚の病気の多くも自己免疫疾患です。このように、古い免疫システムが自己応答性の世界なのです。新しい免疫システムでは、T細胞、B細胞が働きます。臓器としては、胸腺、骨髄、末梢血、リンパ節、白脾髄で働きます。こういう2大システムから免疫は成り立っていま

す。この2大システムがわからないと免疫の全体像は見えてきません。

3. 胸腺の進化

ホヤのころはもうえらがあり、ナマコ類にもあります。えらはある程度水を吸って吐き出し、水から酸素をとっています。水はえらにぶつかってえら穴から出て行くのです。1番下等な円口類でえら穴ができ、口を開けて泳げば水が入ってきて、酸素をとれるようになりました。円口類は、

〈参考〉

7) ベーチェット病（Behçet's disease）
   陰部潰瘍，口腔潰瘍（アフタ），前房蓄膿性ブドウ膜炎または虹彩毛様体炎が，同時にまたは引き続いて繰り返して生じる症候群で，関節炎もしばしば合併する．全身障害は，女性よりも男性に多く，皮膚炎，結節性紅斑，血栓性静脈炎，脳・神経症状などの合併症がある．
   （出典）ステッドマン医学大辞典（第6版）

8) シェーグレン症候群（Sjögren syndrome）
   （乾性角結膜炎，粘膜の乾燥，顔面の末梢血管拡張または紫斑，および両側性耳下腺腫大で，更年期の女性にみられ，しばしば関節リウマチ，Raynaud現象，う歯を伴う．Mikulicz病に類似した涙腺および唾液腺の変化がある．
   （出典）ステッドマン医学大辞典（第6版）

9) SLE（全身性エリテマトーデス，systemic lupus erythematosus）
   炎症性の結合織疾患の1つで，発熱，脱力感，易疲労性，慢性関節リウマチに似た関節痛や関節炎のほか顔面，頸部，上肢にびまん性の紅斑性皮膚病変をきたす．このほか，リンパ節腫大，胸膜炎，心膜炎，腎糸球体病変，貧血，高ガンマグロブリン血症など種々の所見を示す．
   （出典）ステッドマン医学大辞典（第6版）

10) 皮膚筋炎（dermatomyositis）
    皮膚発疹，特に顔面の紫紅色の紅斑，すなわちヘリオトロープ紅斑および目瞼や眼窩周囲組織の浮腫と筋原性酵素値上昇を伴う対称性近位筋の筋力低下を特徴とする進行性疾患．病変部の筋肉組織には慢性炎症反応を有する筋線維の変性が認められる．皮膚筋炎は小児及び成人に起こり，成人では内臓癌を伴うことがある．
    （出典）ステッドマン医学大辞典（第6版）

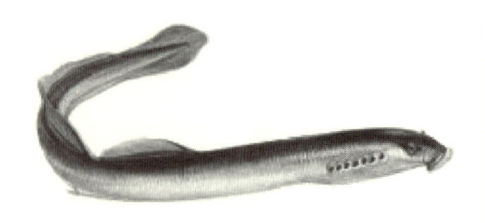

写真2-4　ヤツメウナギ1
（出典）フリー百科事典『ウィキペディア（Wikipedia）』

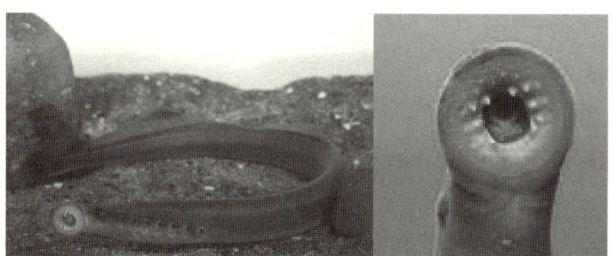

写真2-5　ヤツメウナギ2
（出典）http://www.geocities.jp/
biodiversitynetniigata/redlist/redlist-
gyorui/redlistgyorui.tml#kawayatume

写真2-6　ヤツメウナギ3
（出典）http://www.city.
chitose.hokkaido.jp/tourist/
salmon/mado/fishlamprey1.
html

　ヤツメウナギ[11]でもサメでも普通の魚でも、皆、口の下にえらがあります（写真2-4）。口から吸った水はえらから出て行って、いちいち吐き出さなくても酸素呼吸ができるようになりました。円口類から両生類に進化する過程で生物は上陸をはかりました。すると、このえらが退化するわけですが、残っていたのです。えらが皮膚に包まれたのです。

　胸腺には皮膜（capsule）があり、皮質（cortex）があって、髄質（medulla）があります（図2-10）。上陸によって胸腺ができたのですが、そのとき、えらとえら穴が合体して、結局皮膜と髄質が皮膚由来の内胚葉、皮質は内胚葉由来になるのです。

　胸腺にはハッサル小体[12]といって皮膚のように角化する場所があります。なぜ、胸腺に角化する場所があるのかというのは、結局、このような理由だったのです。

　結果、皮質には進化したT細胞があり、驚いたことに、髄質には皮膚由来の胸腺外分化T細胞があるのです。だんだん年を取ると胸腺の皮質が退縮していきますが、髄質は退縮しません。したがって胸腺外分化する細胞は、数は少ないけれど増えていきます。進化したT細胞は自分の組織と反応しません。なぜ、このようなことが起こるのでしょう。胸腺の皮質ではクローンの95％が自己組織と反応して死んでしまいます。ところが反応しない残りの5％が生き残ります。クローンというのはランダムにいろいろなアミノ酸配列の違ったものができるので、自分と反応するものも外来抗原と反応するものも、みんな混じっているのです。しかし、胸腺の皮質ではこういう現象が起こって、外来抗原向けのT細胞になるのです。

〈参考〉

11）　ヤツメウナギ　八目鰻（lamprey）
　　　円口類（無顎類）頭甲綱（ヤツメウナギ類）ヤツメウナギ科に属する動物．脊椎動物としては最も原始的な種の一つである．種類としてカワヤツメ，スナヤツメ，シベリアヤツメ，ミツバヤツメ，ウミヤツメ，フクロヤツメなどがあるが，食用とされるのはカワヤツメと一部のスナヤツメである．魚類に取り付き，ヤスリ状の歯で傷を付けて体液を吸う．一見するとその様は大きなヒルが取り付いているようにも見える．体の両側に左右それぞれ7個の鰓孔があり，それが一見眼のようにみえることから本来の眼とあわせて「八目」と呼ばれる．体は細長く，約50-60 cm．背側は黒青色で腹側は淡色．春に川を遡上し，5-6月に産卵する．新潟県，山形県，秋田県などの日本海に注ぐ河川で多く獲れる．脂肪に富み，ビタミンAを15万IU/100g以上含む．このため，江戸時代から鳥目の薬としてヤツメウナギの乾物が出回っていた．
　　　（出典）フリー百科事典『ウィキペディア（Wikipedia）』

12）　ハッサル小体　胸腺小体（Hassall bodies; Hassall concentric corpuscles; Virchow-Hassall bodies）
　　　退行変性したリンパ球・好酸球・マクロファージの集塊を同心円状に取り囲むケラチン化し鱗状になった上皮細網細胞でできた球状小体．胸腺小葉の髄質にみられる．
　　　（出典）ステッドマン医学大辞典（第6版）

口
えら
えら穴
肛門

進化 →

ハッサル小体
皮膜　capsule
皮質　cortex　T細胞
髄質　medulla　胸腺外

胸腺の皮質ではクローン 95% 自己抗原と反応して死滅
残り 5%が生き残る　→　外来向けクローン

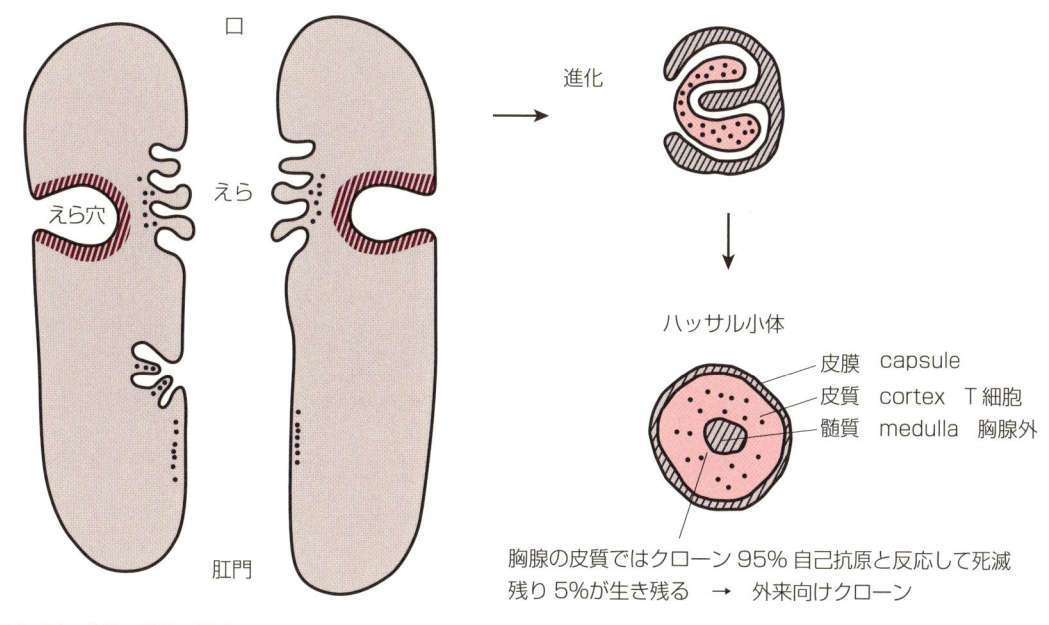

図2-10　胸腺の進化の模式図
下：「Natural Immunity」1996年4月号　表紙
↓

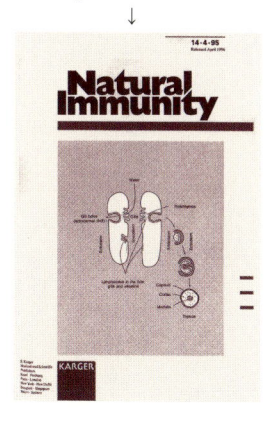

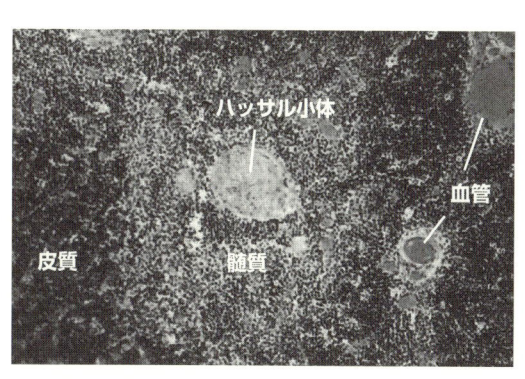

図2-11　ハッサル小体1
（出典）関西医科大学 講義・実習
http://image2.kmu.ac.jp/histologydb/prc/immune/01.html

ハッサル小体
血管
皮質　髄質

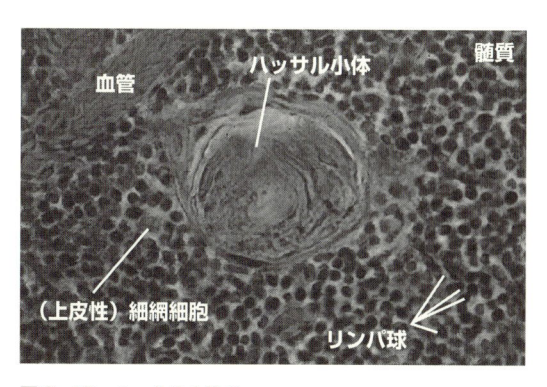

血管　ハッサル小体　髄質
（上皮性）細網細胞
リンパ球

図2-12　ハッサル小体2
（出典）関西医科大学 講義・実習
http://image2.kmu.ac.jp/histologydb/prc/immune/01.html

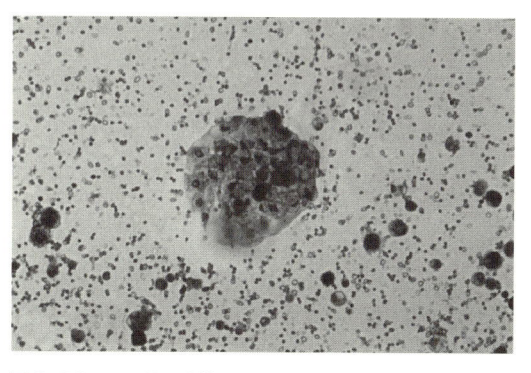

図2-13　ハッサル小体3
（出典）日本病理学会
http://www.fujita-hu.ac.jp/~kimigaai/byouri/photo/koshikawa/s38_1.htm

第2章　免疫学総論　part2

4. マクロファージの働き

　マクロファージの貪食能は、いわゆるいろいろな異物を自ら食べる機能ですが、リンパ球や顆粒球が上乗せされてからは、指令を出す作用になります。マクロファージの働きが強いときは、私たちは風邪を引いてもリンパ球の段階で処理し終わって、風邪の症状を出さないこともあります。風邪がはやっているのに風邪を引かない人がいますが、とても健康だとマクロファージのレベルで処理して、免疫反応を誘発せずに貪食能を使って全部処理します。しかし、顆粒球やリンパ球などが上乗せされて自分が少数派になってからは、指令を出し顆粒球やリンパ球を誘導するのです。細菌が入ってきたときは顆粒球を誘導し、ウイルスが入ってきたときはリンパ球を誘導します。顆粒球とリンパ球の現象が終わった後は、組織を修復します。出だしと組織の修復がマクロファージの働きです。

　化膿した傷口でも、アレルギーでも、最終的には治ったとき正常の組織になっています。これはマクロファージが行っていて、いろいろな破片を食べて治しているのです。

　マクロファージのもう1つの大事な仕事は、単細胞時代の生き残りなので、栄養処理を行っていることです。食べ過ぎて肥満が動脈硬化を進めることを、今はメタボリックシンドロームといいます。マクロファージは栄養が過剰になると栄養処理も行って、そのまま脂肪細胞に引き渡したり、あまり摂取する栄養が多いときは動脈壁にはりついてそのまま死滅する泡沫細胞[13]となります。動脈硬化を進めるのは泡沫細胞の血管壁への沈着

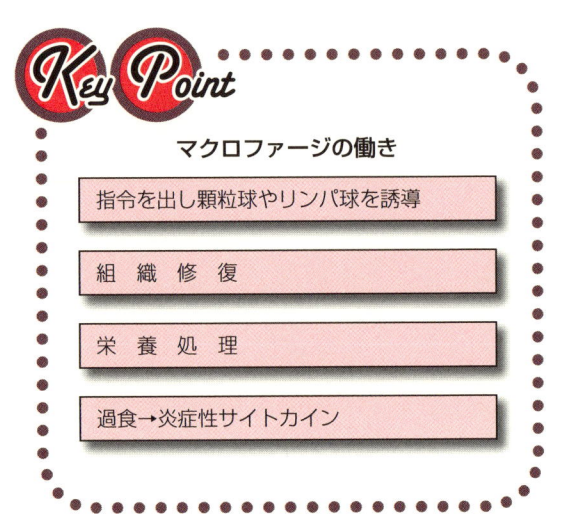

Key Point

マクロファージの働き

- 指令を出し顆粒球やリンパ球を誘導
- 組織修復
- 栄養処理
- 過食→炎症性サイトカイン

です。逆に、私たちが飢餓状態になったとき、水さえあればある程度生き延びることができます。マクロファージは栄養が少なくなると今度は自分の組織を食べだすからです。

　例えば、ヨットで遭難して、ペットボトルに水はあったけれど食料はなくなったという場合、1カ月や2カ月くらいは生き延びることができます。骨は細くなり、筋肉はなくなって、皮膚はペラペラに薄くなった状態で生き延びるのです。マクロファージは栄養がたくさんあるときは、自ら処理して脂肪細胞に引き渡し、栄養が足りなくなったときは、組織を自分でかきとって栄養に代えます。組織修復の力を使って、飢餓のときは自分の構成成分（栄養）を食べるのです。マクロファージは単細胞生物時代の生き残りなので、ありとあらゆる働きをして生き延びる戦略をとることができるのです。

　ところで、太った人は気がつきませんが、痩せた人が大食いするととても苦しいです。これは、マクロファージの苦しみなのです。本人も苦しい

〈参考〉
13）**泡沫細胞（foam cells）**
　微細な空胞に満ちた淡染の細胞質に富む細胞．通常，プレパラート作製中に溶け出す栄養物質または蓄積物質で，特に脂質を有する組織球をさす．
　　（出典）ステッドマン医学大辞典（第6版）

けれど、処理するマクロファージもすごく苦しく、この苦しみは炎症とよく似ています。炎症を起こすと、熱を持ったり、腫れたり、痛んだりして苦しいです。怪我しても、火傷しても、感染を起こしても、すごく化膿して腫れて苦しい。まして全身性の炎症、血管炎などが起こったら大変苦しいです。過食の苦しみは、そのような炎症が起こったときと同じで、炎症物質の1つとして、炎症性サイトカインが出るのです。ですから、ガンの末期や病気の末期に栄養を入れると患者さんはみんな苦しんでしまうのです。マクロファージの過食による炎症性サイトカインです。

　私たち人間は、死ぬとき食べるのを止めて死ぬと安らかに死ねます。昔から聖人といわれた多くの人は、死期を悟ったら数日食を絶って死んでいるのです。しかし今の医療はやたらと点滴したり、中心静脈栄養を入れたり、胃瘻を作ったりして管をつけています。ですから、すごく死の苦しみを味わって死んでいるのです。やはり私たちも病気になって食欲を失ったら、マクロファージが免疫系に専念するための栄養処理からの解放について考えないといけません。

　風邪で高熱を出したときは、食欲が落ちます。これはマクロファージが免疫系に専念するための身体の反応なのです。栄養処理にばかりマクロファージを使ったら病気が治せません。今の医療で病気が治らないのは、結局、栄養を入れるからなのです。

　野生の動物もみんな食を断って病気を治します。そういう考え方が大切なのは、マクロファージが栄養処理をしているからなのです。

5. 白血球の分布と自律神経

　末梢血中では、顆粒球が60％、リンパ球が35％で、残りがマクロファージです。採血して顆粒球とリンパ球の比率を見ると、顆粒球が高い人やリンパ球が高い人など、個人差があります。ところが、この分布の変化は個人差だけではなく、実は自律神経系の働きと連動しています。顆粒球は膜上にアドレナリンレセプターがあって、交感神経が緊張すると分裂して数が増えるようになっています。リンパ球のほうはアセチルコリンレセプターを持って、副交感神経が優位になると数が増えます。私たちは日中は交感神経の働きで血圧を上げたり、脈を増やしたり、血糖値を上げたりして、筋肉に酸素と栄養を大量に送って活動しています。しかし、働くだけではくたびれてしまうので、休息、睡眠、消化管活動が大切です。消化管活動は、副交感神経支配です。栄養を摂ると消化液が入ってきて蠕動運動が起こり、排泄が進みます。

　このように日中よく頑張って、夜はよく休むというような自律神経のバランスがとれた人たちが、顆粒球60％、リンパ球35％せいぜい±5％の変化でおさまるのです。しかし、無理をする人、夜更かしする人、短時間睡眠の人、悩みのある人、寒さにさらされる人、怒りを持つ人は、そうはいきません。

　交感神経緊張でリンパ球が少なくなると、免疫力が下がってきます。すると、常在するウイルスなどが暴れだします。また、すごくつらいめにあったときや体力が落ちたときに、帯状疱疹が出てきます。私たちの身体にはいろいろなウイルスが住み着いていますが、特に帯状疱疹ウイルスは肋間神経の神経線維に沿って潜伏しており、免疫が下がったときに暴れだすわけです。すると、プツプツした水泡と激しい痛みが出てきます。粘膜には、単純ヘルペスウイルスもいます。イボもウイルスですが、寒さにさらされてイボができます。このように、私たちの生き方で白血球の分布も変わるのです。

　逆に無理しないでゆったり生きる、いらいらしないで、にこやかに生きる、よく食べるのは副交

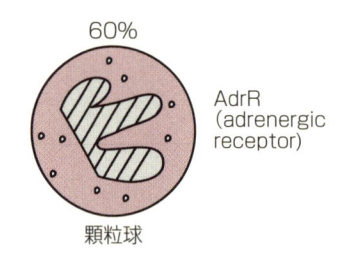

```
        60%                              35%
     顆粒球                             リンパ球
   AdrR                             AchR
   (adrenergic                      (cholinergic or
   receptor)                        acetylcoline
                                    receptor)
```

- 無理をする、夜更かし、短時間睡眠、悩み、寒さにさらされる、怒り
  ⇒ 交感神経緊張：顆粒球増加

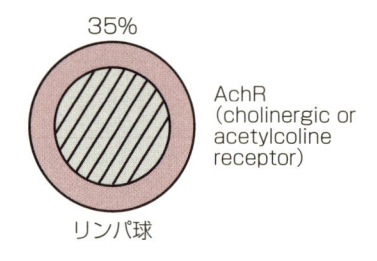

- ゆったり生きる、いらいらしない、よく食べる
  ⇒ 副交感神経優位：リンパ球増加

図 2-14　白血球の分布と自律神経

感神経優位で消化管活動を促します。するとリンパ球が増えて免疫力が上がります。敬老の日に、100 歳の老人がインタビューを受けていますが、「好きなようにさせてもらってます」といって、いつもにこにこしています。みんな免疫が高い状態を維持して長生きしているのです。

逆に、顆粒球が増えすぎた場合は、いろいろな感染症を起こしたり病気になったりします。顆粒球は常在菌と反応して炎症反応を起こすので、無理をすると歯周病や痔などの病気になります。また受験期の子供や若い人が、潰瘍性大腸炎になります。突発性難聴では顆粒球が増えすぎて、内耳が破壊されます。顆粒球は活性酸素を出して細菌をやっつけるのですが、あまり増えすぎると、自分の組織も壊してしまうのです。ですから、夫婦仲が悪くて頻繁にけんかしているとか、仕事をし過ぎていると突発性難聴になります。組織破壊は交感神経緊張の世界です。それに対して、副交感神経優位は長生きの世界です。しかし、よく食べるのはいいのですが、それが行きすぎると、だんだん太って自分の体重を持てあまし、少し歩いたり階段を登っただけで息切れがします。これは交感神経緊張です。肥満の極限は、副交感神経優位から交感神経緊張に傾いて、病気になるのです。

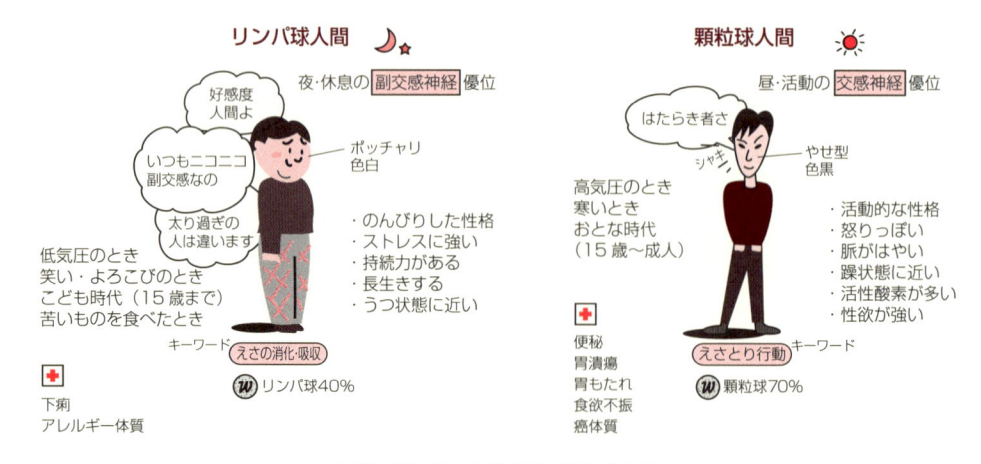

リンパ球人間　夜・休息の 副交感神経 優位

- 好感度人間よ
- いつもニコニコ副交感なの
- 太り過ぎの人は違います
- ポッチャリ色白
- 低気圧のとき
- 笑い・よろこびのとき
- こども時代（15 歳まで）
- 苦いものを食べたとき
- キーワード　えさの消化・吸収
- のんびりした性格
- ストレスに強い
- 持続力がある
- 長生きする
- うつ状態に近い
- 下痢
- アレルギー体質
- リンパ球 40%

顆粒球人間　昼・活動の 交感神経 優位

- はたらき者さ
- やせ型色黒
- シャキ
- 高気圧のとき
- 寒いとき
- おとな時代（15 歳〜成人）
- 便秘
- 胃潰瘍
- 胃もたれ
- 食欲不振
- 癌体質
- キーワード　えさとり行動
- 活動的な性格
- 怒りっぽい
- 脈がはやい
- 躁状態に近い
- 活性酸素が多い
- 性欲が強い
- 顆粒球 70%

図 2-15　リンパ球人間・顆粒球人間
（出典）『未来免疫学』安保徹、インターメディカル、1997 年（改）

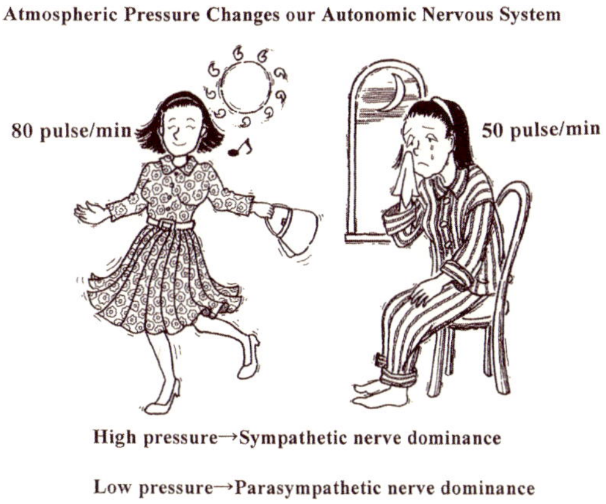

Atmospheric Pressure Changes our Autonomic Nervous System

80 pulse/min　　　　50 pulse/min

High pressure→Sympathetic nerve dominance

Low pressure→Parasympathetic nerve dominance

図2-16　気圧の変化と自律神経

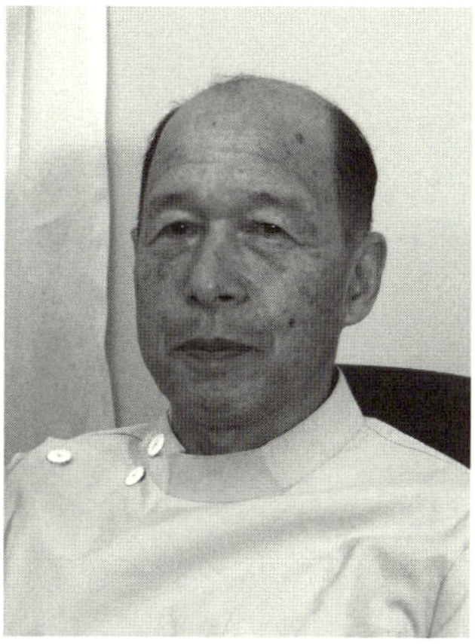

福田稔医師（新潟市中央区）

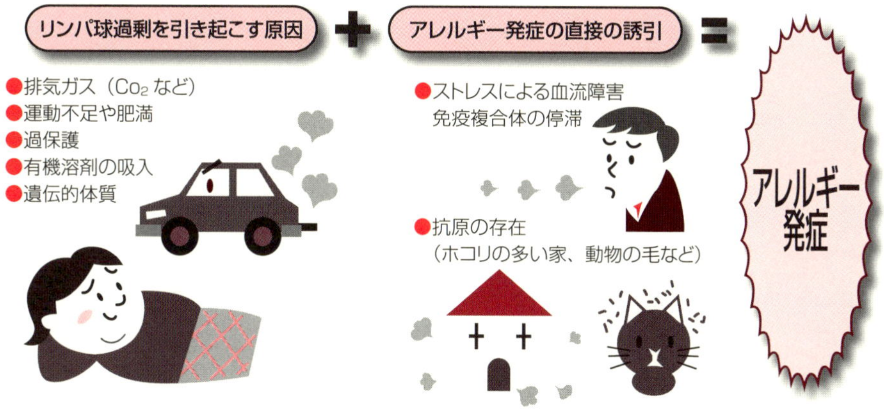

リンパ球過剰を引き起こす原因
- 排気ガス（CO_2など）
- 運動不足や肥満
- 過保護
- 有機溶剤の吸入
- 遺伝的体質

＋

アレルギー発症の直接の誘引
- ストレスによる血流障害　免疫複合体の停滞
- 抗原の存在（ホコリの多い家、動物の毛など）

＝

アレルギー発症

図2-17　アレルギーとリンパ球の関係

ですから食べて太っている最中は大丈夫ですが、息が切れたら要注意です。

　リンパ球が45％を越すようになると、過敏になってきます。ハウスダストや、子供たちが布団の上で遊んで綿ごみがたつと、ゼイゼイしてきたり、発疹が出てきたりします。気管支喘息やアトピー性皮膚炎は、昔と違って今の子供たちにすごく多いです。これは過敏の世界、リンパ球過剰によるアレルギーの病気です。

　このように私たちの免疫系と貪食系は自律神経に支配されていたのです。これは福田稔先生と私が一緒に見つけました。すると日常の生き方と病気がつながっているという謎がすごく解けてきました。

安保徹の免疫学講義

第3章 免疫担当細胞

第 1 章　免疫学総論　part 1
第 2 章　免疫学総論　part 2

第 4 章　B細胞の分化と成熟
第 5 章　T細胞の種類　part 1
第 6 章　T細胞の種類　part 2
第 7 章　主要組織適合抗原　part 1
第 8 章　主要組織適合抗原　part 2
第 9 章　サイトカインの働きと受容体
第10章　自然免疫
第11章　膠原病　part 1
第12章　膠原病　part 2
第13章　神経・内分泌・免疫
第14章　免疫系（防御系）と自律神経の関係　part 1
第15章　免疫系（防御系）と自律神経の関係　part 2
第16章　移植免疫
第17章　免疫不全症（immunodeficiency）
第18章　腫瘍免疫学

第3章 免疫担当細胞

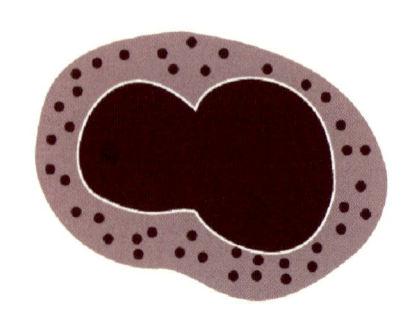

1. マクロファージ

　どんなに下等な多細胞生物でも、外胚葉と内胚葉だけで身体を構成しているのではありません。この中間の間隙には、単細胞生物時代の生き残りのマクロファージがいて、これが進化して免疫をつかさどるリンパ球に進化しました。驚いたことに、リンパ球は抗原を認識する働きをしますが、マクロファージを全部除いてしまうと、免疫反応が起こらないのです。つまり、マクロファージの存在下でしか免疫系は働けないという流れができています。

　マクロファージはいろいろな細菌やウイルスが入ってきたとき、それらの抗原を飲み込んで処理し、リンパ球を誘導したり顆粒球を誘導したりします。リンパ球を誘導して免疫系で処理する際には、抗原を細かく切って主要組織適合抗原に入りやすいような形を作ってあげる必要があります。それが抗原処理（antigen processing）です。

　タンパク質はアミノ酸の長い鎖ですが、短く切った形をペプチドといいます。マクロファージは、酵素で抗原をアミノ酸10～15個くらいの長さに切って、主要組織適合抗原に入れます。すると、リンパ球が認識できます。こういう働きを、抗原提示（antigen presentation）といいます。主にT細胞は抗原を主要組織適合抗原と一緒に認識するので、マクロファージのこのような抗原処理能力と抗原提示能力を使って初めて免疫

1）抗原処理（antigen processing）
　　タンパク抗原をペプチドに分解して主要組織適合抗原に入れる
2）抗原提示（antigen presentation）
　　T細胞に抗原を提示する
　　MHCにペプチド断片が入りそれを細胞が認識する
　　MHC（major histocompatibility complex）

❖ マクロファージの特徴
　　MHCの発現量が高い、貪食能（＋）
❖ 樹状細胞（dendritic cell）
　　MHCは最大、貪食能（±）

図3-1　マクロファージ

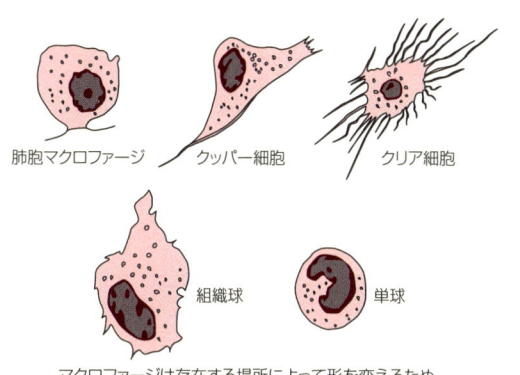

図3-2 さまざまなマクロファージ
（出典）『免疫革命』安保徹、講談社インターナショナル、2003年

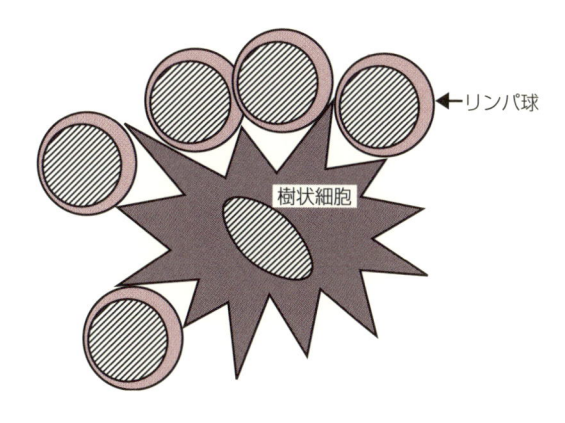

図3-3 樹状細胞

系が機能するのです。リンパ球だけでは抗原認識は起こりません。実際、試験管内にリンパ球だけ持ってきても、認識は起こらないのです。マクロファージというのは膜上に偽足がありくっつく性質があるので、ガラスやナイロンカラムにくっつけたりしてマクロファージを取り除く実験方法があります。ですから、「マクロファージなしでは免疫系は起こらない」ということを認識しておいてください。

主要組織適合抗原は英語で、MHC（major histocompatibility complex）です。MHCにペプチド断片が入り、それをT細胞が認識して免疫反応が起こります。MHCは個人間で多様性があるので、移植のときには、移植片が適合できるかどうかを決めているのです。ドナー、骨髄バンクや骨髄移植などのことを聞いたことがあるでしょう。骨髄移植をするときは、MHCがマッチングしないと拒絶されるので、移植できません。自分とMHCが合う人を探すのに、だいたい10万人必要といわれています。それほどMHCは個人間で大変多様化しています。MHCは、抗原を入れる力が個人間で微妙に違うので、危険な感染症があったときには、誰かが生き残れる可能性が

あるのです。本当は生き延びるための戦略だったのですが、現代医学のように移植などをする際にはMHCの個人間の違いが問題となり、MHCが拒絶タンパクになるのです。マクロファージの特徴は、MHCの発現量がとても高いことと、貪食能があることです。

ところが研究していくと、貪食能がないのにMHCの発現が強くて、Tリンパ球に抗原提示する力が大変強いという能力を持った細胞が見つかりました。それを樹状細胞といいます。マクロファージの仲間ですが、基本のマクロファージから少し進化した細胞です。この細胞は、MHCの発現は細胞の中で最大ですが、貪食能が弱いのです。樹状という名前のように、細胞膜から樹状突起が出て、リンパ球を抱え込んで抗原提示する能力をますます発揮できます（図3-3）。リンパ節の中にはリンパ球がいっぱい詰まっていますが、要所要所に樹状細胞が住み着き、樹状突起を伸ばしてリンパ球に抗原提示しています。虫歯ができたとき、顎下リンパ節が腫れるでしょう。また水虫が化膿して鼠蹊リンパ節などが腫れたときは、樹状細胞がリンパ球に抗原提示して反応が始まるのです。

第3章　免疫担当細胞　33

2. リンパ球サブセット

リンパ球にはT細胞とB細胞があります。あるいは系統発生的に古いNK細胞や胸腺外分化T細胞もあります。このようなリンパ球のいろいろな種類を、サブセットといいます。

サブセットの1番基本的なものは、T細胞とB細胞です。前述したように、T細胞は胸腺で成熟し、そのうち95％が自分の抗原と反応して死滅します。残った5％の細胞は自分と反応しない細胞なので、外来抗原向けのクローンとなって、私たちのリンパ節、脾臓、末梢血などに分布して仕事をしています。

B細胞は、本当はbone marrowのBとして名前がつけられたわけではなく、ニワトリの肛門のすぐ近くにBursa of Fablicius（ファブリキウス嚢）というものがあって、これに由来しました。

ニワトリの場合は肛門から便を出しますし、尿酸結晶として尿も出します。私たちは尿素にしておしっこを出しますが、これは水に溶けるまで窒素化合物を代謝したものです。タンパク質から窒素とアンモニアを、尿酸から尿素にして出すのです。鳥類の場合は尿酸の形で水に溶けない形のまま出します。ハトなどの便の中に混じっている白いものが、尿酸です。魚類は水に溶けるアンモニアとして出します。水生の動物はアンモニアでそのまま排泄し、鳥類までの陸生の動物は尿酸として排泄しますが、私たちのおしっこは尿素まで処理して排泄します。鳥類では総排泄口といって、このすぐ近くにリンパ球がたくさん詰まっている場所があります。

1960年に、Bursa of Fabliciusを摘ったら抗体が作られない現象を、RA Goodとそのグループが見つけました。それでニワトリは、Bursa of FabliciusでB細胞（抗体産生細胞）を作っていることが分かったのです。

また、同じ1960年ごろ、別のグループ（Miller）

Key Point

1) T細胞（T cell）細胞性免疫
thymus-derived lymphocyte

2) B細胞（B cell）抗体をつくる
bursa-derived lymphocyte

が胸腺を摘りました。実験動物（マウス）が大人になってから胸腺を摘ってもリンパ球は減らないのに、生まれてだいたい3日以内に胸腺を摘ってしまうと、リンパ節などにリンパ球のT細胞ができません。ただ、かすかに抗体はできます。

それぞれ抗体を作るBursa由来のB細胞、胸腺由来のT細胞が分かったのは、1960年代です。今からたった50年くらい前のことなのです。私が免疫の研究を始めたころは、ちょうど、T細胞やB細胞の研究が広がってきたときです。T細胞、B細胞は、正確にはthymus-derived lymphocyte、bursa-derived lymphocyteといい、この頭文字からT細胞、B細胞という名がついたのです。

このように、鳥類ではBursaで抗体を産生する細胞が作られることが分かりました。哺乳動物ではどうかと探したのですが、マウスでもヒトでもこれに相当する場所が見つかりません。結局、骨髄でいろいろなリンパ球を作っているので、骨髄がBursa of Fablicius担当器官ということに落ちつきました。

多発性骨髄腫[1]では健康な骨と違って、骨が薄くなり、薄くなった骨の内側ではリンパ球のガンができています。このガンは、実は抗体を作るガンです。ですから、尿や血液の中にはたくさ

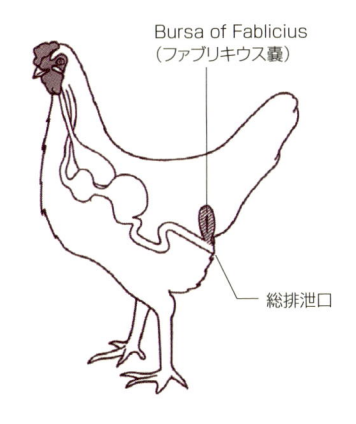

図3-4 鳥類ではファブリキウス嚢でB細胞がつくられる
(出典)『絵でわかる免疫』安保徹、講談社、2001年

図表3-5 生物と尿の変遷
(出典)『チャート式シリーズ 要点と演習 新生物1B・Ⅱ』吉田邦久、数研出版、1997年

尿中のおもな窒素化合物	化学的性質		尿中に多く含む動物	動物の特徴
	水に	毒性		
アンモニア	可溶	あり	多くの無脊つい動物、硬骨魚類	水中生活
尿素	可溶	少ない	軟骨魚類、両生類(成体)、ほ乳類	陸上生活のもの多し
尿酸	不溶	なし	多くの昆虫類、は虫類、鳥類	陸上生活、卵は有殻

んの異常なγグロブリン（Mタンパク）が出ると同時に、尿の中にはBence Jonesタンパクが出てきます。そういう現象から、骨髄でB細胞が作られていることが分かり、ちょうど、骨髄はbone marrowで頭文字もBursaと同じBなので、以前と変わらずB細胞と呼び続けています。

T細胞は、前述したように細胞性免疫です。B細胞は抗体を作ります。同じリンパ球なので、形態的にはほとんど区別がありません。私が免疫を勉強し始めて5年くらい後に、B細胞のほうが膜上の突起が多く、T細胞はつるんとしているという電子顕微鏡写真が出たことがありますが、それは場所によって違いが出ただけであって本質的な違いではありません。抗体を産生するかどうかで区別できるのです。

3. T細胞の種類

胸腺で成熟してリンパ節などに分布して働くT細胞の中にも、種類があります。ヘルパーT細胞と細胞傷害性（キラー）T細胞が2:1くらいの比率で分布しています。

ヘルパーT細胞（Th）の「ヘルパー」は、T細胞の活性化やB細胞の分化を助けることに由来しています。細胞傷害性（キラー）T細胞（Tc）は、異常自己細胞や移植細胞をキラー分子で傷害するので、「細胞傷害性（キラー）」といいます。

ヘルパーT細胞と細胞傷害性T細胞は、機能でも区別できますが、膜上に持っているタンパク物質でもはっきりと区別できます。ヘルパーT

〈参考〉
1）多発性骨髄腫（multiple myeloma, myeloma multiplex）
 貧血，溶血，反復する感染，倦怠感を伴う．骨髄に発生する悪性腫瘍とされ，主に頭蓋に罹患が多い．臨床像は罹患部位と血漿タンパク生成異常を特徴とする．本疾患は種々の骨髄，特に頭蓋骨，ときには骨格骨外部に多数の広汎性病巣または異常形質細胞の小結節性蓄積を特徴とし，そのため骨に膨隆を触知する．放射線学的には，病変が特徴的な打ち抜き像である．本骨髄腫細胞は血清および尿中に異常タンパクを産生する．多発性骨髄腫の産生するタンパクは，正常血清タンパクと異なることはもちろん，ほかの骨髄腫タンパクとも異なる．最も多いタンパク代謝異常としては
 （i）Bence Jonesタンパク尿の発生，
 （ii）血清中のγグロブリンの異常な増加，
 （iii）クリオグロブリンがときに形成されること，
 （iv）一種の原発性アミロイド症の形態をとることがある
 （出典）ステッドマン医学大辞典（第6版）

| 2 | ヘルパーT細胞（Th）
helper T cell | B細胞の分化を助ける
T細胞の活性化を助ける | CD4分子陽性
Th cells=CD4⁺T細胞 |

| 1 | 細胞傷害性T細胞（Tc）
cytotoxic T cell | 異常自己細胞や移植細胞
キラー分子で傷害する | CD8分子陽性
Tc cells=CD8⁺T細胞 |

CD (cluster of differentiation)
CD4とCD8もTCR (T cell receptor) やIg (immunoglobulin) と同じ
immunoglobulin gene superfamily の仲間

図3-6　T細胞の種類

細胞はCD4分子陽性、傷害性（キラー）T細胞はCD8分子陽性を持っています。つまり、ヘルパーT細胞にはTh cells=CD4⁺ T cell、傷害性T（キラー）細胞には、Tc=CD8⁺ T細胞という特徴があるのです。また、ThとTcは2：1の割合で存在します。

CDは、cluster of differentiation の略です。いろいろなものへ分化していく中にクラスターがあり、クラスターごとに特別なタンパク質を作って発現しています。これらはCD1、2、3、4、5、6、7……というように番号をつけられました。

これで専門家は見やすくなったのですが、番号がどんどん増えて、とうとうCD350にまでなりました。そのくらいたくさん、独特のタンパク質を膜上に発現して、リンパ球は仕事をしています。

驚いたことに、CD4・CD8も、TCR（T cell receptor）・Ig（immunoglobulin）と同じimmunoglobulin gene superfamily の仲間なのです。immunoglobulin gene superfamily は、ドメイン構造で、アミノ酸110くらいの繰り返し構造です。抗体の場合は、たくさんの合体の繰り返しになりますが、CD4・CD8はTCRと同じようにドメイン構造4個くらいのタンパク質からできています。ですから、リンパ球の免疫に使っている分子は皆、接着分子です。

Th細胞は、マクロファージから抗原の提示を受けたとき、MHCに橋渡しするTCRの接着以外に、CD4の接着があって初めて反応が働きます（図3-7左）。MHCには2種類あり、CD4が接着するMHCは、ClassⅡで活性化します。これは、相手がマクロファージの場合です。相手がB細胞になったときは（B細胞も膜上にMHC ClassⅡを出している）、直接ヘルパー活性を出します。また、マクロファージから抗原（Ag）をもらうときも、CD4が使われます。

Tc細胞の場合は、働く相手はマクロファージ、異常自己細胞です。細胞膜上のMHCはClassⅠとTCRとで認識し、細胞間に架橋をかけます（図3-7右）。この2つの分子がCD8、MHC ClassⅠです。これらはマクロファージから抗原をもらったり、異常自己細胞をもう1分子で傷害する刺激に使われます。CD8分子はMHCのClassⅠとこういう形で免疫反応を起こしています。immunoglobulin gene superfamily の仲間で、今まで出てきたのはTCR、B細胞のIg、MHC、CD4、CD8です。

もう1つ大事なのが、CD3です。TCR認識が始まると、シグナルを核の中に情報として伝えるのですが、この刺激を伝えるのが、TCRを囲むような形で存在しているCD3です。

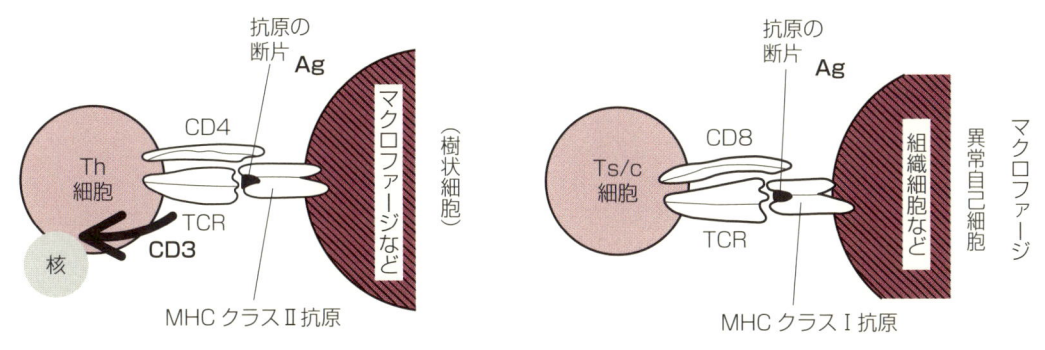

CD4分子はMHC classIIと接着する → ヘルパー活性を出す
CD8分子はMHC ClassIと接着する → 傷害作用を出す

図3-7　ヘルパー（Th）T細胞とサプレッサー（Ts/c）T細胞の抗原認識

4. TCR（T cell receptor）の構造

　TCRは、ドメイン構造が2つのα鎖とβ鎖という形がほとんどで、$CD4^+$ または $CD8^+$ の細胞です。ヘルパーT細胞でも傷害性T細胞でも、このようにドメイン構造2つのα鎖とβ鎖を膜上に持ち、これを別名αβT cellといいます。

　Tリンパ球の90%はαβT cellですが、10%ほどγδT cellもあります。T細胞には胸腺外分化する古いタイプのT細胞があると述べましたが、このγδが古いタイプのT細胞です。新しい進化したT細胞はαβT cellがすべてであり、古い中にはαβT cellの一部とγδT cellが入る形で、T細胞があります。TCRがα鎖とβ鎖で作るアミノ酸配列の違いにより、MHCと抗原を認識するのです。これらはみな立体構造をしているので、ファンデルワールスの力で吸着しますが、これは単なる物理的な力です。

　多くの酵素反応というのは、温度依存性です。化学反応が起こるには温度が必要なので、身体の中で37度という体温があったときに、私たちは生き延びることができるのです。36度や35度以下になると酵素が働けなくなるので、顔色が悪くなりやつれ、低体温になって病気になります。

　ところが、αβTCRで作る立体構造は、単なる物理的な接着の面積が広いから引き合うという形で起こるので、この免疫反応には温度依存性がありません。抗原と抗体反応、あるいはTCRとMHCプラス抗原の反応は、物理的な接近のみで起こる反応なので、温度非依存性です。そこで、私たちの研究室では細胞に抗体をかけるときはいつも氷の中で行います。すると余計な酵素反応が起こりません。抗原抗体反応、TCRとMHCプラス抗原の反応は、0度、4度、15度でも温度に関係なく起こります。

　しかし、多くの免疫系ではむしろ、38度、39度の温度が反応のピークです。ですから私たちが病気になったとき熱が出るのは、とにかく免疫反応を高めて早く病気を治そうとする反応なのです。つまり、病気のときに熱を下げたら治る機会が遅れてしまいます。

　ただ、人間の体温にも限界があって、40度まではなんとか消耗しながらも耐えられても、41度とか42度、43度になると、温度が高すぎます。私たちの細胞の中でエネルギーを作っているミトコンドリアが活性酸素を出してしまい、突然死が起こるのです。ですからあまり熱が高くなりすぎるときは、身体を氷で冷やしたりして熱を下げま

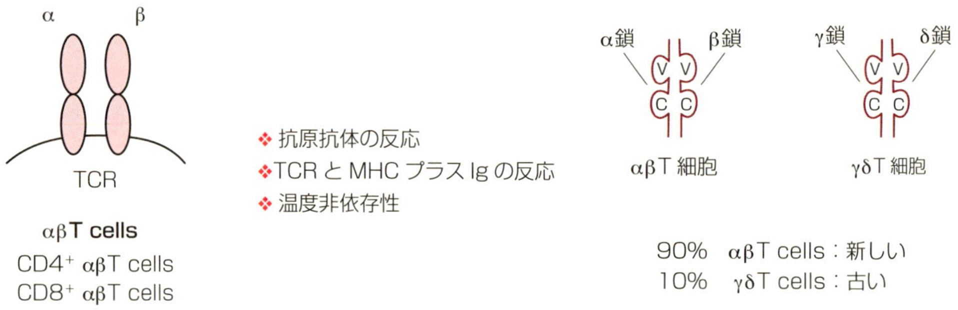

```
      α    β                                       α鎖   β鎖          γ鎖   δ鎖
                                                    V V                V V
                                                    C C                C C
      TCR                ❖ 抗原抗体の反応
     αβT cells          ❖ TCR と MHC プラス Ig の反応        αβT 細胞           γδT 細胞
   CD4⁺ αβT cells       ❖ 温度非依存性
   CD8⁺ αβT cells                                  90%   αβT cells：新しい
                                                   10%   γδT cells：古い
```

図 3-8　TCR（T cell recepter）の構造

す。お風呂に入って暖めていい限界は、だいたい45度です。50度になると、もうタンパク凝固が始まり、煮えてしまいます。

45度のお風呂は、長野県の草津温泉にあります。しかし、普通の人は入浴する前の体温とあまりに落差が大きいので、45度のお風呂には入れません。では、どうやって入るかというと、湯もみをするのです。熱いところで湯もみすると、深部体温がどんどん上がり、風邪をひいたときと同じ40度近くになります。すると落差が3、4度になるので、3分くらい入っていられます。私は、草津温泉に行って経験してきました。

5. B 細胞の種類

B細胞は、小リンパ球です。いわゆる小さい細胞で、ほとんどが核です（図3-9）。普通、働いている細胞は、細胞質の中にミトコンドリアが必要ですし、粗面小胞体もゴルジ体も必要です。いろいろな細胞の機能を持つためには細胞小器官（organelle：オルガネラ）も必要です。ところが、このリンパ球は不思議なことに、まったく核だけで、細胞質がほとんどありません。T細胞もB細胞も、普段はほとんど休止しています。100年も200年も前からリンパ節にリンパ球があるということは知られていましたが、ほとんどが

休止状態であるために、1960年までは、このリンパ球が何をしているのか分かりませんでした。そこで、「リンパ球は私たちの身体の中で何も仕事をしていない珍しい細胞だ」と、ずっと思われてきたのです。

ところが、1960年代に入って、新生仔のマウスから胸腺を摘出すると、リンパ節がほとんど生まれてこないということが分かりました。ニワトリのBursaを幼鳥のうちに摘むと抗体ができないということから、「このリンパ球はリンパ節を作ったり抗体を作ったりする免疫の細胞だ」と1960年代に本当に分かりました。ずいぶん短い歴史です。その前の免疫学というのは抗体の免疫学なのです。ですから1960年までの、ちょうどパスツールやコッホなどの時代に、血中には抗体があって、抗毒素、抵抗性を持つといっていたのは、血清学、抗体研究の時代でした。しかし1960年を境にして、これ以降、細胞免疫学、リンパ球が研究されます。

抗体の学問とリンパ球の学問との境目が1960年です。私が研究を始めたのは1974年ですが、1960年から14年たって、日本もT細胞、B細胞とにぎやかに聞こえ始めたころです。小リンパ球は、いつも休んでいるばかりではなく、T細胞でもB細胞でも抗原の刺激があると分裂し始めます。いわゆるクローンの拡大が始まるので

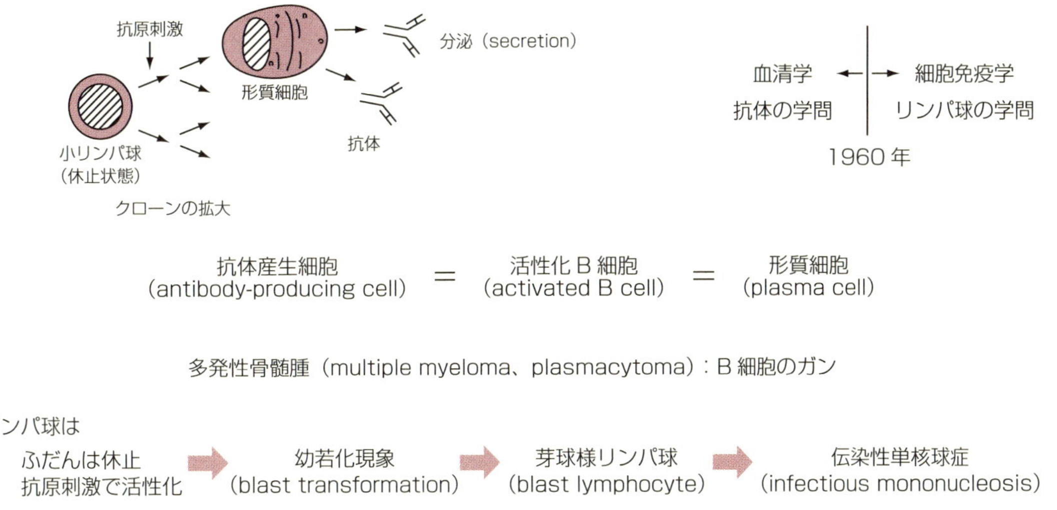

```
        抗原刺激                  分泌 (secretion)
                                                      血清学   ←→  細胞免疫学
           ↓   →    形質細胞                           抗体の学問      リンパ球の学問
          ○ →→→  ◎   →                                         1960年
        小リンパ球            抗体
        (休止状態)
         クローンの拡大
```

抗体産生細胞　　　　＝　　活性化B細胞　　＝　　形質細胞
(antibody-producing cell)　　(activated B cell)　　(plasma cell)

多発性骨髄腫（multiple myeloma、plasmacytoma）：B細胞のガン

リンパ球は
ふだんは休止　　➡　　幼若化現象　　　　➡　　芽球様リンパ球　　　➡　　伝染性単核球症
抗原刺激で活性化　　　(blast transformation)　　(blast lymphocyte)　　(infectious mononucleosis)

図3-9　B細胞

す。分裂すると、小型から中型、大型のリンパ球に変わります。活性化したリンパ球には粗面小胞体やミトコンドリアがたくさんあり、ゴルジ体もあります。

　B細胞の場合は、活性化リンパ球になると粗面小胞体でタンパク合成が起こり、抗体を外に分泌するという形になります。

　休んでいるものも抗体を出すものも、B細胞には変わりはありませんが、特別に抗体産生するようになった細胞を、形質細胞（plasma cell）といいます。抗体産生細胞（antibody-producing cell）、あるいは活性化B細胞（activated B cell）ともいいます。なぜ形質細胞というのでしょう。抗体を産生する細胞はリンパ球だと分かる前から、リンパ節や肝臓に細胞質の広い細胞があって、これが抗体を作っているのではないかと、組織学で研究していたからです。こういう研究が詳しく分かる前に形質細胞という名前で調べていたのです。骨髄の中でB細胞がガン化するのが多発性骨髄腫ですが、多発性骨髄腫は形質細胞腫（multiple myeloma、plasmacytoma）ともいわれます。

　このように、B細胞は普段は休止状態であり、抗原と遭遇して、つまり抗原刺激で活性化します。私たちの身体の中にあって、普段休んでいて必要なときだけ分裂して増える細胞は、リンパ球しかありません。抗原刺激で活性化するのは、一気に分裂した幼若細胞が分裂を始めるということなので、ブラスト（blast）です。正常なリンパ節を採取すると、98％くらいのリンパ球は休止状態です。

　血液中が全部芽球のリンパ球になるのが、伝染性単核球症[2)]です。これはEBウイルス（Epstein-Barr virus）によるもので、年を取るとみんな感染するので、私たちの身体にも住み着いています。このウイルスに感染した初期は、血中では全部、幼若化現象が起こっています。ですから100％近くブラストになり、伝染します。男女が仲良くなってキスしたりするとうつります。kissing diseaseといわれるくらいです。急に熱を出して風邪と区別できないけれど、調べたら実は血液中で芽球化現象を起こしていたという

第3章　免疫担当細胞

① 分化

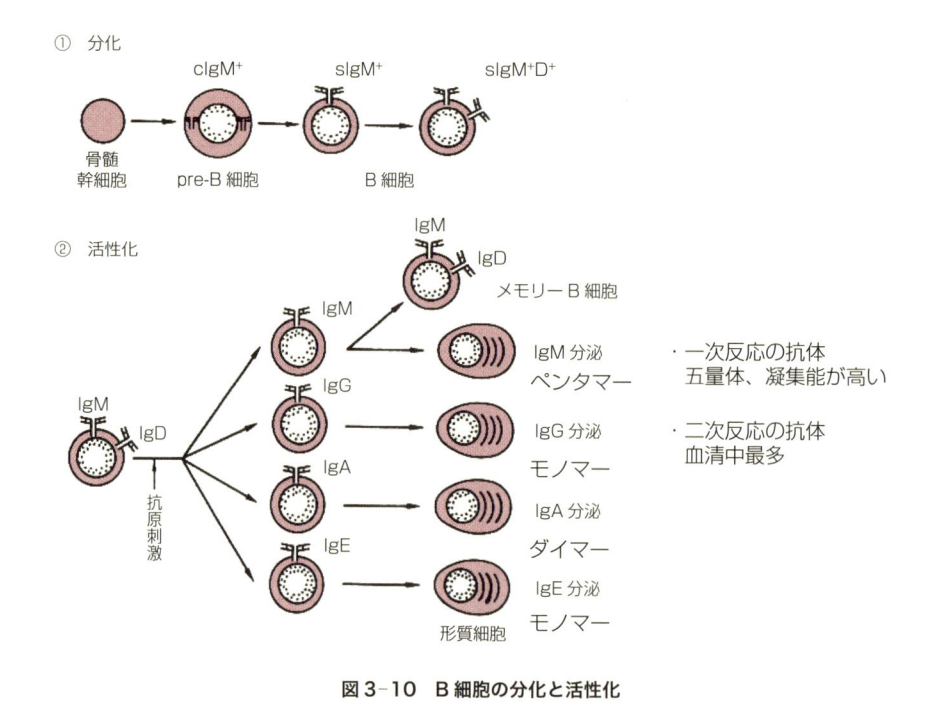

骨髄幹細胞 → pre-B細胞(cIgM⁺) → B細胞(sIgM⁺) → (sIgM⁺D⁺)

② 活性化

抗原刺激により、IgM/IgD B細胞から：
- IgM → メモリーB細胞、IgM分泌 ペンタマー
- IgG → IgG分泌 モノマー
- IgA → IgA分泌 ダイマー
- IgE → 形質細胞、IgE分泌 モノマー

・一次反応の抗体 五量体、凝集能が高い
・二次反応の抗体 血清中最多

図3-10 B細胞の分化と活性化

ことがあります。私は30歳のときアメリカに留学しましたが、1カ月たったら熱が出て、とても具合が悪くなりました。そのときリンパ球を調べたら、ほとんど100％芽球化していました。同僚に「白血病にでもなったんじゃないの？」といわれたのですが、今思うと、伝染性単核球症でしたね。

6. 抗体の種類

抗体はB細胞が出します。その中にはIgM、IgG、IgA、IgEと、働きがはっきりしないIgD、というさまざまな種類があります（図3-10、11）。私たちの免疫反応で、一次感染（一次刺激）があると最初に出てくるのがIgMです。IgMは一次反応の抗体で五量体です。抗体が5つつながっており抗原を10個つけられるので、抗原の凝集能が高いです。二次刺激では、やはりIgMも多少出るのですが、IgGが出てきます。これは血清中で量が最大です。IgAは消化液あるいは分泌液の中、いわゆる腸および涙、唾液に出てきます。IgGはモノマー[3]（抗体1つなので抗原2個つける）、IgAはダイマー[4]（抗体2つなので抗原4個つける）、IgMはペンタマー（抗体5つなので抗原10個つける）です。

IgEはアレルギーとして有名です。IgEはアト

〈参考〉
2) **伝染性単核球症（infectious mononucleosis）**
ヘルペスウイルス科の一種であるEpstein-Barrウイルスによって起こる若年者の急性の熱性疾患．しばしば唾液を介して伝播する．特有の症状は発熱，咽頭痛，リンパ節と脾臓の腫脹，2週目にリンパ球増加に変化する白血球減少がある．循環血液中にウイルスに感染しているのはBリンパ球であるが，多くは，単球に類似の異常大型Tリンパ球を含む．ウシ赤血球に完全に吸着され，モルモット腎臓抗原には吸収されない異種親和性抗体がある．特徴的な異常リンパ球の集団は，リンパ節や脾臓だけでなく，髄膜，脳，心筋など，そのほかのさまざまな場所にも存在する．
（出典）ステッドマン医学大辞典（第6版）

IgM（五量体）　　　　　　　　　IgG　　　　　　　　　　　IgA

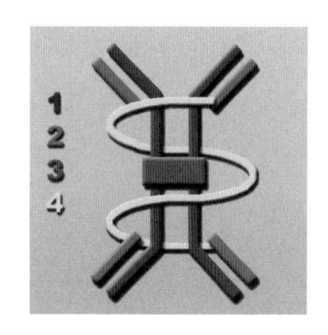

図3-11　免疫グロブリンの構造
（出典）フリー百科事典『ウィキペディア（Wikipedia）』

ピー性皮膚炎や、気管支喘息、あるいは寄生虫感染で増える抗体です。血清中最多のものはIgGで、次がIgA、次がIgMです。どんな人でも皆、血清中に抗体が存在しますが、IgEだけは健康な人からはほとんど検出できません。アレルギーを持っているときだけ出てくるという特徴があります。

IgDは、血清中に痕跡程度あるのですが、B細胞分化にはとても大切です。未熟B細胞は休止B細胞よりも大型で、膜にIgMとIgDの両方を持っています。その後、刺激があるとIgMだけになったり、あるいはIgDになります。このように未熟な時期にIgDをIgMと一緒に出すというステップを経てB細胞は分化し成熟してきます。

抗体の分子量は15万から20万です。IgMは五量体なので、最大90万です。マイナスとプラスに電極をかけて血清のタンパク質を電気泳動すると、（図3-12）のような形になることが分かります。γグロブリンのところが抗体です（図3-12左）。ところが多発性骨髄腫の血清を電気泳動するとこういうパターンではありません（図3-12右）。

多発性骨髄腫の血清中γグロブリン分画にツノが出ます。つまり普通の抗体のほかに、1つのクローンがガン化しているので、特定のタンパク質γグロブリンだけを作ります。私たちのB細胞というのはいろいろな抗原と反応するたびに、アミノ酸配列が微妙に違った抗体をいろいろ作ります。ところが一部がガン化すると、その1つのクローンだけが増えるので、血清を電気泳動にかけるとツノが生えたかのように見えます。これをモノクローナル抗体、1種類のクローンといいます。

モノクローナル抗体について説明します。

〈参考〉
3）モノマー（単量体，monomer）
　いくつかの弱く会合した単位からなるタンパクにおけるタンパクサブユニット．通常，非共有結合的に連結している．

4）ダイマー（二量体，dimer）
　2個の類似分子の結合によってできる化合物あるいは原子団．最も厳密な場合は、その間原子を失うことがない（四酸化窒素 N_2O_4 は、二酸化窒素 NO_2 の二量体である）が、通常は2個の分子間の H_2O または類似の小分子の脱離（例えば二糖類のできるとき）が起こる．あるいは単純な非共有会合（2個の同一のタンパク分子のように）による．複雑になるに従って、三量体、四量体、多量体、重合体とよばれる）．
　（出典）ステッドマン医学大辞典（第6版）

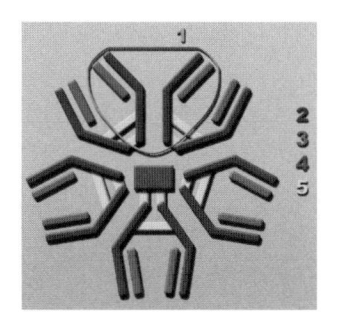

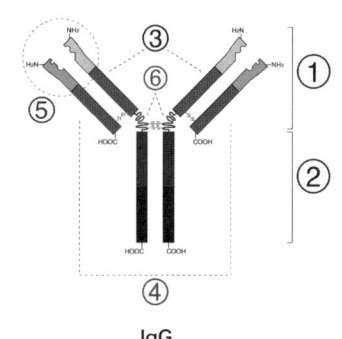

第3章　免疫担当細胞

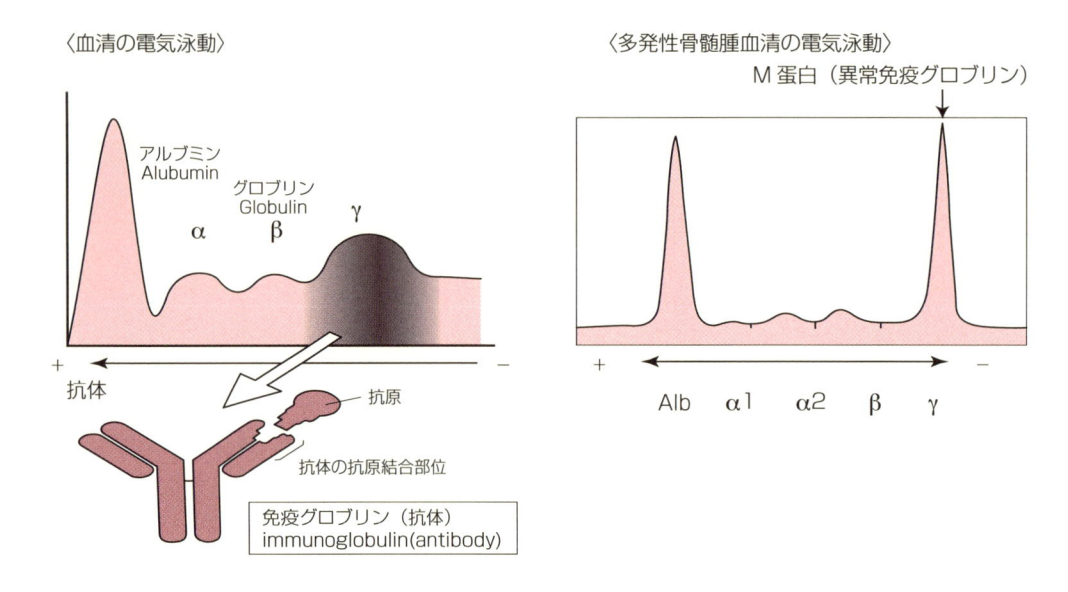

図3-12 血清の電気泳動

　1970年頃、1つのクローンだけを出す抗体を作る技術が生まれました。ガン細胞と抗体を産生するBリンパ球を混ぜて、ポリエチレングリコール（プラスチックの一種で少し熱をかけると溶ける）と一緒にすると、細胞膜が溶けて融合するというものです。すると、融合した細胞はガン細胞の核とB細胞の核と2つ融合して生き続け、特定の抗体だけを作ります。ネズミにあるタンパク質を免疫して、脾臓を摘出すると、あるタンパク質に反応した特定のクローンが拡大していきます。ここからリンパ球を取ってガン細胞と融合させると、あるタンパク質に対する抗体を作りながら、ガンなのでいつまでも生き続けます。これがモノクローナル抗体の作製法です。

　この方法ができる以前は、ウサギにあるタンパク質を免疫して、血清中に出てくるタンパク質

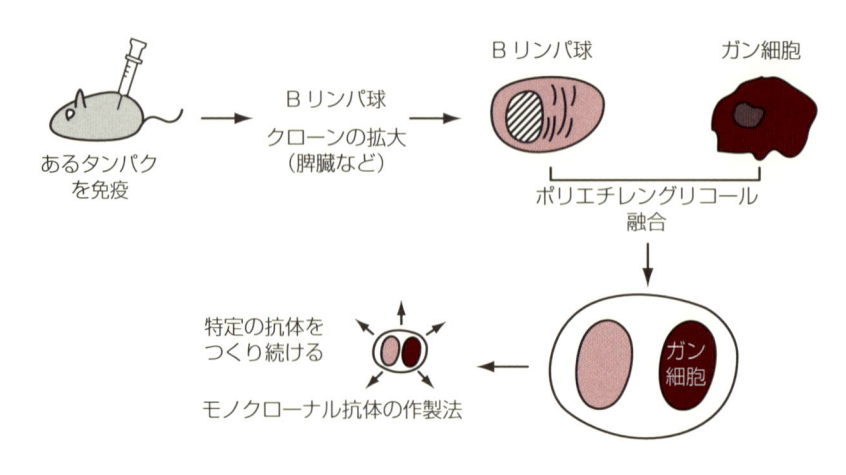

図3-13　モノクローナル抗体

（抗体）を使っていたのです。実際、破傷風の抗毒素なども、馬に弱毒化した破傷風菌を入れて抗体を作って抗血清として使います。この抗血清は馬のタンパク質なので、1回使ったものをもう1度使うと、アレルギー反応を起こしてショック死するなど、いろいろな危険性があります。また血清そのものなので、研究にも使いづらいのです。

　ところがモノクローナル抗体ができると、純粋な抗体ができます。そして今度はT細胞、B細胞、NK細胞を同定するタンパク抗体、ヘルパーT細胞やCD8などが同定でき始めました。CDがついたシリーズのタンパク質は全部モノクローナル抗体で見つけたタンパクです。

　私は1979年にアメリカのアラバマ大学に留学しました。1年間、研究しても研究してもいいことが発見できなくて、すごく落胆して「早く帰りたいな」と思っていました。その後1年たって世界で初めてヒトのNK細胞に対するモノクローナル抗体を作れたのです。それはロイコサイト（Leukocyte：白血球）7番目だったのでLeu7とよばれ、今でもコマーシャルで売られています。それで急に元気が出て、結局アメリカで5年間研究して帰ってきました。

安保徹の免疫学講義

第4章
B細胞の分化と成熟

- 第 1 章　免疫学総論　part 1
- 第 2 章　免疫学総論　part 2
- 第 3 章　免疫担当細胞

- 第 5 章　T細胞の種類　part 1
- 第 6 章　T細胞の種類　part 2
- 第 7 章　主要組織適合抗原　part 1
- 第 8 章　主要組織適合抗原　part 2
- 第 9 章　サイトカインの働きと受容体
- 第10章　自然免疫
- 第11章　膠原病　part 1
- 第12章　膠原病　part 2
- 第13章　神経・内分泌・免疫
- 第14章　免疫系（防御系）と自律神経の関係　part 1
- 第15章　免疫系（防御系）と自律神経の関係　part 2
- 第16章　移植免疫
- 第17章　免疫不全症
- 第18章　腫瘍免疫学

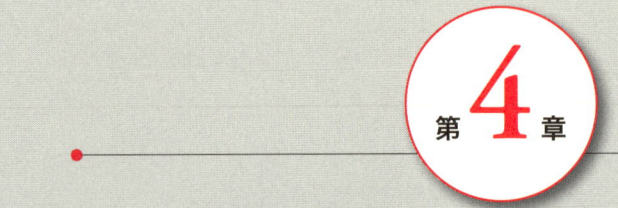

第4章 B細胞の分化と成熟

1. 分化、成熟 （differentiation、maturation）

　B細胞を作るのは骨髄の幹細胞（stem cell）です。幹細胞は抗体をまだ作り始めておらず、少し大型になったpre-B細胞から抗体を作り始めます。pre-B細胞のときは、細胞質に弱いIgM（cytoplasmic Ig）の抗体を持っていて、最初にIgMを作ります。

　pre-B細胞の前段階がpro-B細胞です。preというのはprecursorの省略で、前駆細胞という意味です。proというのはprogenitorで、これも同じような意味ですが、本当の出だしといった意味です。pre-B細胞の次は未熟B細胞で細胞表面にIgMを発現しています。次は成熟（mature）B細胞でmembrane Igになって細胞膜にIgMとIgDの抗体を出します（図4-1）。

　次に抗原刺激を受けて活性化B細胞となります。sIg（surface Ig）でIgM、IgG、IgA、IgEのいずれかを出します。血清中にあるのは、IgM、IgG、IgA、IgEのいずれかで、IgDは出てきません。IgMを持ったもの、IgGを持ったもの、IgAを持ったもの、IgEを持ったものが成熟して出てきます。IgMがIgDと一緒に出ることはありますが、通常、2つ一緒に持つということはありません。

　そして最終的には、抗体産生細胞（plasma cell、antibody-producing cell）にまで進みます。これは膜ではなくて、分泌するIg、つまりIgM、IgG、IgA、IgEのいずれかになります。この段階ではsIgは陰性です。成熟B細胞は膜に抗体があって、いろいろな抗原を受け止めるの

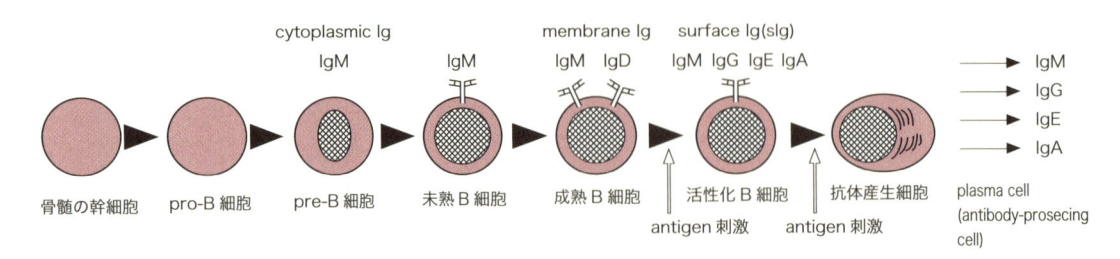

図4-1　分化と成熟

Key Point

ヘルパー T 細胞（CD4$^+$ cells）

インターロイキン（Interleukin）

IL-4：B 細胞の分裂、IgE への分化を促す
IL-5：　　　　　IgA への分化
IL-6：　　　　　IgG への分化

→ 抗原との結合親和力　↑

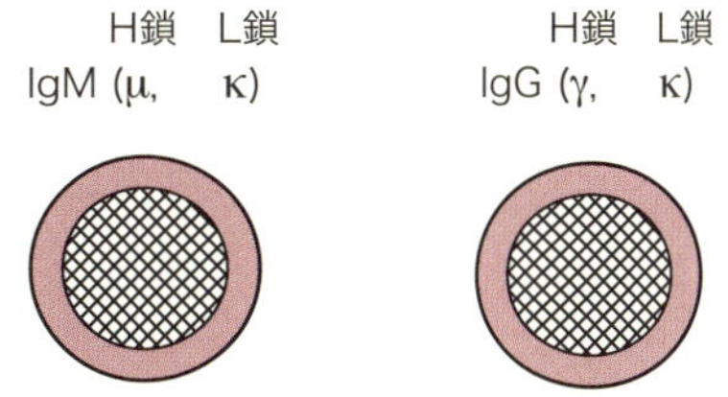

H鎖　L鎖　　　　　H鎖　L鎖
IgM (μ, κ)　　　　IgG (γ, κ)

❖ H鎖：μ, δ, γ, α, ε
　L鎖：κ, λ
❖ 1つの分子は1つの抗原対応のIgを作る

図 4-2　B 細胞の種類

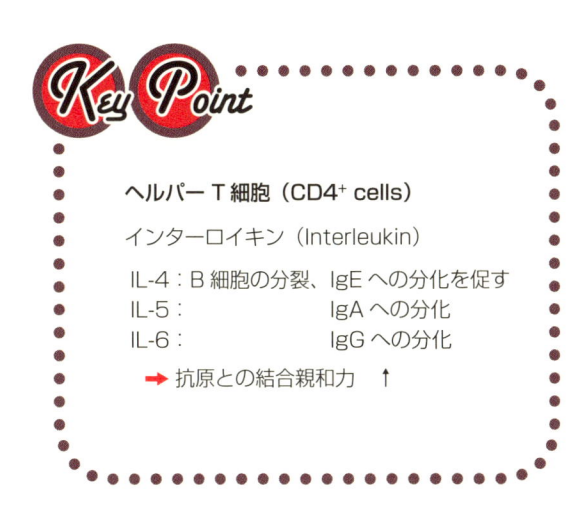

ですが、抗体産生細胞になると膜に抗体はなく、全部外に出してしまいます。抗原刺激で進むのは、この段階です。

抗原刺激が入ると、活性化 B 細胞になったり、抗体産生細胞になったり、一部はメモリー B 細胞になって残ります。いったん、拡大したクローンがたくさん体中を流れていれば、次に同じ抗原が来たときは、すぐに抗体産生細胞になる B 細胞が多いので、「2 度がかりなし」という現象が生まれます。しかし、10 年、20 年と経って刺激がだんだん薄れてくると、やはり、クローンは縮小していくので、免疫は次第に薄れていきます。よって子供のころワクチンで免疫したり、何かの病気にかかったといっても、やはり、50 代、60 代と年齢が進むと、そのころの免疫はほとんど残っていません。B 細胞のこのような分化にかかわるのがヘルパー T 細胞、あるいは CD4$^+$T 細胞です。これらの T 細胞の助けがないと B 細胞は分化ができません。

ヘルパー T 細胞が B 細胞を分化させるのに、IL-4、IL-5、IL-6 が必要です。IL はインターロイキン（interleukin）の省略で、インターというのは間という意味です。ロイキンは白血球（leukocyte：ロイコサイト）の間を取り持つ高分子タンパクという意味です。インターロイキンは、当初 B 細胞分化因子などの名前をつけられていたのですが、今では数が増えたので番号をつけて呼ばれています。これらはいずれも、B 細胞の分化・分裂を促します。しかし、それだけではなく IL-4 は IgE へ、IL-5 は IgA への、IL-6 は IgG への分化をそれぞれ促します。B 細胞の分化は IgM までは進むわけですが、このように IgM がなくなって IgA になる、IgG になる、IgE になる（それぞれを産生する B 細胞になる）というときにインターロイキンが使われています。IgM は 5 分子がつながっていて凝集させる力は強いのですが、結合力はそんなに強くありません。IgM から次の IgG や IgA、IgE にスイッチしたときに、抗原との結合親和力が上昇する現象が知られています。

例えば、はしかのウイルスのある構造に対して反応する B 細胞の膜に IgM があるとします。IgM は、H 鎖（heavy chain）が μ、L 鎖（light chain）が κ、これらが 1 組になって、1 つの分子、1 つの抗原対応の Ig を作ります（図 4-2 左）。少し分化して IgG になり、H 鎖の γ と L 鎖の κ が作られます（図 4-2 右）。H 鎖は μ、δ、γ、α、ε の 5 種類あります。μ は IgM になる H 鎖、δ は IgD、γ は IgG、α は IgA、ε は IgE になる H 鎖です。L 鎖は κ と λ の 2 種類だけです。

①多発性骨髄腫患者の血清の場合　　　　　②正常血清の場合

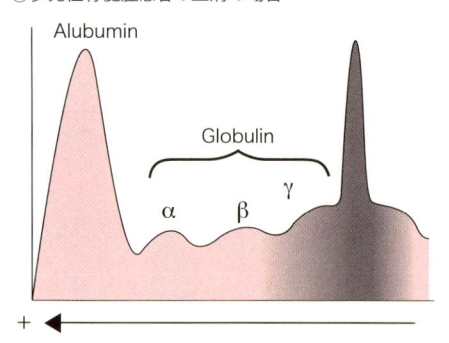

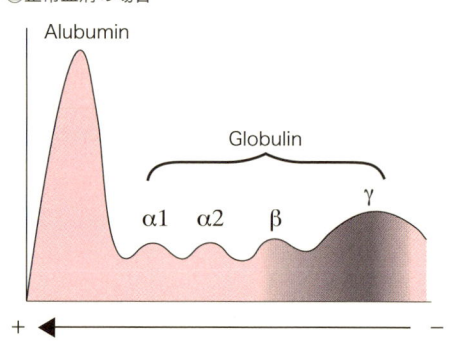

図4-3　血清の電気泳動

①多発性骨髄腫

例えば、多発性骨髄腫の場合は、plasma細胞のレベルでガン化した病気です。ですから、plasma cell が、heavy chain がγと light chain がλのIgGという特定のものと反応する抗体だけを多量に出します。ですから、電気泳動でアルブミン、αグロブリン、γグロブリンがあったときに、γグロブリンから1ピークだけ不思議なカーブが出ます（図4-3①）。正常な人はたいてい、いろいろなタイプのクローンの混ぜ合わせなのでなだらかなカーブになります（図4-3②）。

②B細胞型の悪性リンパ腫（malignant lymphoma）

B細胞のレベルでガン化するもう1つは、悪性リンパ腫（malignant lymphoma）[1]です。悪性リンパ腫はB細胞のガンなので、多発性骨髄腫のように、抗体がγグロブリン分画にピークを作るということはありません。何が起こるかというと、例えばγとκに対する抗体がリンパ球膜上に 10^6 くらい出てきます（図4-4）。だいたいこういう形で1つのパターンを持ったB細胞がガン化します。または、pre-B細胞や pro-B細胞

参考　ギリシャ文字

大文字と小文字	慣用	ラテン文字	大文字と小文字	慣用	ラテン文字	大文字と小文字	慣用	ラテン文字
Α α	アルファ	a	Κ κ	カッパ	k	Ρ ρ	ロー	r,rh
Β β	ベータ	b	Λ λ	ラムダ	l	Σ σ ς	シグマ	s
Γ γ	ガンマ	g	Μ μ	ミュー	m			
Δ δ	デルタ	d	Ν ν	ニュー	n	Τ τ	タウ	d
Ε ε	イプシロン	e	Ξ ξ	クシー クサイ グサイ	ks,x	Υ υ	ウプシロン	e
Ϝ ϝ	ディガンマ					Φ φ	ファイ	ph
Ϛ ϛ	スティグマ					Χ χ	カイ	kh,ch
Ζ ζ	ゼータ	z	Ο ο	オミクロン	o	Ψ ψ	プサイ	ps
Η η	イータ	ē	Π π	パイ	p	Ω ω	オメガ	ō
Ḃ β̇	ヘータ		Ϻ ϻ	サン				
Θ θ	シータ	th	Ϸ ϸ	ショー				
Ι ι	イオタ	i	Ϙ ϙ (Ϟϟ)	コッパ				

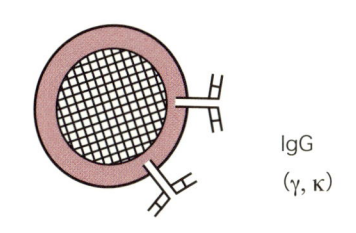

図4-4　IgGκ鎖のB細胞腫瘍

などのガンも、数は少ないけれどあります。それがリンパ球血症（lymphemia）[2]ですが、これはとても数が少ないです。やはり1番多く日常的に見られるのは、多発性骨髄腫、あるいは悪性リンパ腫です。これらがリンパ球、特にB系統の腫瘍化[3]の姿です。

1つの抗原に対する抗体を作るような手法が、私がアメリカに留学した1979年の4、5年前に開発されました。普通それまでは、抗体をつくるには、例えば、ジフテリアの菌を羊、馬に打ってその血清を採っていたのですが、やはり血清中というのはいろいろなクローンの出す抗体が混じっているので、純粋な形の抗体は採れなかったのです。しかし、1970年代に入って純粋な単一の抗体を作れるようになりました。

ある抗体を作りたいとき、例えば、卵の白身のタンパクである卵白アルブミンをマウスに打ちます。すると、卵白アルブミンに反応する抗体がたくさんできてくるので、そこから脾臓（spleen）を摘るのです。脾臓の中にあるリンパ球の50％はB細胞で、卵白アルブミンに反応する抗体を作るクローンが増えています。ですから、脾臓からリンパ球をたくさんとってくると、リンパ球の500個に1個とか200個に1個とかは、卵白アルブミンに反応する抗体を作ったクローンが出てきます。しかし、ほかのものも、まだたくさん混じっています。次に、形質細胞腫（plasmacytoma）を使います。形質細胞腫は、悪性度が高くなると抗体を作らなくなって、ガン細胞として自発的に増えていくのです。そういう抗体を作らないようなガン細胞を用意しておいて、これと卵白アルブミンを打ったマウスから摘り出した脾臓のリンパ球とを、ポリエチレングリコール[4]で融合させます。

〈参考〉
1）　malignant lymphoma
　悪性リンパ腫（リンパ・網内系組織の悪性新生物を表す一般用語．腫瘍は境界明瞭な固形腫瘍として存在し，未熟な細胞やリンパ球，形質細胞，細網細胞などと似た細胞より構成される．リンパ腫の発生する部位は，リンパ節，脾臓，その他リンパ様・網内系細胞の存在する部位である．全身に播種したとき，特にリンパ型のリンパ腫では，末梢血液中に現れ白血病型となる．リンパ腫は細胞の型，分化の程度，結節型かびまん型かなどによって分類される．Hodgkin病，Burkittリンパ腫は特殊型である）．
　　（出典）ステッドマン医学大辞典（第6版）
2）　lymphemia
　リンパ球血症，リンパ性白血病（異常に多数のリンパ球またはその前駆細胞，あるいはその両者が循環血液中に存在すること）．
　　（出典）ステッドマン医学大辞典（第6版）
3）　B細胞の腫瘍化
　B細胞腫瘍（B-cell Neoplasms）は以下の3疾患に分かれる．
　（ⅰ）前駆B細胞腫瘍（Precursor B-cell Neoplasms）
　（ⅱ）成熟B細胞腫瘍（Mature B-cell Neoplasms）
　（ⅲ）悪性化の可能性を持つB細胞増殖（B-cell proliferations of uncertain malignant potential）．
　前駆B細胞腫瘍は，リンパ芽球性白血病とリンパ芽球型リンパ腫が含まれるが，共にB細胞系にコミットした未熟なリンパ芽球の腫瘍である．前者の腫瘍細胞は末梢血や骨髄に出現することが多く，後者はリンパ節もしくはリンパ節外に腫瘤を形成することが多い．腫瘤性病変があり，骨髄での腫瘍細胞の浸潤が25％以下の場合はリンパ腫の名称が使用されることが多い．
　成熟B細胞腫瘍は①慢性リンパ性白血病／小リンパ球性リンパ腫②B細胞前リンパ球性白血病③リンパ形質細胞リンパ腫／マクログロブリン血症④脾辺縁帯リンパ腫⑤ヘアリー細胞白血病⑥形質細胞腫瘍⑦節外性粘膜関連リンパ組織型辺縁帯B細胞リンパ腫⑧節性辺縁帯B細胞リンパ腫⑨ろ胞性リンパ腫⑩マントル細胞リンパ腫⑪慢性B大細胞型リンパ腫⑫縦隔（胸腺）発生B細胞リンパ腫⑬血管内大B細胞リンパ腫⑭原発性胸水リンパ腫⑮バーキットリンパ腫⑯リンパ腫様顆粒細胞腫などである．
　　（出典）Jaffe E.S. et al; WHO Classification of Tumours. 2001，森茂郎 監修：新WHO分類による白血病・リンパ系腫瘍の病態学．2004年

卵白アルブミン
脾臓取る

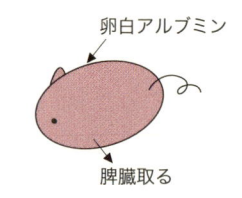

脾臓（spleen）の50％　B cells
卵白アルブミンに反応する抗体を作るクローン↑

モノクローナル抗体

←モノクローナル抗体をつくるもの
形質細胞腫
ポリエチレングリコール

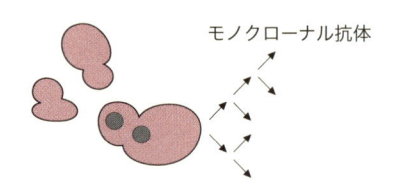

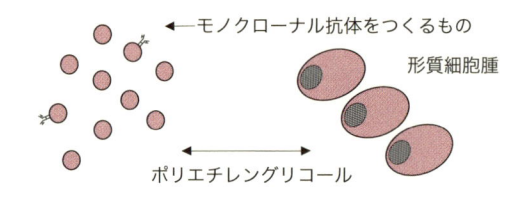

図4-5　モノクローナル抗体の作り方

　ポリエチレングリコールはプラスチックの原料になるものです。それを薄めてとろとろにすると、粘着性を持ちます。この粘着性を使って細胞を融合させるのです。そうすると、リンパ球と形質細胞腫との融合細胞ができます。もちろん、リンパ球とリンパ球との融合細胞もできますし、形質細胞腫と形質細胞腫の融合細胞もできます。あるいはいろいろなステージの細胞が3つ、4つ融合した塊もできます。その中から、卵白アルブミンに対する抗体を作るリンパ球と、形質細胞腫が融合した細胞を見つけるのです。これはガンの性質を持ち（自発的増殖）、かつ抗体も作る細胞ができます。こうやってできる抗体を上清に集めて使うのがモノクローナル抗体です。

　集めるときは、96穴マイクロプレートの1穴に1個融合細胞を撒いて培養します（図4-6）。この中には、抗体を作る細胞があったり、作らない細胞もあったりするので、上清を取って卵白アルブミンと反応するのを見つけるのです。そうすると96穴あたり1個か2個程度見つかってくるのです。

　こうして、私たちの身体を構成するタンパクやリンパ球の膜状にあるタンパクに対して、次々モノクローナル抗体を作っていったのが、1970年代後半です。最初にリンパ球の抗体ができたのが、CD3やCD4、CD8などです。最初は、卵白アルブミンや羊の赤血球などから始まって、次々とリンパ球の膜状にあるタンパク質を、抗体を作って同定していったのです。こういう仕組みも、B細胞の分化がわかったから解明できたのです。

〈参考〉
4)　ポリエチレングリコール（polyethylene glycols：PEGs，PEG）
　　ポリエチレングリコール類（エチレンオキシドと水の縮合重合体．PEG300は粘性の液体．PEG600はろう状の固体である．PEGsは水に可溶であり，軟膏基剤に用いる）．
　　1985年にはオーストリアでワインの甘さを増す目的でジエチレングリコールをワイン業者が混入させてドイツなどに出荷．日本などにも輸入され毒入りワイン事件として騒動となった．これがきっかけとなりオーストリアではワインの混入物に対し，厳しく対処するようになった．

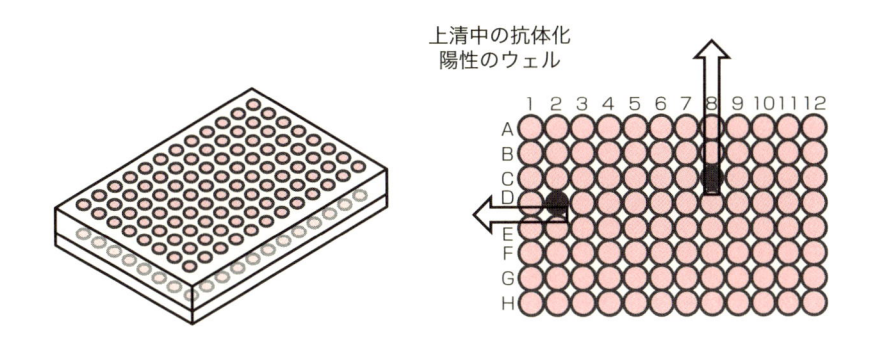

図4-6 96ウェルマイクロプレート

2. B細胞の抗原認識受容体（Ig）の遺伝子

　1つのタンパク質を作るには、1つの遺伝子が必要です。アルブミンを作る遺伝子はアルブミンを、インシュリンを作る遺伝子はインシュリンを作ります。タンパク質対遺伝子は1：1で対応しています。ところがB細胞の場合は、Igがあっても、そのアミノ酸配列が違って立体構造が変わることにより、鍵と鍵穴の関係でいろいろなものをつけるので、みんな遺伝子が違わなければいけません。全体の形を作るアミノ酸配列は似ているけれど、抗原をつける場所だけアミノ酸配列が違うという不思議な現象があります。その謎を解いたのが利根川進です。胎児、あるいは幹細胞などの遺伝子はまだ抗体を作ることはできませんが、抗体を作る遺伝子はもちろん持っています。まだ発現せず、働いていないだけなのです。このときIg遺伝子は、とても独特な長い遺伝子の鎖になってつながっています。例えば、heavy chain ならV領域・D領域・J領域、C領域ならCμ・Cδ・Cγ、これらの遺伝子のさまざまな情報がいっぱい入ってつながっています。ところが、成熟していく過程で、遺伝子の再構成（gene rearrangement）が起こるのです。pro、pre、普通のB、あるいはplasma細胞の細胞質とか膜とか、あるいは分泌するIgになるときは遺伝子再構成でVH1からμ、δ、γなどを選び出すのです。例えば、たくさんあるうちから、VHの2を使う、DHの3を使うなど、これらの一部を切り出して再構成していきます。そしてμ、δ、γからμを使い、使わない遺伝子はループにされて、まとめて捨てられるのです。この一部だけを取ってきて、（図4-7）の場合、heavy chainはVH2に、間をつなぐD領域はDH3に、またC領域はμになっているという形です。

　同じように、κ、λのL鎖でも同じようなことが起こります。このようにH鎖とL鎖を完成させたり、つなぎ合わせたりするのはゴルジ体です。タンパク質合成するのはリボゾームです。遺伝子を再構成させて、その構成された遺伝子を使ってリボゾームがタンパクを作り、それをゴルジ体がつなぎ合わせることによって、タンパク質が完成します。これは1つのクローンですが、クローンごとに成熟していく過程で遺伝子の再編成が起こっていきます。1つのクローンはVH8を使う、別のクローンはVH7を使うなど、さらにこれが100種類、これが5種類、これが3種類、μ、δが5種類と、みんな掛け算でつながり、κとλの違いでまた（種類／クローンが）増える

第4章　B細胞の分化と成熟　　*51*

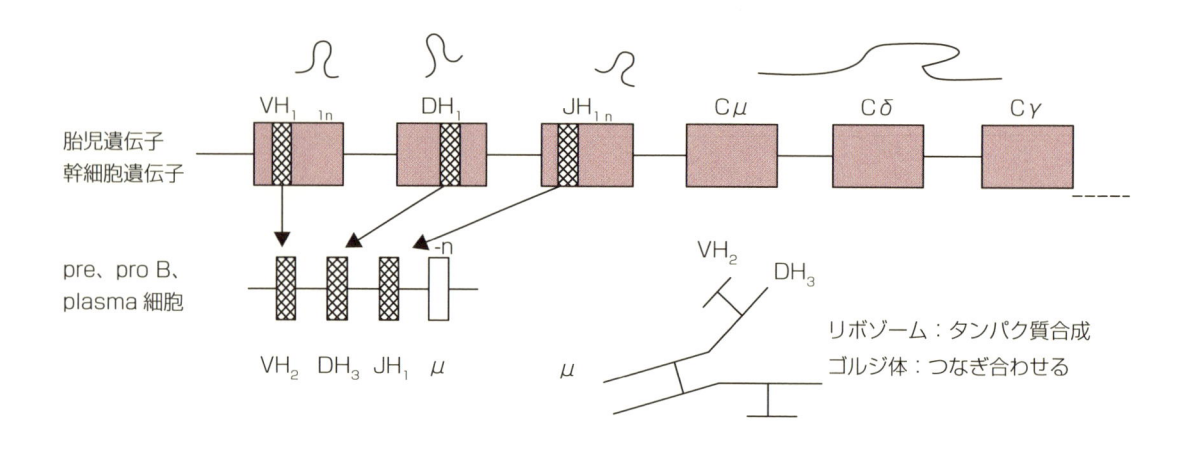

図4-7 遺伝子再構成（gene rearrangemment）

というふうに、クローンが10^9という数になっていきます。

　ヒトのIg遺伝子の染色体は、H鎖は14番染色体にあり、κ鎖は2番目にあり、λ鎖は22番目にあります。1つの遺伝子を作るのにこんなに違った染色体に遺伝子があって、それを寄せ集めて1つの分子ができるのです。ですから人間や哺乳動物の免疫系は、とても多くの祖先遺伝子が多様化したり、あちこちに組み換えられたりして、できあがっているのです。そして、その祖先遺伝子とは結局、immunoglobulin gene superfamily（祖先遺伝子）なのです。immunoglobulin gene superfamilyは接着因子です。アミノ酸100個くらいの塊の遺伝子が繰り返し多様化を起こし、抗体を作るようになったり、T細胞レセプターを作るようになったり、MHCを作るようになったのです。こうして考えてみると、接着分子と接着分子の間に異物が入ったり、外から異物が入ってきて接着分子についたときに、それを凝集させたり、あるいはキラー分子を出してやっつけること

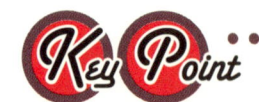

Key Point

別のクローンでは、 VH、DH、JHの遺伝子の別部位が使われる
100（種類）×5（種類）×3（種類）×5（種類）×…＞10^9（種類）

Ig遺伝子の染色体

ヒト	H鎖	14番染色体
	κ	2
	λ	22

immunoglobulin gene superfamily 祖先遺伝子は接着因子

Key Point

- RAG-1
  RAG-2
  　Ig 遺伝子と TCR 遺伝子を再構成する酵素 (enzyme)
  　rearrangement activating gene

- RAG-1 欠損
  or
  RAG-2 欠損
  　→B 細胞も T 細胞もできてこない ≒ 重症複合免疫不全症

- クローンができる
  獲得免疫ができる
  　→Ig 遺伝子、TCR 遺伝子の再構成によって出現した

が、私たちの免疫なのです。

遺伝子を再構成する gene rearrangement は RAG-1、RAG-2 という 2 つの酵素で行っています。RAG-1、RAG-2 は、Ig 遺伝子と TCR 遺伝子を再構成する酵素（enzyme）です。RAG とは、rearrangement activating gene の頭文字です。RAG-1 欠損または RAG-2 欠損すると、B 細胞も T 細胞もできてこない重症複合免疫不全症が起こります。こういう遺伝子に依存して、T 細胞や B 細胞の分化が起こっているのです。ノックアウト法という遺伝子を欠損させる手法が開発されたのですが、RAG-1 欠損させても、RAG-2 を欠損させても、T 細胞・B 細胞ができてきません。マウスでもヒトでも遺伝子が欠損して、T 細胞も B 細胞も、いわゆる進化したリンパ球がまったく出てこないということがあります。これが重症複合免疫不全症で、感染症に弱く、かかって小さい赤ちゃんのうちに死んでしまいます。これとよく似た状態が、RAG-1、または RAG-2 のどちらかの欠損によって起こってくるのです。ですから、普通の遺伝子は、胎児期も成熟してからも、1 つの遺伝子が 1 つのタンパクを作るのですが、リンパ球の抗体と T 細胞のレセプターだけは胎生期、幹細胞の全部揃った遺伝子から選び出して、つなぎ合わせて作り出すのです。これは、リンパ球だけでしか起こらない現象なのです。ある意味では、クローンができる、あるいは獲得免疫ができるという現象は、すべて Ig 遺伝子や TCR 遺伝子の再構成によって出現したといえるのです。

3. 抗体の働き

①抗原の凝集

B 細胞は抗体を作るので、最終的に抗体の働きが B 細胞の機能なのです。B 細胞の働きの 1 つは外来抗原の無害化です。ところが実際は、自己抗体も作られるので、抗体の働きは外来抗原の無害化だけではありません。多くの人は自己抗体は自己免疫疾患でも出てくるので、病気になるための世界だと思っています。しかし、自己抗体は［人間-生命体］の間違いのために起こるわけではありません。やはり、身体に生じた異常自己を速やかに排除するという機能があるのです。外来抗原向け抗体を作る B 細胞と自己抗体を産生する B 細胞は区別できるので、B-1 細胞、B-2 細胞と呼ぶようになりました。

B-1 細胞は別名を自己抗体産生 B 細胞

❖ B-1 細胞（自己抗体産生 B 細胞） autoantibody-producing B cells
　自己抗体—身体に生じた異常自己を速やかに排除
❖ B-2 細胞（普通の B 細胞） conventional B cells
　外来抗原の無害化—外来抗原向け

左図：イメージ図
右図：実際の FACS による染色の例

B-1a cells ────── B220^{low}CD5$^+$
B-1b cells ────── B220^{low}CD5$^-$
B-2 cells ─────── B220^{high}CD5$^-$

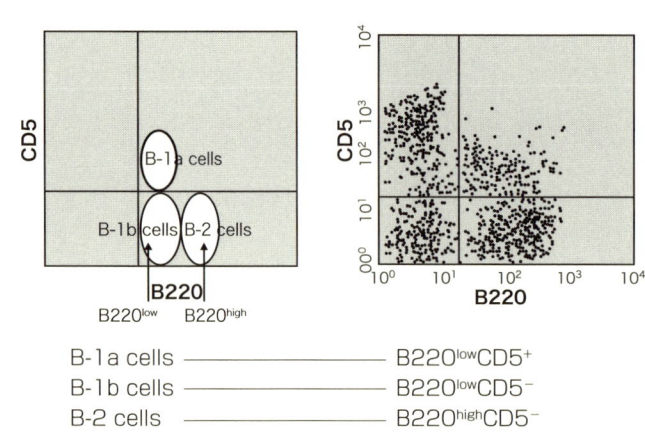

図 4-8　B-1 細胞の固定

（autoantibody-producing B cells)、B-2 細胞は、普通の B 細胞（conventional B cells）です。どうやって区別しているかというと、マウスでは B220 や CD5 というタンパク質で区別しています。CD5 は T 細胞も持っている抗原（タンパク質）なので、B-1 細胞は、T 細胞とすごく近い性質を持って発現しています。

相手が外来抗原であろうが、自分の身体の中のものであろうが、それぞれ最終的には、抗体の働きを考える必要があります。まず、抗原の凝集です。特に、IgM は五量体で凝集力が強いのです。血液型は抗体だといいましたが、例えば、O 型の血清と B 型の血球だとすぐ凝集してしまいます。O 型の血清中には抗 A 抗体と抗 B 抗体があるからです。そのようなときに、IgM は 10 カ所で抗原と反応できます。これはすごい凝集力です。IgA の場合は二量体、ダイマーなので 4 カ所で抗原と反応します（図 4-9）。

抗原と反応する部位は V 領域（variable region）といっています。

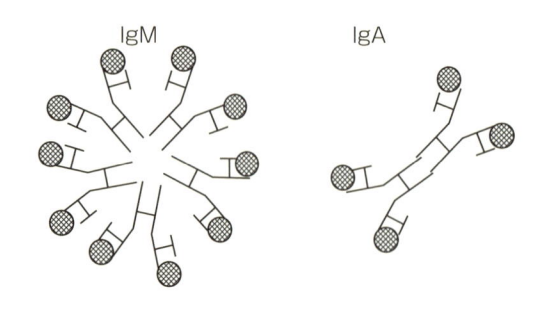

IgM はペンタマー、凝集能が高い
V 領域（variable region）　可変域
C 領域（constant region）　定常域

図 4-9　IgM と IgA の凝集力

②補体とともに膜の溶解

そのほかの働きは、抗体と補体、特に抗体の

> ## Key Point
>
> 補体（complement）
>
> Fc（fragment C）に補体結合能あり 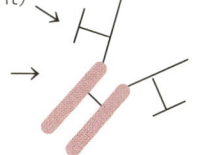
>
> C1-9
> C1 から順に活性化が始まる
> C5b6789＝membrane attack protein (complex)（MAC）→ 溶解
> ・細菌の膜
> ・他人の赤血球の膜
> ・移植片細胞の膜

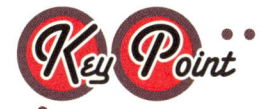

Fc（fragment C）と C 領域（constant region：定常域）に補体が結合し、細菌の膜や他人の赤血球膜、移植片細胞膜を溶解します。補体というのは complement ともいいますが、C1 から C9 まであって、C1 から順に活性化が始まります。C5b-9 複合体というタンパク質の塊ができると、これは membrane attack complex（MAC）といわれ、細菌の膜に穴を開けたり、血液型の違う赤血球に膜を開けたりして溶解現象を起こします。あるいは、移植片に穴を開けて、移植の拒絶へと進むのです。

抗体の中で IgE の場合は、mast cell、basophil 上の Fcε レセプターに IgE が結合し、そこへ抗原（ダニ抗原やスギ花粉抗原）が架橋されると chemical mediator（ヒスタミン、ロイコトリエンなど）を放出させます。これで起こるのがアレルギー反応、あるいは、アナフィラキシーショックです。最近は、アトピー性皮膚炎や気管支喘息になる子供たちが多いですが、IgE が刺激になって、アレルギー反応、あるいは、アナフィラキシーショックが起こります。例えば、ペニシリンやアスピリンといった薬物を注射したら、急に顔色が青ざめて、冷や汗をかいて倒れてしまうことがあります。血管が拡張して、血圧が下がって、血流が停止します。血管拡張、血管透過性亢進による循環障害、副交感神経反射です。交感神経が働くと血管収縮しますが、副交感神経が働くと血管は拡張します。これが血管拡張による低血圧ショックです。

③ ADCC（antibody-dependent cell-mediated cytotoxicity）

ADCC 活性によって、CTL（cytotoxic T cell：傷害性 T 細胞）と、NK 細胞（natural killer cells）は、リンパ球でガン細胞を殺せます。ADCC 状態ができると、CTL から perforin というキラー分子が放出されてガン細胞の膜が傷害され壊されます。ですから、ガン細胞はみんな免疫

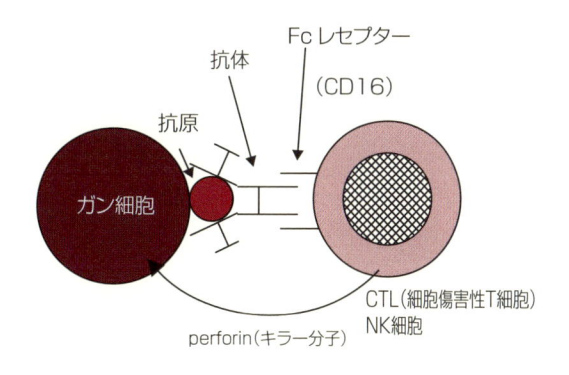

図 4-10　CTL によるガン細胞の傷害

が効かないと思っていますが、そうではありません。やはり、免疫を高めるような状況を作ってやるとNK細胞が直接殺す、あるいはCTLが直接殺す、あとは2つに抗体が加わって殺すというような3つの方策でガン細胞を攻撃します（図4-10）。実際、現在では、免疫を高めた人たちでガンが自然退縮した人が何百人規模でいます。

安保徹の免疫学講義

第5章
T細胞の種類 part 1

- 第 1 章　免疫学総論　part 1
- 第 2 章　免疫学総論　part 2
- 第 3 章　免疫担当細胞
- 第 4 章　B細胞の分化と成熟

- 第 6 章　T細胞の種類　part 2
- 第 7 章　主要組織適合抗原　part 1
- 第 8 章　主要組織適合抗原　part 2
- 第 9 章　サイトカインの働きと受容体
- 第10章　自然免疫
- 第11章　膠原病　part 1
- 第12章　膠原病　part 2
- 第13章　神経・内分泌・免疫
- 第14章　免疫系（防御系）と自律神経の関係　part 1
- 第15章　免疫系（防御系）と自律神経の関係　part 2
- 第16章　移植免疫
- 第17章　免疫不全症
- 第18章　腫瘍免疫学

第5章 T細胞の種類　part 1

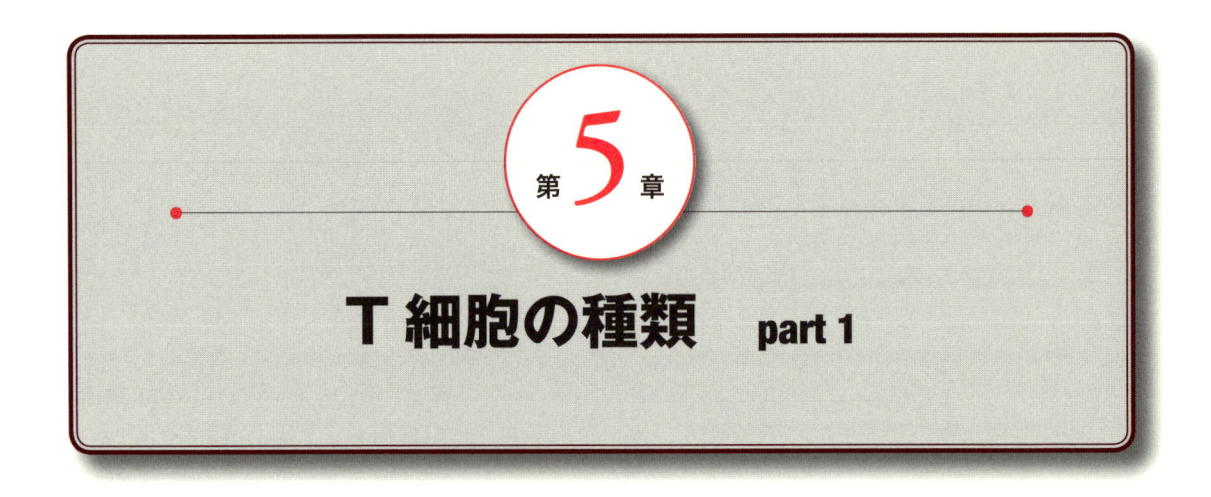

1. T細胞の抗原レセプター（TCR）

　B細胞は抗体（Ig）を使って抗原認識をしますが、T細胞の場合はTCR（T cell receptor）を使います。TCRは抗体と違って、単独で抗原を認識しているわけではありません。T細胞はMHCに入った抗原ペプチドを認識しています。構造も抗体と似た点もありますが、ずいぶん違います。α鎖とβ鎖がT細胞の膜に貫通して、αとβが作る立体構造で抗原とMHCを認識します（図5-1）。αβ T cellはかなり進化したレベルで出現するTCRですが、古いタイプのTCRにはγδ T cellがあります。この1つの単位がドメイン（アミノ酸100個くらいのタンパク質）で、それが2個つながってα鎖、2個つながってβ鎖となります。これは抗体と比べて見るとずいぶん、雰囲気が違います。抗体、例えばIgGの場合、H鎖、L鎖があって、抗体の方がずいぶん複雑になっています。L鎖の構造はTCRと似ています。

　ドメイン構造は1つの祖先遺伝子、私たちの身体の中で流れているものなら$β_2$ミクログロブリンといった単位が合体を繰り返して複雑になってできました。抗体は、単独で抗原と反応します。しかし、TCR、αβTCRは、MHCに入った抗原をまとめて認識します。γδTCRの場合は、MHCが使われているのか抗原が何なのか、未だに分かっていません。γδ T cellは結核感染やサルコイドーシス[1]で増えるので、ある細菌の糖脂質を認識しているのではないかといわれていますが、まだ分からないままです。αβTCRはMHCに入ったペプチド（ペプチドとは15-16個

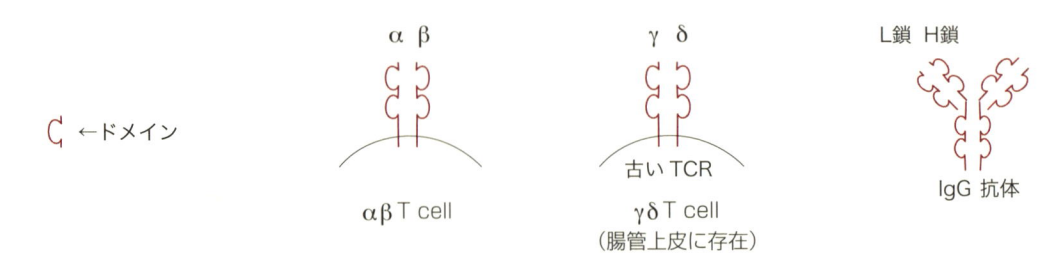

図5-1　ドメイン構造から成る免疫分子

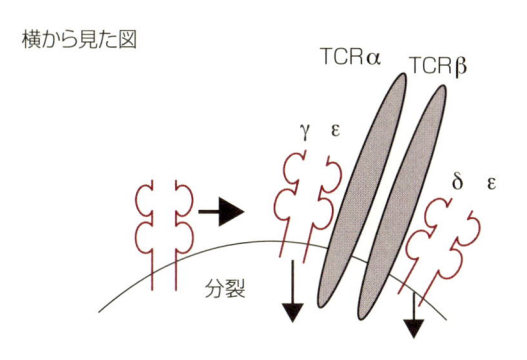

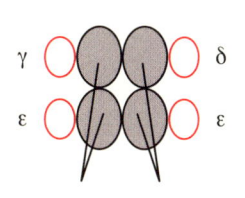

横から見た図　　TCRα TCRβ　　　　　　　上から見た図

図5-2　T細胞レセプター

小休止リンパ球→芽球様リンパ球として分裂→クローン拡大

くらいのアミノ酸のサイズ）がMHCの溝に入って認識されます。

このようにTCRが2種類あるのですが、私たちの血液中を流れているT細胞の98％くらいはαβTCR型です。αβTCRを使っているT細胞がαβT cell、γδTCR使っているT細胞がγδT cellです。γδT cellは腸管上皮に多く存在します。腸管というのはリンパ球が系統発生で生まれた場所で、そういう古い免疫臓器にはγδT cellがあるのですが、進化した免疫臓器であるリンパ節、脾臓、末梢血ではほとんどαβTCR cellのものしか見つかりません。

2. TCRのシグナルを伝える分子

CD3 complex

MHCと抗原がT細胞にくっつくと、その刺激は細胞の中に入り、T細胞を分裂させる刺激となるのですが、それを伝える分子がCD3です。CD3は、すごく複雑な分子なのでCD3 complexと呼んでいます。TCRがほとんど膜の外に出ているのに、CD3は一部膜に入り込んであとは細胞内に存在します。γε（TCRα鎖と会合）、δε（TCRβ鎖と会合）は、それぞれドメイン構造2個で、このTCRと近接した形で存在しています（図5-2）。刺激が入るとγεかδεを使って、細胞内にシグナルが入り、最終的にこのシグナルで細胞は分裂します。小休止リンパ球が芽球様リンパ球として分裂し、クローンを拡大します。

T細胞のクローンを拡大するのに必要とする日数は大体3日です。ですから、皆さんが風邪をひいても、あるいは何かのウイルスにさらされて反応する場合でも、3日くらいかけてT細胞が分裂して初めて症状が出ます。風邪をひいたとき、寒気がする、熱が出てくるなどのときは、こういう現象が起こっています。

〈参考〉
1) サルコイドーシス（sarcoidosis，類肉腫症）
原因不明の全身性肉芽腫症で，特に肺を侵し，その結果，間質性線維症を起こす．しかしまた，リンパ節，皮膚，肝臓，脾臓，眼，指骨，および耳下腺も侵す．肉芽腫は，類上皮細胞および多核巨細胞からなり，壊死はほとんどないか全くない．
（出典）ステッドマン医学大事典

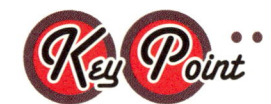

> **Key Point**
>
> | 胸腺内分化 T 細胞 | 胸腺外分化 T 細胞 |
> |---|---|
> | 胸腺で分化 | 腸管上皮 |
> | ↓ | 肝臓 |
> | 末梢：リンパ節 | 外分泌腺の周り |
> | 　　　脾臓（白脾髄） | 子宮内膜 |
> | 　　　末梢血 | |
> | $\alpha\beta$ T cell | $\alpha\beta$ T cell　$\gamma\delta$ T cell |
> | CD4$^+$ T 細胞（Th 細胞） | CD4$^+$ CD8$^+$ |
> | CD8$^+$ T 細胞（Tc 細胞） | CD4$^-$ CD8$^-$（double negative） |

3. 胸腺内分化 T 細胞と胸腺外分化 T 細胞

　胸腺内分化 T 細胞は胸腺で分化して、その後、末梢へいきます。末梢とはどこかというと、リンパ節、脾臓（脾臓には赤血球がある赤脾髄と白血球がある白脾髄とがあるが、ここでは白脾髄のこと）、末梢血です。

　胸腺外分化する T 細胞は、腸管、肝臓、外分泌腺の周り、あとは子宮内膜といったところにあります。胸腺内で分化するのはほとんど $\alpha\beta$ T cell で、分化し終わったものは、CD4$^+$ T 細胞か CD8$^+$ T 細胞となります。前者はヘルパー T 細胞、後者は傷害性（cytotoxic）T 細胞です。ところが胸腺外分化 T 細胞には、$\alpha\beta$ 型の T 細胞も $\gamma\delta$ 型の T 細胞もあります。胸腺外分化 T 細胞の中の $\alpha\beta$ 型 T 細胞には、CD4$^+$ のものも CD8$^+$ のものもありますが、CD4 と CD8 がない（CD4$^-$ かつ CD8$^-$）、いわゆる double negative（DN）のものもあることが特徴です。普通、T 細胞は CD4

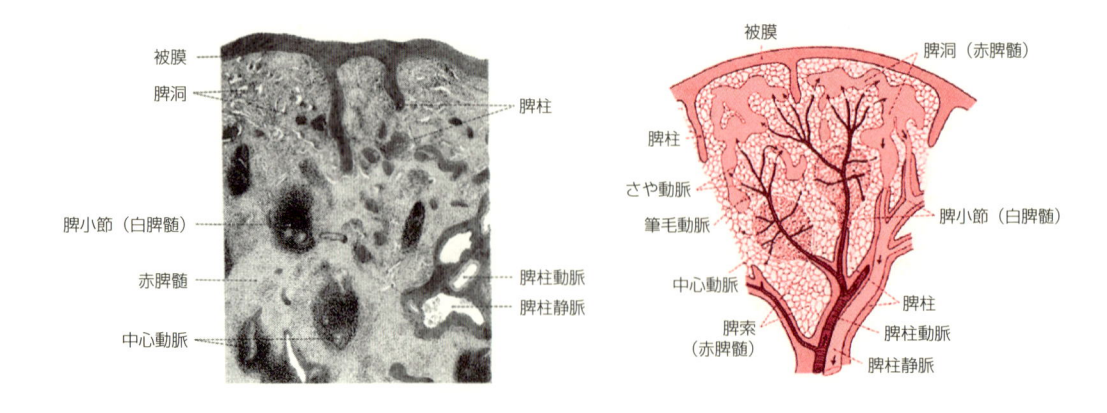

図 5-3　脾臓の構造
（出典）『入門人体解剖学（改訂第 4 版）』藤田恒夫、南江堂、1999 年

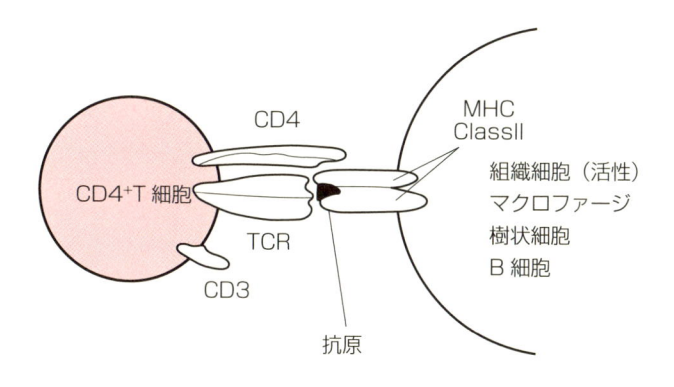

図5-4 ヘルパーT細胞の抗原認識

を持ってヘルパーT細胞になるか、CD8を持ってcytotoxic T細胞になるはずなのに、胸腺外で分化するT細胞の中には、このようなCD4やCD8を獲得していない細胞もあります。γδ型はどうかというと、ほとんどCD8$^+$です。

4. CD4$^+$T細胞の認識

　CD4分子というのはMHCのClass IIと接着する分子です。CD4$^+$T細胞に活性化された組織細胞（組織細胞はMHCのClass IIがマイナスのものも多いが、活性化した場合にMHC Class IIを出す）あるいはマクロファージ、樹状細胞、B細胞、これらは膜にMHCのClass IIを出します（図5-4）。このMHCのClass IIに抗原が入り、それを今度は、TCRが認識します。TCRはMHC Class IIとそこに入った抗原をまとめて認識します。CD4分子は、TCRの近くにあって、MHC Class IIと接着しています。この接着が強くなるとシグナルがCD3に入り、分裂の刺激になります。TCRもMHCもCD4も皆、ドメイン構造を持っています。CD4はドメイン構造4個のひょろ長い分子で、長い腕を出してMHCのClass IIと結合します。

5. CD8$^+$T細胞の認識

　組織細胞、マクロファージ、樹状細胞は、膜にMHC Class Iを出しています（図5-5）。Class IはH鎖とβ$_2$ミクログロブリンからなって、溝に抗原が入り、それをTCRが認識します。CD8分子はMHCのClass Iに強く結合して、全体に刺激が入ると、刺激がCD3に入って、CD8$^+$T細胞が分裂します。CD8はCD8分子のαβ（TCRのαβとは違います）からなり、ヘテロダイマーといいます。ところが古いCD8分子はCD8 ααからなっています。これはホモダイマーといいます。CD8 αβのMHCとの結合力は強く、CD8 ααは弱く、CD8 αβの1/10です。CD8 ααは古いリンパ球に発現します。CD8はMHC Class Iと結合する分子なのですが、古いリンパ球の時代は、CD8 ααのホモダイマーだったので、結合力の弱さから、自己応答性があっても病気を起こさないという流れでずっと働いていたと思われます。

　私たちは、おギャーと生まれたときに自己抗体ができます。年をとって90歳、100歳になったときも自己抗体ができます。自己抗体ができたり、自己応答性のT細胞が、ある状況になると

第5章　T細胞の種類　part1

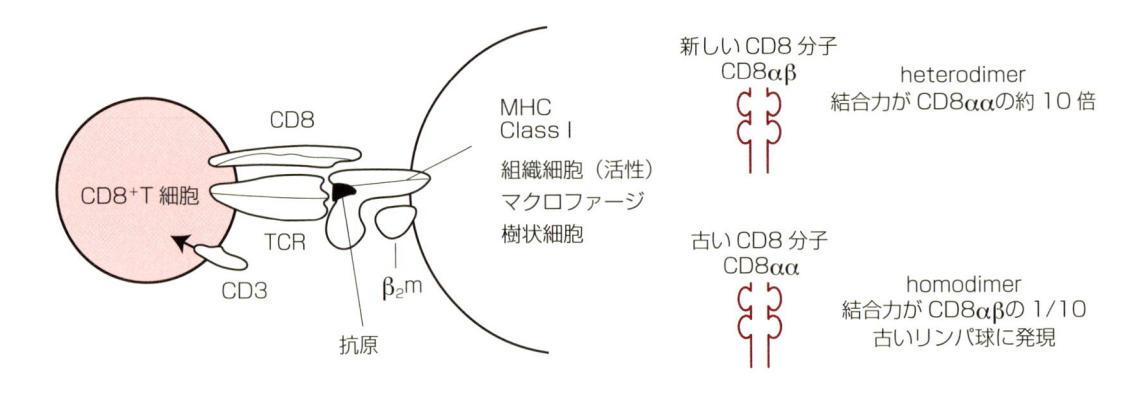

図5-5 キラーT細胞による抗原認識

出現するのです。これらのリンパ球は結合力が弱いので、自己応答性が異常自己を排除するのに役に立ちます。ですから、病気は起こさないというレベルで働いていることが多いのです。

6. Th0、Th1、Th2 細胞

Th細胞は、ヘルパーT細胞の省略形で、$CD4^+T$細胞です。なぜヘルパーと名づけられたかというと、ほかのリンパ球の分化を助けるからです。Th細胞は成熟や刺激によって、ある変化を起こすことが分かってきました。このような変化に関係するのが、IL-12（Th1へ誘導）やIL-4（Th2へ誘導）というサイトカインです。Th2はB細胞の分化を助け、Th1はTcの分化を助けます。

分化を助けるときに使われるサイトカインの名は、ホルモンと対応する形でその名をつけられました。ホルモンは分子量1万前後の物質で、血中に分泌され、壊されないで遠い標的臓器に届いて働きます。女性ホルモンだったら子宮を成熟させるなど、血中を回りながらあちこちに働きかけます。ところが、サイトカインはホルモンの10倍、100倍くらいの高分子です。高分子で複雑な

のですが、少量なのであっという間に希釈されたり壊れたりする性質があります。ですからT細胞とB細胞が助け合うときなどにだけ、一瞬に働いて、すぐ血中で効力を失います。そういう性質を持った物質をまとめてサイトカインといいます。これらは、主にリンパ球が出すと思われていたのですが、マクロファージも組織細胞も出します。また、脳でも出されてリンパ球と同じようにいろいろなサイトカインが使われていることが分かってきました。

Th1が出してTcの分化を助けているのがIL-2とIFNγです。Th2は、IL-4、IL-5、IL-6、IL-10を出します。IL-4、IL-5、IL-6はB細胞の分化、分裂を促します。IL-10は、免疫を抑制する作用を持つサイトカインとして見つけられた面白いサイトカインです。IL-2はT細胞、特にTcを分裂増殖させるサイトカインです。昔はT細胞増殖因子という名前がついていたのですが、今はIL-2といいます。皆さん、インターフェロンのことを聞いたことがあるでしょう。1つのウイルスに私たちが感染したとき、ある物質が出て、ほかのウイルスを増殖させないという干渉作用があります。その干渉作用を研究しているうちに長野泰一[2]先生がその物質を捕まえて、

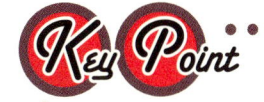

> ## Key Point
>
> Th=helper T 細胞 =CD4$^+$T（B 細胞の分化を助ける）
>
> 　　　　　　　　　　　　　　　　　　　　　　　　　使われるサイトカイン
> 　　　　IL-12
> Th0 ────→ Th1（Tc の分化を助ける）……………　IL-2、IFNγ
> 　　　　IL-4
> 　　　 ────→ Th2（B 細胞の分化を助ける）………　IL-4、IL-5、IL-6、IL-10
>
> IFNγの働き
> 　ウイルスの増殖抑制
> 　MHC の発現を増強する
> 　発熱、免疫抑制（大量）

お互いに干渉するのでインターフェロンという名前をつけました。インターフェロンは今、α、β、γが見つかっていますが、免疫で使われるインターフェロンは IFNγです。IFNγは、ウイルス増殖を抑制する力が強いのですが、もう 1 つの大切な働きは MHC の発現を増強することです。あるいは、発熱作用を促したり、大量に使うと免疫を抑制します。C 型肝炎のときなど大量のインターフェロンを治療に使いますが、ウイルスを退治したくて一生懸命使っていると、逆に免疫抑制がきて、副作用で病気が悪化するというような状況も出ています。そうして見つかった物質も、本当の働きはむしろ免疫では MHC の発現を増強することだということが分かってきました。私たちの MHC の Class I も Class II も大体一定のレベルで発現しているのですが、インターフェロンが放出されると発現が増強されます。MHC は抗原提示分子なので、発現が増強すると免疫反応が高まるような働きになっているのです。

7. T 細胞の胸腺内分化

胸腺の中には皮質（cortex）と髄質（medulla）がありますが、皮質の中で T 細胞の分化が起こります。成熟するまでの T 細胞を pre T 細胞といいますが、これは TCR$^-$、CD3$^-$、CD4$^-$、CD8$^-$といった細胞で、皮質に存在します。これが少し分化すると、preTαとβという不思議な段階を経ることが分かりました。本当はドメイン構造が 2 個のα鎖が出てきて完成するのです

〈参考〉
2) **長野泰一（1906-1998 年）**
　三重県尾鷲市生．北海道帝国大学医学部卒業後パスツール研究所に留学し，東京大学伝染病研究所（現医科学研究所）所長，その後，北里研究所，北里大学，国立相模原病院，林原生物化学研究所へと移り生涯現役の研究生活を貫き通した．1954 年，小島　保彦 Ph.D.（右写真）と連名でインターフェロンを世界に先駆けて発見した．
　（出典）左写真　http://www2.kpu-m.ac.jp/~microbiol/jsicr/NL6.html　右写真　http://jplaa.jp/006.htm

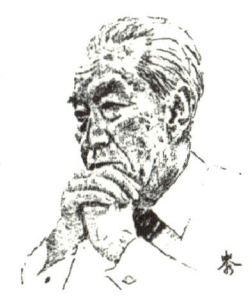

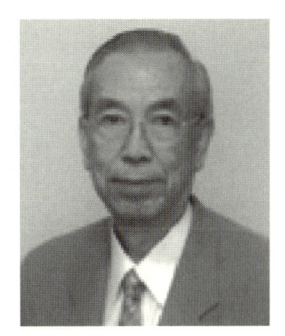

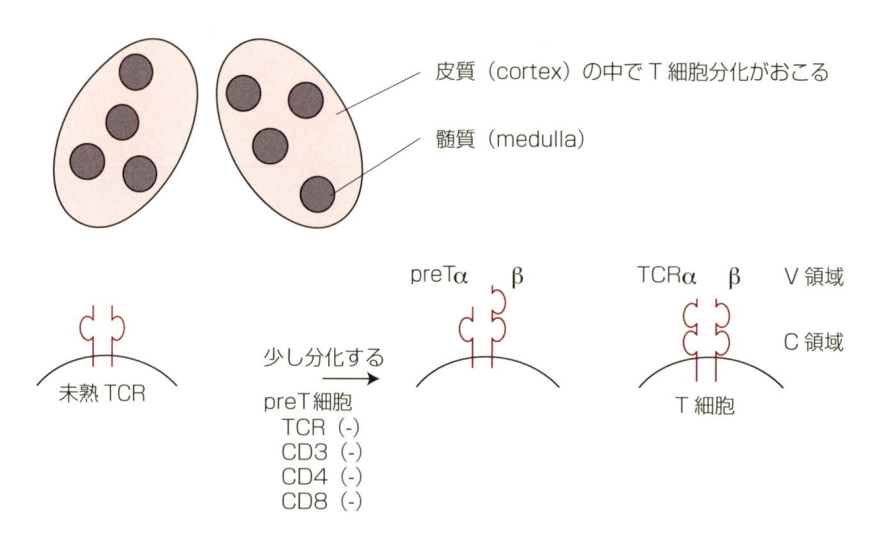

皮質（cortex）の中でT細胞分化がおこる
髄質（medulla）

preTα β   TCRα β   V領域
                      C領域
未熟TCR 少し分化する
         preT細胞   T細胞
         TCR (-)
         CD3 (-)
         CD4 (-)
         CD8 (-)

V領域　盛んにアミノ酸配列が変化している
CDR（complementarity determining region）
相補性決定領域――――［抗原＋MHC］との立体構造の相補性
hyper variable region：CDR1、CDR2、CDR3

図5-6　T細胞レセプターの進化

が、その前にドメイン構造1個のpreTαの分子が出てきます。それから普通のT細胞となります。preTαは胎生期にも一過性にポッと出るので、おそらく以前にはそのような分子が使われていた時代もあったのではないかと思われます。このような未熟な（祖先）TCRは、古い時代には接着分子の役割だけを果たしていたのでしょう。進化して、さらにいろいろなアミノ酸の配列を変えて、抗原を立体構造で捕まえられるようになりました。

TCRαとβ鎖の先端の領域は盛んにアミノ酸配列が変化しています。抗体のところでも先端のドメインは、variable regionといいましたが、TCRでも先端のところをV領域（variable region）といいます。膜に近い方のドメイン構造をC領域（constant region）といいます。さらにV領域にはアミノ酸配列がクローン間で変わるCDR1、CDR2、CDR3といわれる場所が存在します。これがhypervariable region（超過変領域）です。CDRは、complementarity determining regionの頭文字をとったもので、日本語に訳すと、相補性決定領域[3]です。これは抗原とMHCとの立体構造の相補性です。相補性が強いとお互い引き合う力ではまりこみます。その立体構造を決定するのがhypervariable regionです。これはα鎖のさらに先端、β鎖のさらに先端のところで決まっています。

これらにたどり着くのに胸腺で分化するのですが、胸腺内ではpre T細胞から、double-positive (DP) T細胞、TCR^{dull}、CD3^{dull}、CD4$^+$CD8$^+$細胞になります。私たちの末梢血には、CD4$^+$T細胞かCD8$^+$T細胞しか存在しないのですが、胸腺のcortexのほとんど90％くらいの細胞がDPのステージなのです。そして、これらはほとんどアポトーシス（apoptosis）で死滅します。ほんの一部、せいぜい5％前後の細胞が生き

Key Point

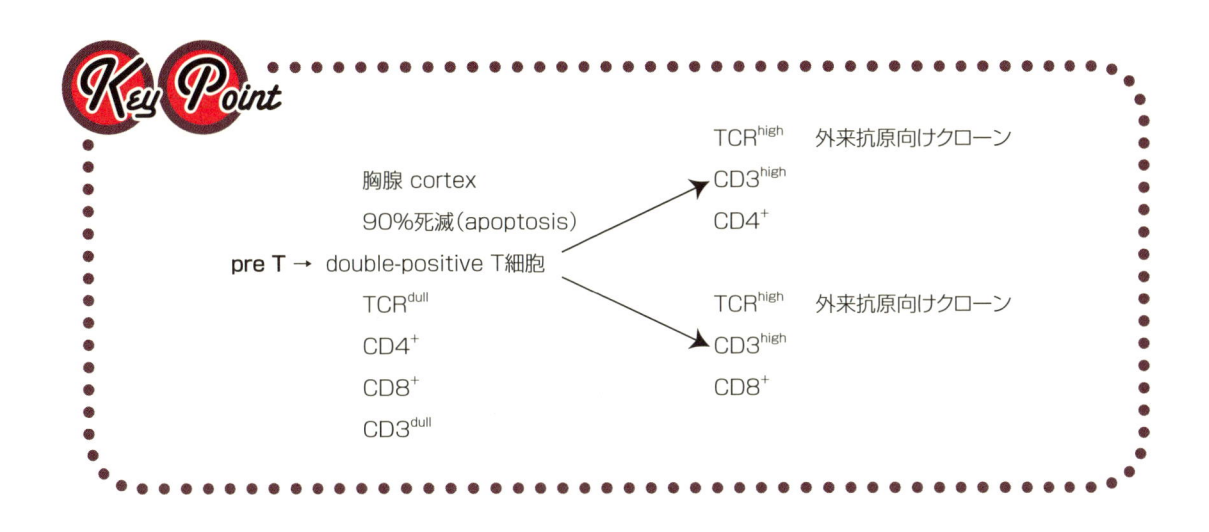

```
                                    TCR^high    外来抗原向けクローン
                                 ↗  CD3^high
            胸腺 cortex              CD4^+
            90%死滅(apoptosis)
   pre T →  double-positive T細胞
            TCR^dull
            CD4^+                   TCR^high    外来抗原向けクローン
            CD8^+                ↘  CD3^high
            CD3^dull                CD8^+
```

残ります。TCR^{high}、$CD3^{high}$、$CD4^+$ もしくは、TCR^{high}、$CD3^{high}$、$CD8^+$ となって、これらが外来抗原向けクローン（成熟したT細胞）として、髄質に移動します。こうして胸腺でできたT細胞はリンパ節、脾臓、末梢血に分布して働きます。

リンパ節にいるT細胞やB細胞は、体液に侵入してきた抗原を相手にしています。体液のことを組織間液、あるいはリンパ液といいます。キズができて、抗原が侵入すると体液に入ります。体液は、求心性リンパ管で集められて、リンパ節に流れていきます。例えば、歯茎が炎症を起こしたとき、抗原はリンパ管で集められて顎下のリンパ腺が腫れてきます。水虫ができたときは、鼠蹊部のリンパ節が腫れてくることがあります。このとき、リンパ節にいるT細胞とB細胞が働きます。リンパ節にはT細胞領域、B細胞領域があり、B細胞領域は大量に分裂して抗体を作る場所なので、リンパ濾胞を作るのが特徴です。抗原がた

くさん来たときは、さらに遠心性リンパ管に入って、胸管、鎖骨下静脈に入り、そして全身性の静脈に入ります。脾臓は、血中に入った抗原を捕まえます。

末梢血の血清100%のところでは免疫反応は起こりません。もし、血液の中で頻繁に免疫反応が起こっていたら、血管がつまってしまい大変です。ですから、血液の中では免疫反応は起こらないようになっています。起こるのはリンパ節や脾臓の中です。血清100%の中ではリンパ球は分裂できないように抑えられています。試験管内にリンパ球を採って分裂させるためには、血清を10%くらいにまで下げなければなりません。20%でもほとんど分裂しません。ここまで血清濃度を下げると、リンパ球は初めて分裂し始めるのです。そのくらい私たちの血液では分裂しないようにできています。それでは血清5-10%の環境は何かというと、組織間液の環境なのです。

double positive のステージで死滅するときの

〈参考〉
3) **相補性決定領域（complementarity determining region：CDR）**
抗体分子のFv上で，実際に抗原に直接接触して結合部位を形成している領域を指し，それぞれH鎖とL鎖に3つずつのCDR1, 2, 3が存在する．一般的にはCDR3が結合における寄与が最も高い．CDRは，抗原に対する特異性を決定する領域であるため，抗体間でアミノ酸配列が大きく異なり，超可変領域とも呼ばれる．それ以外のFv領域はフレームワークと呼ばれ，アミノ酸がほとんど変化せずにCDR領域を構造的に支える役割を持つ．
（出典）「Bioベンチャー」2002年7-8月号 Vol.2 No.4　http://www.yodosha.co.jp/jikkenigaku/keyword/143.html

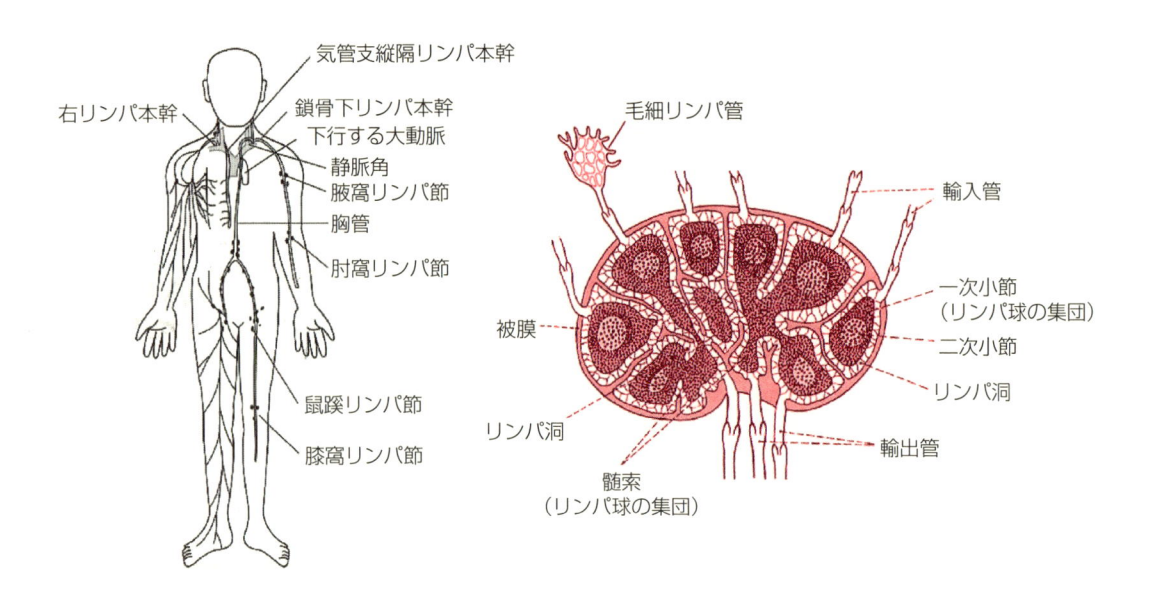

図5-7 リンパ管とリンパ節
（出典）『入門人体解剖学（改訂第4版）』藤田恒夫、南江堂、1999年

反応とは、MHC拘束性を決める反応と、自己応答性クローンが死滅する反応です。この2つの反応を intrathymic clonal selection といい、それぞれ、positive selection と negative selection といっています。私たちのMHCは個人間で皆、違います。私たちの身体で起こる免疫反応は、自分のMHCに入った抗原だけを認識するように胸腺で教育されています。これが positive selection です。禁止クローン（self-reactive forbidden clone）が除かれるのが negative selection です。この2つの反応が胸腺の中で起こっています。

では、移植したとき移植片を拒絶する反応はどういうものかというと、allorecognition（同種認識）です。私たちは他人のリンパ球が入ってくると、入ってきた他人のリンパ球も自分を攻撃するし、自分のリンパ球も入ってきた他人のリンパ球を攻撃します。これを allorecognition といいます。allo というのは同種という意味です。これは近い仲間を指し、例えば、人間なら人間＝ホモサピエンスというようなMHCはすごく似ているけれど個人間で多様性があることをいいます。MHCに入った抗原を認識するときは、MHCの拘束性で自分のMHCに入った抗原を自分のT

Key Point

リンパ節：体液（組織間液、リンパ液）に入った抗原を捕まえる
　　　　　求心性リンパ管→リンパ節（T細胞領域、B細胞領域）→遠心性リンパ管→胸管→静脈
脾　　臓：血中に入った抗原を捕まえる
末　梢　血：免疫反応（−）、リンパ節、脾臓で免疫反応（＋）血清100%→血清5−10%

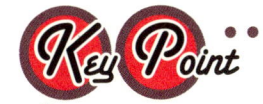

> **Key Point**
>
> intrathymic clonal selection
> 1) positive selection：MHCとの反応を学ぶ
> 2) negative selection：禁止クローン (self-reactive forbidden clone↓↓)
>
> allogeneic（同種）
> 　MLC（mixed lymphocyte culture）：＜MHC＋抗原＞のように認識して反応する→反応するクローン多数
> 　リンパ球混合反応＝移植の拒絶反応
> syngeneic（同系）
> 　一卵性双生児の場合、自分の体の中と同じ→認識は起こらない
> xenogeneic（異種）
> 　マクロファージがMHCそのほかのタンパクを分解し自分のMHCに入れて認識

細胞が認識します。ところが、同種のリンパ球が入ってきたときは、自分のMHCに抗原が入ったようにして認識するのですが、反応するクローンは多いので、1度に大量のリンパ球が反応します。こういう反応をリンパ球混合反応といいます。私たちが移植を拒絶するときも同種のMHCは、(MHC自体がアミノ酸配列が違うので) それを異物として認識して、大量のクローンが動き始めます。普通の免疫反応は、特異的にある一定の抗原だけと反応しますが、同種同士のリンパ球の場合は、お互いの持っているほとんどのクローンが全部反応するという不思議な反応をします。

それでは、まったく異種のもの、例えば私たちの身体にカエルの皮膚を移植する、カエルの腎臓を移植する、カエルのリンパ球を移入するという場合はどうなるかというと、MHCが違いすぎるのでリンパ球混合反応は起こりません。これはxenorecognition（異種認識）です。異種の場合はまったく違うタンパク質が入ったと同時に、マクロファージがMHCとほかの入ってきたタンパクを全部分解して、自分のMHCに入れて特定のクローンだけが認識して反応します。ですから、これは普通の外来抗原が入ってきたのと同じような認識になります。

あとは、一卵性双生児のようにまったくMHCが同じだと何の反応も起こりません。これを、syngeneic（同系）といいます。自分の身体の中で起こっている反応とまったく同じです。

ところが、同種の人間同士、サル同士とか、マウス同士、となると今度は同じMHCの基本構造を持ちながらアミノ酸配列が違うので、「あっ、他人だ！」と認識して、たくさんのクローンが反応し始めます。

alloの認識だけは、大量のクローンが「何か自分と似た仲間が来た！」と反応します。これが移植の拒絶反応なのです。移植の世界では、MHCを完全に合わせるのは不可能なので、ほとんどの場合、免疫抑制剤を使います。皆さん、「移植をどんどん進めなければだめだ」と思っていますが、こういう反応があることを誰も一般の人にはいいません。移植というのはすごいことだ、腎臓移植しても、肝臓移植しても、すごく幸せに暮らせると思っていますが、そう単純ではないのです。皆、このようなリンパ球混合反応、移植拒絶反応を免疫抑制剤で止めざるを得ないので、普通の生活になかなか近づけないのが移植の問題点なのです。

Key Point

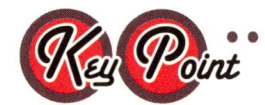

```
extrathymic T cellは自己応答性を持ったまま成熟する
    self-reactive forbidden clone(+)
    自己応答性はあるが、弱い
    abnormal selfの抑制に+

pre T cell ─────────→ mature T cell
    positive selection(+)
    negative selection(−)

TCR intermediate CD3int   (int=intermediate)
    自己応答性はあるが、弱い abnormal selfの抑制に+
  CD8αα
  CD4⁻8⁻
```

8. 胸腺外の分化

　胸腺外の場合は、前駆T細胞（precursor T）から成熟T細胞（matured T）まで分化する過程で、MHCを認識するpositive selectionはありますが、negative selectionはありません。したがって自己応答性があるまま成熟します。では、自分と反応したら危険じゃないかというのですが、そうでもないのです。なぜなら、TCRがintermediate（int）の場合、CD3int CD8αα、あるいはCD3int CD4⁻CD8⁻などには独特の性質があって、自己反応性はあっても弱く、害はなく、逆にabnormal self（異常自己）の抑制にはプラスに働くからです。

　例えば、子宮内膜には胸腺外分化するT細胞があります。胎児は父側のMHCも母側のMHCも持って胎盤にへばりつくのですが、胎児も胎盤も胎児増殖が激しいときは、普通のMHCは発現していません。しかし、古いMHC、個人間で多様性のないMHCは発現しています。そのMHCを胸腺外分化T細胞が認識して、母側の身体の中に胎児の細胞が迷入してくるのを防いでいます。それが失敗したのが胞状奇胎[4]や絨毛上皮ガンです。これらは胎児の細胞が母側の身体の中に迷入して起こる病気です。普通の母側の身体は胸腺外分化する細胞の役割で防いでいます。ですからabnormal selfの抑制作用はあります。妊娠免疫やガン免疫やマラリアの細胞内寄生する抗原などに胸腺外分化する細胞は関係してきます。これらは私たちの研究室で明らかにしたことです。

　MHCには2種類あり、1つはpolymorphic MHC（多様性MHC）で、進化した普通のT細胞が認識するのに使っているMHCです。もう一方は、古いmonomorphic MHC（単様性MHC）です。単様性MHCでは、個人間でMHCのアミノ酸配列が変わっていません。これが系統発生

〈参考〉
4) **胞状奇胎（hydatidiform mole, hydatid mole）**
　雄性由来の染色体の発現による典型的な異常組織．雌性染色体は欠損する．トロホブラストの増殖に起因する嚢胞状の塊で，絨毛膜絨毛が水胞性変性を起こし血管がなくなっている．
　　（出典）ステッドマン医学大事典

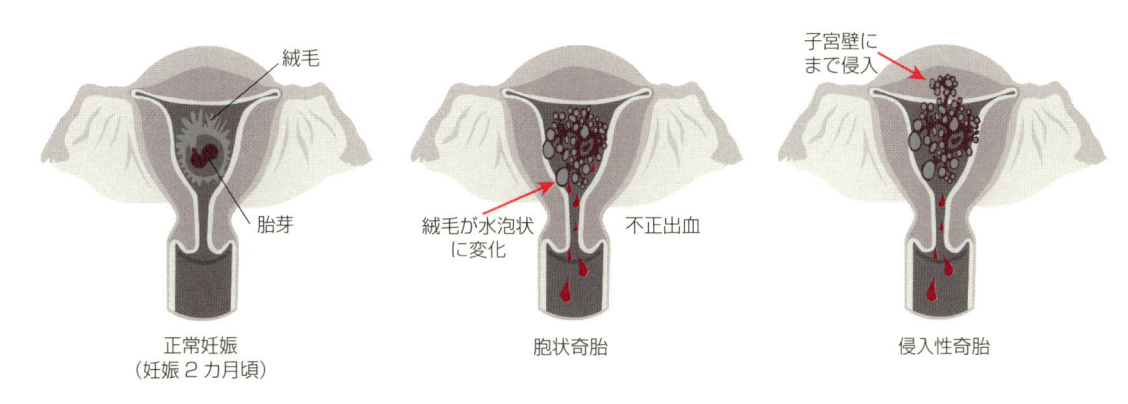

正常妊娠 （妊娠2カ月頃）　　　胞状奇胎　　　侵入性奇胎

図5-8　妊娠免疫の反応

> **Key Point**
>
> MHC
> 1. polymorphic MHC（多様性 MHC）：新しい MHC、生物の上陸後の免疫 ── T 細胞
>   　　HLA-A、B、C、D
> 2. monomorphic MHC（単様性 MHC）：古い MHC、生物上陸前の免疫 ── extrathymic T 細胞
>   　　HLA-E：腸管上皮細胞
>   　　HLA-F：肝細胞
>   　　HLA-G：子宮内膜、胎盤絨毛

的に古い MHC で、extrathymic T 細胞とつながるのです。polymorphic MHC（多様性 MHC）は、HLA でいうと、HLA-A、-B、-C、-D です。血液型があるように白血球型もあります。ところが個人間で多様化していない monomorphic MHC は、HLA-E、-F、-G です。HLA-E は腸管上皮細胞、HLA-F は肝細胞、HLA-G は子宮内膜や胎盤絨毛に発現します。これらはすべて胸腺外分化する古い T 細胞が存在する場所です。ですから、系統的に古いリンパ球と古い MHC、進化した MHC と進化した T 細胞というつなが

りができています。3000万年前の私たちの先祖、霊長類はまだ哺乳動物になって間もない時期には、系統的に古いリンパ球がすでにできていました。しかし、個人間の多様性はまだ獲得していませんでした。おそらく私たちの先祖はまだ上陸していません。上陸して胸腺ができてから多様化が始まったのでしょう。MHC は生物の上陸と関係しています。monomorphic MHC は、生物上陸前の免疫の分子です。驚いたことに、生物上陸前の免疫を使って妊娠免疫が成立しているのです。

安保徹の免疫学講義

第6章
T細胞の種類 part 2

第 1 章　免疫学総論　part 1
第 2 章　免疫学総論　part 2
第 3 章　免疫担当細胞
第 4 章　B細胞の分化と成熟
第 5 章　T細胞の種類　part 1

第 7 章　主要組織適合抗原　part 1
第 8 章　主要組織適合抗原　part 2
第 9 章　サイトカインの働きと受容体
第10章　自然免疫
第11章　膠原病　part 1
第12章　膠原病　part 2
第13章　神経・内分泌・免疫
第14章　免疫系（防御系）と自律神経の関係　part 1
第15章　免疫系（防御系）と自律神経の関係　part 2
第16章　移植免疫
第17章　免疫不全症
第18章　腫瘍免疫学

第6章 T細胞の種類 part 2

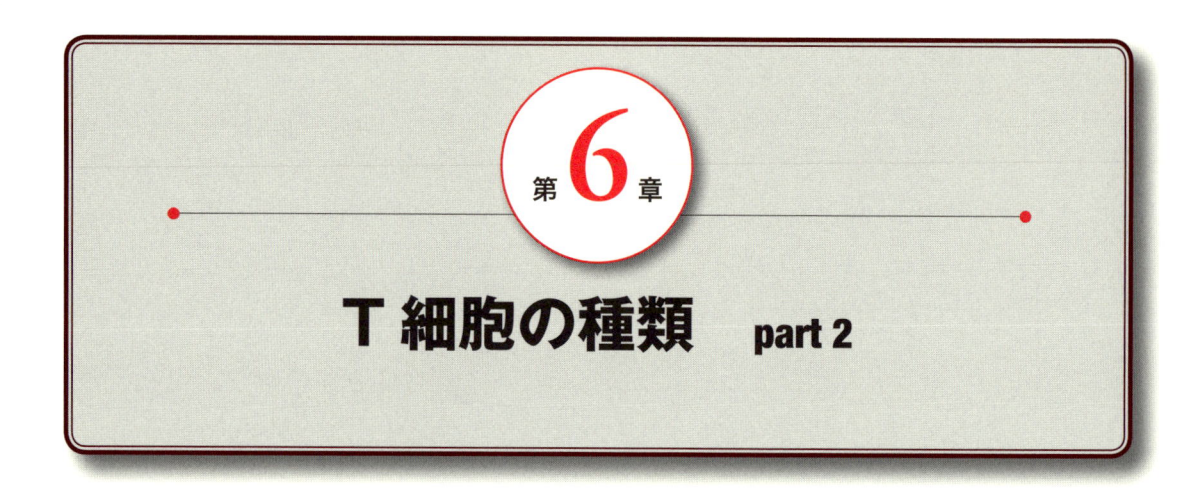

1. TCR 遺伝子の再構成 （rearrangement of TCR genes）

TCR の α 鎖の遺伝子もやはり、B 細胞の抗体の遺伝子と同じように V 領域、J 領域（V と C をつなぐ joining region）、C 領域があります。TCR β 鎖の場合は D 領域もあります。α は 1-200 くらいまで、β は 1-60 くらいまで種類があるのですが、ここからたった 1 つの種類だけ使ったら 10^9 もの立体構造（組み合わせ）は作れません。まだ分化しない胎児型遺伝子は全部つながって存在しています（図6-1）。そこで遺伝子の再構成（rearrangement）が起こります。例えば、Vα から何番目かを選び出し、Jα から何番目かを選び出します。Cα からも何番目かを選び出して、クローンごとにつなぎ合わせます。そうするとこの組み合わせがいろいろできるので、分化、成熟の過程でたくさんの種類のクローンができるのです。このとき再構成する遺伝子は Ig と同じで RAG-1、RAG-2 です。ですから、この遺伝子が欠損すると抗体も作れなくなると同時に TCR も作れなくなってしまいます。こうしてできた TCRα、TCRβ の合体がゴルジ体で起こります。ゴルジ体が違う TCRα と違う TCRβ を

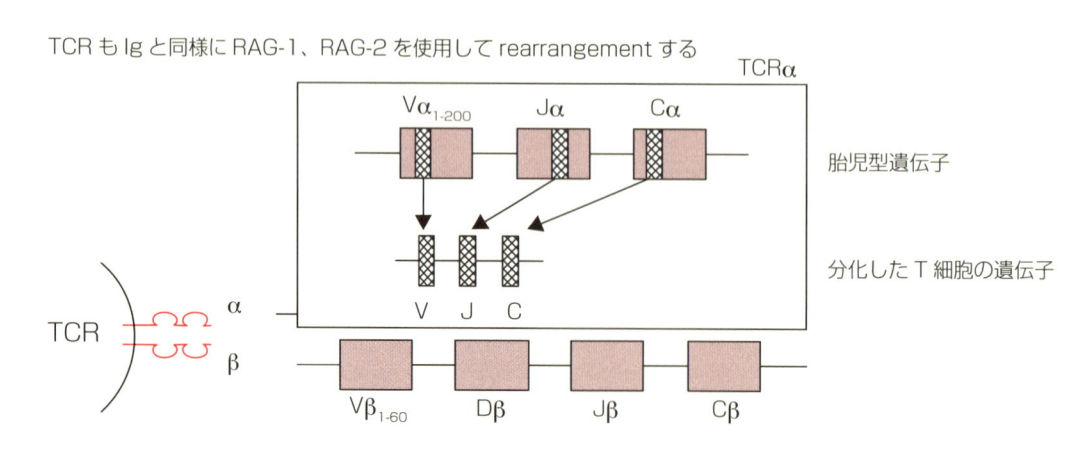

図6-1 T 細胞レセプター遺伝子の再構成

Key Point

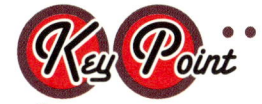

クローンの拡大

1) 普通は 1- 数個のクローンが抗原で刺激される：特異性 (specificity) がある
2) allorecognition では大量のクローンが拡大
3) レクチンによっても大量のクローンが拡大
   T 細胞刺激レクチン――PHA
   B 細胞刺激物質――WGA, LPS

組み合わせ、また違うもの同士で組み合わせると、さらに多様化が進み 10^9 レベルの種類の遺伝子のクローンが作られるのです。

このようにして作られるのが、分化・成熟したT細胞の遺伝子です。こういう巨大な遺伝子にそれぞれV領域、J領域、C領域がいくつか用意されていて、そこから抜き出して、要らない部分の遺伝子はループ状にされて捨てられます。これが遺伝子の再構成です。

2. クローンの拡大

普通は、1個～数個のクローンが抗原で刺激されます。これが免疫の特性です。私たちが花粉症になるときでも、食物性のアレルギーになるときでもそうです。刺激されるクローンが数個とかせいぜい十数個とかの少ないクローンが拡大します。ですから、ほかのクローンには反応がなくて特異性が出るのです。ところが特異性が出ないで、存在するクローンが大量に分裂拡大する場合もあります。それが前述したリンパ球の混合反応です。allorecognition では、MHC の個人間による違いを認識して、大量のクローンが拡大します。驚いたことにマメ科の植物の持つレクチン[1] も大量のクローンを拡大させます。大豆もピーナッツも生では食べられません。私たちがマメを生で食べると

《参考》
1) レクチン (lectin)
狭義には「糖鎖と結合する能力を有する酵素や抗体以外のタンパク質」の総称と定義されているが，この定義が定められて以降に酵素活性を持つものなどの例外が数多く見つかったため，現在では「糖鎖に結合活性を示すタンパク質の総称」といった広義の概念が広がりつつある（しかし，糖鎖に結合する抗体は現在でも「lectin」ではなく，一般に「糖鎖抗体」と呼称されている）．
多くの lectin は多量体を形成するため，分子内サブドメイン内に糖認識サイトを１つしか持っていない場合でも多量体を形成することで，糖鎖分子を介した架橋を形成する能力（凝集能）を有するものが多い．
lectin の代表的なサブファミリーとしては，細菌を含むすべての生物界で見出されるリシンB鎖関連の「R型レクチン」，真核生物全般に存在し糖タンパク質のフォールディングに関与する「カルネキシン・カルレティキュリン」，多細胞動物に広く存在し，「セレクチン」，「コレクチン」等代表的なレクチンを多く含むカルシウム要求性の「C型レクチン」，動物界に広く分布しガラクトースに特異性を示す「ガレクチン」，植物豆科で大きな家系を形成する「豆科レクチン」，およびこれと構造類似性を持ち動物細胞内輸送に関わる「L型レクチン」，リソソーム酵素の細胞内輸送に関わるマンノース６-リン酸結合性の「P型レクチン」，グリコサミノグリカンをはじめとする酸性糖鎖に結合する「アネキシン」，免疫グロブリン超家系に属し「シグレック」を含む「I型レクチン」などが挙げられる．
動物レクチンは海綿から，線虫，昆虫，魚類，爬虫類，鳥類，哺乳類（ヒト）までと進化系統樹の下から上までの実に幅広い領域において発見され，レクチン研究者の研究対象とされている．また動物以外にも，植物や菌類由来の多くのレクチンが知られ，現在もその知見は年々増加している．
2006 年，レクチンの一種であるファセオリンが TBS の番組内で「ダイエット効果がある」と紹介され，加熱不十分の白いんげん豆を摂取した視聴者の間で下痢や嘔吐などの症状が多発したが，これは同じくレクチンの一種で豆類に含まれるフィトヘマグルチニン（phytohaemagglutinin，PHA）の作用である可能性が高いとされている．
ウナギの血中に含まれるレクチンはヒトのO型赤血球を凝集する．
（出典）フリー百科事典『ウィキペディア（Wikipedia）』

MLC (mixed lymphocyte culture)
MLR (mixed lymphocyte reaction)：ドナーとレシピエントのMHC Class Ⅱの相性を見る

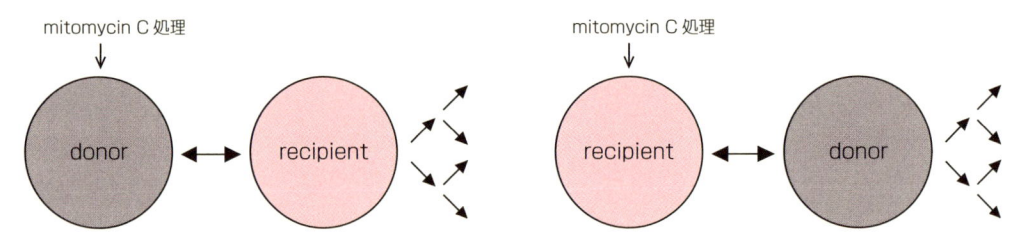

mitomycin C 処理 → donor ↔ recipient

mitomycin C 処理 → recipient ↔ donor

芽球様トランスフォーメーション（blastoid transformation）

図6-2　one-way MLR

レクチンが入ってきて、多量のクローンが分裂し免疫反応が起きて、アナフィラキシーショックで死んでしまいます。マメ科の植物にはそのくらいリンパ球のクローンを拡大する力があるのです。

特定の糖と反応するマメ科の植物は、根に根粒バクテリアを集めて窒素同化させる性質を持ちます。マメ科の植物は肥料がなくても育つ珍しい植物なのですが、根粒バクテリアを集めるときに使っているタンパク質がレクチンなのです。レクチンはマンノースやラクトースなどの特定の糖と反応します。そういう糖を含む糖タンパクはリンパ球の膜にも存在するので、レクチンが直接反応してリンパ球のクローンが拡大します。ですからマメは煮てレクチンを変性させると、私たちの食料にできますが、生では食べられないのです。

このようなレクチンを試験管内で直接リンパ球にかけると、リンパ球が多数反応します。分裂を引き起こすのでマイトーシスともいいます。T細胞刺激レクチンには、PHA[2]があります。PHAというレクチンはT細胞だけを分裂させます。そのほかにB細胞だけを刺激するマイトゲンもあります。バクテリアの内毒素であるLPSです。ピーナッツのレクチンPNAも、T細胞の一部を刺激します。WGA（wheat germ agglutinin）[3]などの物質も、ほとんどが糖と反応します。私たちの細胞膜の糖タンパク質[4]に刺激が入って、細胞が分裂します。こういうクローン全体が反応する現象が知られています。

allorecognitionはリンパ球混合培養、MLC（mixed lymphocyte culture）で反応を調べます。移植する場合、ドナーとレシピエントの特にMHC Class Ⅱの相性をこの培養法で見ることができます。これから移植する移植片がつきやすいかどうかの判定、つまり、リンパ球がどう反応するかを判定できます。これはクローンが多数反応するMLR（mixed lymphocyte reaction）を利用するのです。ドナー側の反応とレシピエント側の反応を同時に見ることができます。細胞分裂の抑制因子であるマイトマイシンCでドナー側のリンパ球を処理する、あるいは、レシピエント側のリンパ球を処理すると、一方は分裂できなくなります。（図6-2左）の場合、ドナーのMHCを認識してレシピエントのリンパ球だけが反応します。（図6-2右）の場合、レシピエントのMHCを認識してドナーのリンパ球だけが反応します。これをone-way MLRといい、どちら側のリンパ球が強く反応するかを調べる方法です。これはリンパ球のクローンが多数反応するという性質を使っています。このようにリンパ球が分裂することを芽球様トランスフォーメーション（blastoid transformation）といいます。

3. Tc 細胞の働き

　分裂する前のリンパ球は皆、小リンパ球です。トランスフォーメーションを起こしたリンパ球は細胞内小器官であるミトコンドリアやゴルジ体もできて、大リンパ球になります（図6-3）。大リンパ球は活性化リンパ球ともいいます。すると、いわゆる CTL（cytotoxic T lymphocytes）になるわけです。CTL は perforin キラー分子（perforation とは貫通すること）を作り出します。相手が、ガン細胞や移植した細胞だったら膜に穴をあけて死滅させます。CTL は膜に穴をあけて壊すほかに、Fas ligand という分子も作り始めます。Fas ligand は、Fas という分子に働いて細胞内にアポトーシス（自分で死滅する）シグナルを入れます。こうやって私たちの CTL は、移植片細胞、ガン細胞、ウイルス感染細胞などの標的（target）を、perforin や Fas ligand を使って壊します（Fas については、第9章 P.112 を参照）。

〈参考〉

2) **PHA（phytohemagglutinin）**
　植物性〔赤〕血球凝集素，フィトヘマグルチニン，フィトヘムアグルチニン（赤血球を凝固させる植物由来のフィトマイトジェン．本用語は，B リンパ球よりも T リンパ球の分裂をより強く促進する分裂促進因子でもあるインゲンマメ（Phaseolus vulgaris）由来のレクチンを特にさして用いられる（第9章 P.105 を参照）．
　　（出典）ステッドマン医学大事典

3) **WGA（wheat germ agglutinin，小麦胚芽凝集素）**
　①新潟枝豆
　意外と知られていませんが新潟市は全国一位の収穫量を誇る枝豆王国．6月下旬から10月中旬まで市内各地で40種類の枝豆が栽培されています．新潟枝豆の魅力はその土地土地で独特な味の枝豆ができることで，同じ品種を植えても土壌が違えば味も香りも別物．「しんどおり茶豆」や「黒鳥茶豆」など土地名を冠した枝豆が多いのはそのためです．その中でも，新潟市黒埼地区で生産される「くろさき茶豆」はブランド茶豆の代表格．その豊かな香りと甘み，シャキッとした歯ごたえは全国的にも有名で，「枝豆の王様」と言われています
　　（出典）http://www.nvcb.or.jp/shokusu/syokuzai_kyoudo.html　新潟市
　②《くろさき茶豆》（見頃は7月から8月）
　食と花の銘産品である「くろさき茶豆」の収穫時期7月下旬から8月中旬です．
　外観は，普通の枝豆ながら茹でたときに広がる香ばしい芳醇な香りとアミノ酸と糖分を含んだ味は，絶品と評されています．
　　（出典）http://www.maff.go.jp/j/nousin/soutyo/binosato/b_nariwai/niigata/niigata.html
　③根粒菌
　化学窒素肥料を多く使うと，むしろ生産量が減ってしまうことがあります．これは，ダイズの生産の鍵となる，マメ科の植物が，根粒菌1) という地中の微生物を根に取り込んで，根粒菌が空気中の窒素を栄養に変える活動を利用する共生的窒素固定の力を低下させてしまうからです．
　　（出典）日本原子力研究開発機構　http://www.jaea.go.jp/02/press2008/p09031701/index.html

4) **糖タンパク質（glycoprotein）**
　糖タンパク質とは，タンパク質を構成するアミノ酸の一部に糖鎖が結合したものである．動物においては，細胞表面や細胞外に分泌されているタンパク質のほとんどが糖タンパク質であると言われている．
　タンパク質のアミノ酸の修飾では，アスパラギンに結合したもの（N結合型）とセリンやスレオニンに結合したもの（O結合型，ムチン型）の2種類が頻繁に観察される．
　糖タンパク質に結合している糖鎖を成す糖の種類はそれほど多くなく，よく見られるものはグルコース，ガラクトース，マンノース，フコース，N-アセチルグルコサミン，N-アセチルガラクトサミン，N-アセチルノイラミン酸，キシロースなど7、8種程度である．構造様式もある程度限られており，その中のわずかな構造の違いが識別され，精密に認識されて様々な生命現象が制御されている．
　　（出典）フリー百科事典『ウィキペディア（Wikipedia）』

　　糖鎖
　糖鎖とは，各種の糖がグリコシド結合によってつながりあった一群の化合物を指す．結合した糖の数は2つから数万まで様々であり，10個程度までのものをオリゴ糖とも呼ぶ．多数のα-グルコース分子が直線上に結合したアミロースやセルロースは最も単純な糖鎖といる．
　糖鎖は糖同士だけでなく，タンパク質や脂質そのほかの低分子とも結合して多様な分子を作り出す．これら糖タンパク質，糖脂質は生体内で重要な生理作用を担う．
　わずかな構造の違いが識別され，精密に認識されて様々な生命現象が制御されている．
　　（出典）フリー百科事典『ウィキペディア（Wikipedia）』

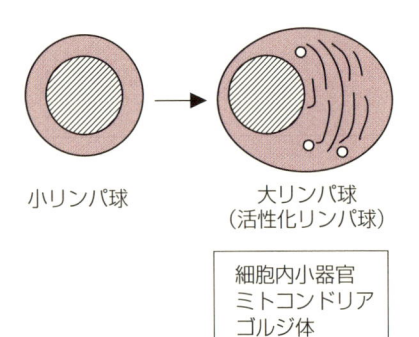

小リンパ球 → 大リンパ球（活性化リンパ球）

細胞内小器官
ミトコンドリア
ゴルジ体

CTL(cytotoxic T lymphocytes、Tc)
1) perforin キラー分子：膜に穴をあけて死滅させる
2) Fas ligand：Fas に働いてアポトーシスシグナルを入れる
標的 (target)：移植片細胞、ガン細胞、ウイルス感染細胞

図6-3　リンパ球の活性化と成熟

4. Th 細胞の働き　T-B cell interaction

分裂して活性化したヘルパーT細胞は何をするかを知りましょう。ヘルパーT細胞も抗原刺激で小リンパ球が大型リンパ球になって、タンパク質を作ります。ここで作られるのが、IL-4、IL-5、IL-6、IL-10のサイトカインです。

前述のとおりサイトカインは高分子ですが寿命が短くて、血液の中で壊されたり、すぐ希釈されたりします。B細胞に刺激（help）を与えるときはT-B interactionといって、活性化した（activated）Th細胞は休んでいるB細胞（resting B cell）と反応したあと離れないようにしなければなりません。この吸着に関与するのがCD4とMHC Class IIです。Th細胞はCD4を持っていて、B細胞はMHC Class IIを発現しています。MHC Class II（あるいはallo MHC）に抗原が入りTCRで認識し、CD4が架橋してT細胞とB細胞がお互い接近します（図6-4）。こうして、血中に出ては壊されるようなサイトカインが働きだせる環境が整います。このようなT-B interactionがリンパ節、脾臓で起こっています。

リンパ濾胞（lymph follicle）にはB細胞がたくさん詰まっています。まわりにはT細胞領域もあります（図6-5）。T-B interactionが起こると、T細胞が侵入していきます。休止状態のときは一次リンパ小節です。活性化状態が起こり二次リンパ小節になると、リンパ濾胞が拡大しT細胞が侵入して、T-B interactionが起こり、リンパ節が腫大します。

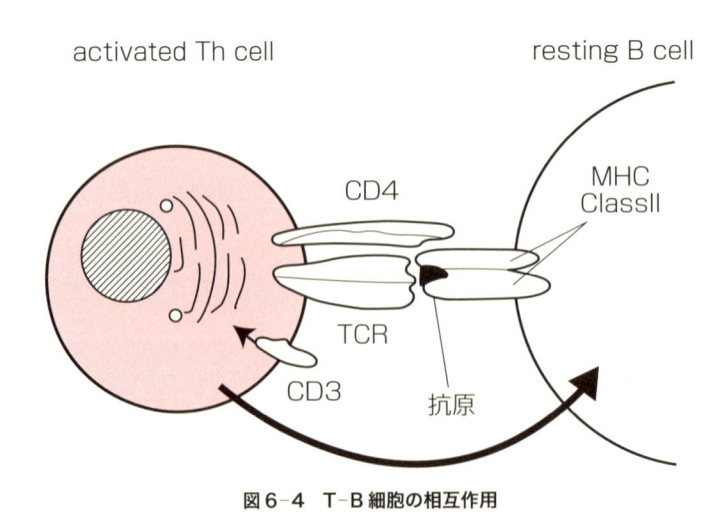

図6-4　T-B 細胞の相互作用

休止状態 ──→ 一次リンパ小節
活性化状態 ──→ 二次リンパ小節
　　　　　　　　　↓
　　　　　　　リンパ濾泡拡大
　　　　　　　　　↓
　　　　　　T-B cell interaction

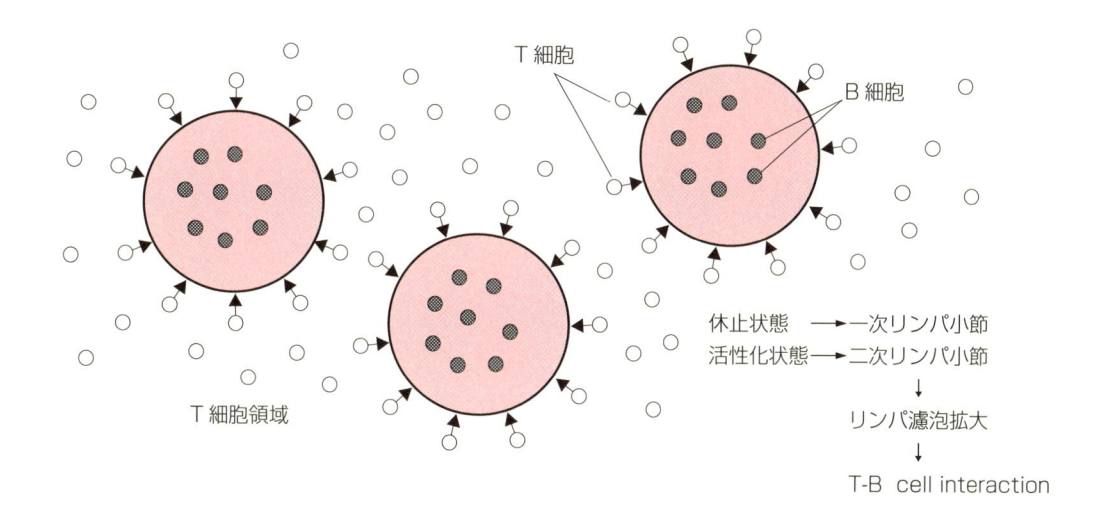

図6-5　リンパ濾泡

マクロファージ（macrophage）

樹状細胞（dendritic cells）

抗原提示細胞がないとリンパ球の分裂が起こらない

リンパ球単独では免疫反応は起こらない

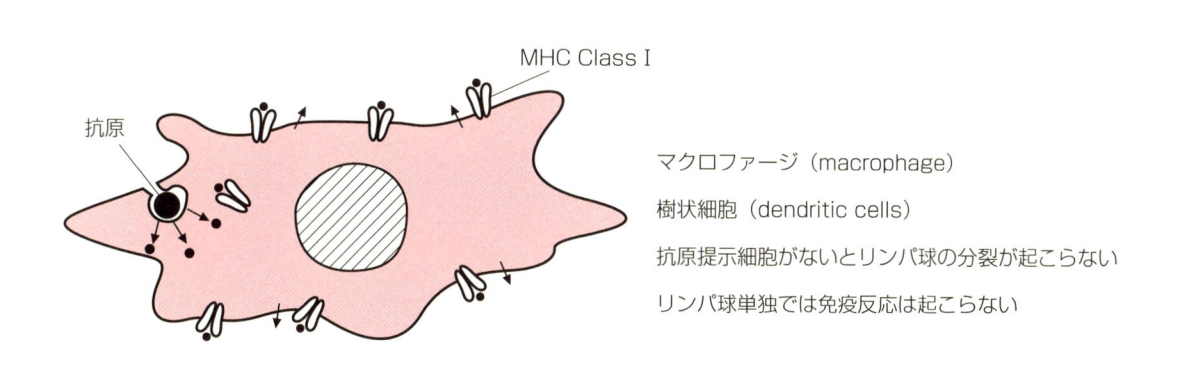

図6-6　抗原提示細胞

5. リンパ球の抗原提示

　リンパ球の抗原提示を行っているのはマクロファージと樹状細胞です。樹状細胞はマクロファージが特殊化して、MHCの発現が強くなり、さらに樹状突起をたくさん伸ばしてリンパ球を抱え込む力が強くなりました。驚いたことに、こういう抗原提示細胞がないとリンパ球の分裂が起こりません。つまり、リンパ球単独では免疫反応は起こらないのです。マクロファージ（や樹状細胞）が抗原を取り込んで、それを分解してMHCに入れて提示しないと、基本的にT細胞の分裂もB細胞の分裂も、T-B interactionも起こらないのです。

　樹状細胞は多くの突起を出しています。DC-T cell interactionといいますが、樹状細胞が樹状突起にリンパ球を抱え込みます。1つのDC（dendritic cell：樹状細胞）でどのくらいのリンパ球と接触するかわからないくらい、すごくたくさんのリンパ球と接触しています。いわゆる細胞内に抗原を取り込んで、それをMHC Class Iを使って提示します（図6-6）。細胞内で抗原を断

第6章　T細胞の種類　part2

サイトカイン IL-12、IL-2

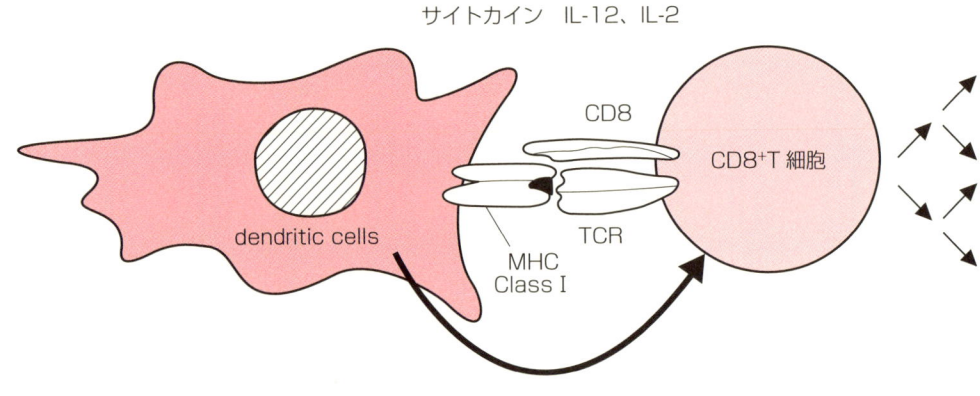

図6-7 DC-T細胞の相互作用

片化してMHCに入れて、抗原を入れたMHCを膜に出します。こういう現象がDCで起こって自分の樹状突起にかかえたリンパ球に抗原を提示しています。

ですからDC-T cell interactionでは、(図6-7)のようにDCがいて、DCのMHCに抗原を入れます。CD8⁺T細胞にTCRとMHC Class Iを架橋するのはCD8分子です。架橋するくらいまで接近すると、CD8⁺T細胞が活性化し、IL-12やIL-2というサイトカインが出て分裂が始まります。IL-12やIL-2もサイトカインなので、DC-T cell interactionがあって、細胞と細胞が接着して接近しないと働くことはできません。免疫反応の出だしは抗原を認識するにも、T細胞がB細胞を助けるにも、すべてcell to cell interactionが起こっています。こうしたinteractionが起こって初めて短寿命のサイトカインが働ける環境が整います。

6. 胸腺外分化T細胞が働くとき

ここまでの、マクロファージあるいは樹状細胞とT細胞、T細胞とB細胞のinteractionはすべて、MHCの中に入っているのは外来抗原です。MHCの中には外来抗原が入ってこないときには、自分の身体の中で作られていた成分(自己抗原)が入っています。しかし、negative selectionでクローンが除かれているので、いくら膜に出てきても、普段はこれに対しては働けません。

ところが胸腺外分化T細胞は、自己抗原が入った状態で反応するのです。特に古いMHCに入った自己抗原を認識できます。そういう条件が整うと胸腺外分化T細胞も分裂します。古いMHCではペプチドが入るだけではなくて、脂質も入ることが知られています。古いタイプのMHCを発現しているものとは、上皮、ガン細胞、腺細胞、胎児細胞、細胞内寄生生物など、分裂するものです。細胞内寄生するものは、原虫、結核菌、サルモネラ菌です。こういうものの場合、分裂する細胞、細胞内寄生を起こした細胞が、古いMHCに入って胸腺外分化T細胞が働きます。

具体的には、①老化、②ガン、③マラリア感染、④移植の慢性拒絶などの病気があります。移植して1週間までの間に急激にくる拒絶反応が急性拒絶、acute rejectionです。慢性拒絶はchronic GVH病などで見られ、免疫抑制剤で急性拒絶を抑えた後の1カ月を過ぎたり、半年過ぎたりして起こってきます。胸腺外分化T細胞が活性化するときは同時に自己抗体産生B細胞

Key Point

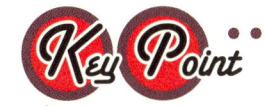

- 古いMHC(monomorphic MHC)に自己抗原(活性化された抗原)が入った状態で反応
  ───── ペプチド・脂質も入る

　　　　　　　　　　分裂する上皮　分裂するガン細胞　分裂する腺細胞
　　　　　　　　細胞内寄生を起こした細胞(原虫、結核菌、サルモレラ菌)
- ①老化
- ②ガン
- ③マラリア感染
- ④移植の慢性拒絶　chronic GVH病(graft versus host)
- ⑤妊娠中毒症―流産　　　　　　※流産：[MHC(HLA-G)　＋胎児抗原]は胸腺外T細胞によって排除される
- ⑥自己免疫疾患　　　　　　　胎児組織が母体に迷入　──→　胞状奇胎
　　　　　　　　　　　　　　　　　　　　　　　　　　　　絨毛上皮ガン(悪性度が高い)

　　　　　同時に自己抗体も出現 extrathymic T cell と B-1 cell が併行して活性化される

（B-1）も働いています。つまりextrathymic T細胞とB-1細胞などが併行して活性化されている状態が、慢性拒絶反応です。GVHは、graft versus host の略で、graftは移植片という意味です。こういうときに胸腺外分化T細胞と自己抗体の活性化が考えられます。

それから、⑤妊娠です。正常の妊娠でも自己抗体が少し出てきますが、特に、妊娠中毒症になったときは胎児が自己応答性で拒絶されます。それが、流産です。流産では、MHC（HLA-G）に入った胎児抗原が胸腺外分化T細胞によって排除されます。逆に、流産の反対で外に出さないで（胸腺外分化T細胞が働けなくて）、胎児組織が母体に迷入することがあります。そうすると胞状奇胎や悪性度の高い絨毛上皮ガンが起こったりします。あとは、⑥自己免疫疾患です。

7. ガン化

T細胞というのは、普段は抗原が来たとき反応して、刺激（MHC＋外来抗原）が来なくなると自然に分裂が収まるのですが、ある時点で腫瘍化することがあります。B細胞が悪性リンパ腫になる、あるいは多発性骨髄腫になるのと同じように、T細胞もいろいろなステージで腫瘍化します。1番多いのは、急性リンパ性白血病、特にこの急性症状が強いものはほとんどT細胞の腫瘍化です。これは、preT細胞などの早い段階で腫瘍化しています。あとは慢性リンパ性白血病です。これはある程度成熟したT、B細胞の腫瘍化です。悪性リンパ腫も成熟したものが多いです。しかし中には、マクロファージや顆粒球と共通した性質を持つものもあります。急性リンパ性白血病、慢性リンパ性白血病、悪性リンパ腫、これらが分化段階のいろいろな段階で悪性化して、stem cellまで遡って（stem cellはいろいろな細胞に分化できるので）オーバーラップした性質を持ってガン化する場合もあるのです。

自己免疫疾患は胸腺外分化T細胞の活性化で起こるので、肝臓、外分泌腺で起こります。ベーチェット病やシェーグレン症候群、あとは血管炎のSLE、関節リウマチなどですが、たった1つだけ胸腺と関係するものがあります。それが重症筋無力症（MG：myasthenia gravis）です。胸

第6章　T細胞の種類　part2

Key Point

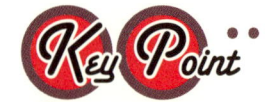

- 急性リンパ性白血病 …………… T細胞の腫瘍化
  preT細胞
- 慢性リンパ性白血病 …………… 成熟したT、B細胞
- 悪性リンパ腫 …………………… 成熟したもの多い　骨髄系と共通した性格を現すものもある
- 重症筋無力症 (myasthenia gravis) …… 胸腺腫とともに自己免疫疾患が起こる
- 胸腺髄質上皮の hyperplasia …… 外胚葉上皮が過形成を起こすと過去に皮膚に存在した古いリンパ球（胸腺外分化T細胞）が活性化する
  →アセチルコリンレセプターに対する自己抗体が作られる

腺は外来抗原向けのクローンを作っているので、胸腺腫ができて自己免疫疾患が起こるというのは不思議でしょう。胸腺外分化T細胞の過剰活性化が自己免疫疾患の世界ですから。胸腺腫というのは胸腺髄質上皮の過形成（hyperplasia）なのです。胸腺髄質は medulla ですが、皮質（cortex）で胸腺T細胞の分化が起こります。では、髄質では、何が起こるのでしょうか。髄質にあるのはハッサル小体でわかるように角化する細胞です。髄質は外胚葉の上皮なのです。系統発生学的に皮膚も古いリンパ球である γδ 型、αβ 型の胸腺外分化T細胞を育てていたので、外胚葉の上皮が過形成を起こすと、胸腺外分化T細胞とB細胞が活性化します。過去に皮膚に存在した古いリンパ球（胸腺外分化T細胞）が活性化すると、アセチルコリンレセプターに対する自己抗体が作られます。胸腺は普通ほとんどB細胞がいなくてリンパ濾胞などを作っていないのですが、MGでは胸腺髄質にリンパ濾胞ができて、そこで胸腺外分化するT細胞とB細胞が増殖し、T-B interaction が起こっているのです。そこで、アセチルコリンレセプターに対する自己抗体が作られます。まわりのリンパ球の膜上にアセチルコリンレセプターがあるので、それが認識されているのでしょう。

不思議ですね。胸腺のリンパ球が増えるのに、自己免疫疾患になります。私たちの筋肉は収縮するとき、神経末端から出るアセチルコリンを使って収縮します。それで、まぶたがあけられない、筋肉がなかなか収縮できないという MG が起こるのです。こういう現象を知るには、普通のT細胞の分化だけではなくて、胸腺の medulla にハッサル小体のような外胚葉の上皮によって育てられる古いリンパ球がある、ということを分からないと謎が解けなかったのです。これは私の研究室で見つけた現象です。ほかのいろいろな人が書いた免疫の教科書では胸腺外分化T細胞のことを1行か2行しか書いていませんので、結局老化、ガン、マラリア、chronic GVH 病といった、いろいろな自己抗体ができる世界が原因不明になっているのです。しかし、このように考えるとみんな謎が解けます。つまり、自己抗体ができるというのは、胸腺の分化の失敗が起こっているのではなくて、生物が上陸する前の古い免疫系のほとんどがストレスで活性化している世界なのです。

ですから自己免疫疾患の患者さんからは、SLEでもリウマチでも重症筋無力症でもみんな、発症

する前にすごく大きなストレスを受けていたことを聞き出せます。1番多いストレスは夜更しです。人間は寝ないと生きていけないのに、このごろは、照明が発達して、夜起きている人が多くなって、それが身体の負担になっています。

安保徹の免疫学講義

第 7 章
主要組織適合抗原 part 1

第 1 章　免疫学総論　part 1
第 2 章　免疫学総論　part 2
第 3 章　免疫担当細胞
第 4 章　B 細胞の分化と成熟
第 5 章　T 細胞の種類　part 1
第 6 章　T 細胞の種類　part 2

第 8 章　主要組織適合抗原　part 2
第 9 章　サイトカインの働きと受容体
第10章　自然免疫
第11章　膠原病　part 1
第12章　膠原病　part 2
第13章　神経・内分泌・免疫
第14章　免疫系（防御系）と自律神経の関係　part 1
第15章　免疫系（防御系）と自律神経の関係　part 2
第16章　移植免疫
第17章　免疫不全症
第18章　腫瘍免疫学

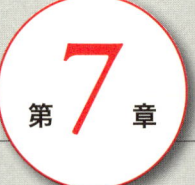

第7章 主要組織適合抗原　part 1

1. 移植の拒絶抗原

　主要組織適合抗原の働きの1つは、移植の拒絶抗原になっています。1950～60年ころに移植の研究が活発にされていました。それ以前の1900年初めごろは、戦争で失血したヒトに輸血する際、血液型が合う、合わないが問題となって、ABO方式の血液型がランドシュタイナーによって発見されました。

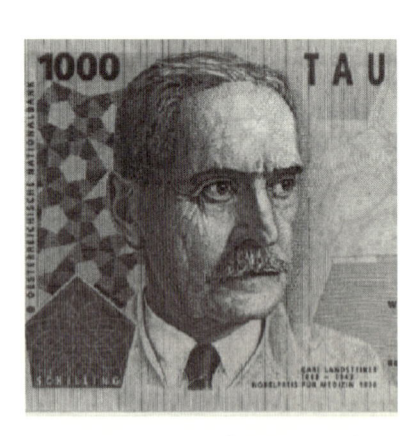

　ABO方式の血液型は、抗体の働きで凝集します。人にはそれぞれ血液型がありますが、例えばAB型の人なら、免疫寛容によって血清中に抗A抗体も抗B抗体もありません。その抗体のない人は、自分の赤血球も凝集しませんが、ほかからA型の赤血球が来てもB型の赤血球が来ても凝集できません。ところがO型のような人は自分に対する抗体への免疫寛容ができず、抗体は自分以外のものに対してできるので、抗A抗体や抗B抗体ができます。私たちの腸の中に住み着いている腸内細菌も、赤血球のA型糖タンパク、B型糖タンパクを持っています。それに免疫されて自分の身体にないものに対して抗体ができるのです。O型の人はO型の赤血球が入ってきたときは、膜上にA型糖タンパクもB型糖タンパクもないから大丈夫ですが、ほかの型の赤血球が入ってきたときは、全部凝集してしまいます。血清中にある抗A、抗B抗体のせいで凝集しているのです。ですから、輸血には血液型を合わせなければ駄目なのです。移植の場合は、血液型を合わせてもほとんど拒絶されてしまいます。別の仕組みが働くからです。

　マウスの系で「近交系（きんこうけい）」というものがあります。遺伝的に私たち人間は雑種ですが、マウスの

Karl Landsteiner（1868-1943）
オーストリアの生物学者。1900年ABO血液型を発見、1930年ノーベル化学賞受賞。1922年にニューヨークのロックフェラー研究所に加わり、アメリカの国民となった。彼は実験室で働いている間に心臓発作で死去した。
（出典）日本輸血学会
http://www.uoeh-u.ac.jp/kouza/yuketu/jsbt51/aisatu.html

MHC	ヒト HLA	マウス H-2	分子構成 分子量
クラスI	−A, −B, −C (−E, −F, −G)	−D, −K, −L (−Tla, QaM)	α鎖：45kDa，膜貫通性 β_2ミクログロブリン，12kDa，膜非貫通性
クラスII	−DP, −DQ, −DR	−I	α鎖：34kDa β鎖：29kDa ともに膜貫通性

（　）：多様性のないMHCクラスI抗原

図表7-1　主要組織適合複合体（MHC）抗原の種類と性状

場合は、子供同士を掛け合わせることによって、父親からの遺伝子だけを持った子孫、母親からの遺伝子だけを持った子孫を作ることができるのです。こうして作った「近交系：遺伝子がほとんど同じマウス」では、血液型どころか、移植の拒絶さえ起こりません。移植拒絶は雑種では起こり、「近交系」では起こらないということから、血液型より複雑な排除される抗原タンパク質があるということが研究されてきました。

結局は、主要組織適合抗原（MHC：major histocompatibility complex）が、個人間でアミノ酸配列が少しずつ違うので、移植抗原となり拒絶されてしまうことが分かりました。

2. 抗原提示分子

私たちの身体の構成成分はだれでもほとんど同じですが、MHCの違いだけで移植する際には拒絶されてしまいます。MHCに対する拒絶の反応は、抗体でも起こりますが（血液型はほとんど抗体で凝集します）、Tリンパ球が直接攻撃する形で拒絶しているのです。その後、研究が進んだら、MHCは抗原提示分子でもあることが分かりました。

3. 構造

主要組織適合抗原には、Class IとClass IIがあり、いろいろな組織に発現しています。その構造はMHCのClass Iの場合、ドメイン構造が3つつながった鎖とドメイン構造1つのβ_2ミクログロブリンがくっついた形をしています（図7-2）。α_1とα_2でできる立体構造の溝に、抗原由来のペプチドを入れるのです。Class IIは、ドメイン構造が2つつながったα鎖とドメイン構造が2

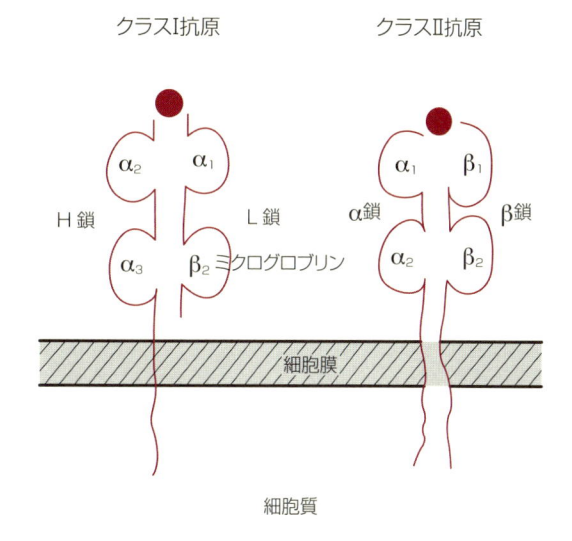

図7-2　MHC Class I、II抗原の構造

つのβ鎖が組み合わさっています。Class Ⅰと少し似ていますが、この$α_1$と$β_2$が作る立体構造の溝の中にペプチドを入れます。アミノ酸10個から15個くらいの断片をここに入れて、T細胞、ヘルパーT細胞に抗原提示するという形で働いています。こういう抗原を入れる場所と別の場所のアミノ酸配列も個人間で多様化していて、それぞれ違いを認識して拒絶されるのです。

4. 分布

MHCのClass Ⅰは、全身のほとんどの細胞で発現しています。むしろ発現していない細胞を説明したら、そのことが分かると思います。まず、発現していないのは、赤血球です。血液型を合わせれば輸血ができるのは、赤血球がMHCを発現していないからです。なぜ発現していないかというと、赤血球が脱核してDNA→RNA、RNA→タンパク合成の機能をやめてしまったからです。ですから赤血球も、とても幼若で骨髄でまだ核のある未熟な時期にはMHCを発現しています。血小板は巨核球（megakaryocyte）が分解してできた破片です。血小板はMHCを発現しています。よって血小板を大量に輸血すると、弱いながら拒絶反応が出てきて、発熱したり発疹が出たりします。赤血球は完全にMHC陰性ですが、血小板は弱陽性なのです。

赤血球のほかにMHCがないのは、胎児胎盤です。胎盤は胎児のものなので、父親の遺伝子で作られるMHCも発現しますが、拒絶されません。胎児胎盤のMHC Class Ⅰがネガティブなので、いつまでも母の子宮の中にへばりついていられるのです。また、脳神経がMHC陰性なのが面白いことです。これはとても不思議な現象で、私たちの脳の中のニューロンはMHC陰性です。ですから、脳はほとんど抗原提示能がありません。そのため脳では炎症がとても起こりにくいのです。サルで脳の移植に成功したというニュースが20年くらい前にありましたが、脳神経はMHC陰性なため、そういう特殊な実験がある時期続きました。しかし、脳神経はMHC陰性ですが、脳神経の間に混じっているグリア細胞はMHC陽性なので、長い目で見れば結局拒絶されてしまいます。脳神経にはこのような特徴があります。私たちの身体のほとんどはMHC Class Ⅰ陽性なので、移植したら拒絶されてしまうのです。

ここまでは、全部MHC陰性のものの話です。しかし、MHCの発現量は細胞ごとにみな異なり、強弱もあります。1番発現量が強いのは樹状細胞です。ほかに強いのは、マクロファージや皮膚です。腎臓の細胞も結構強いですが、肝臓の細胞は弱いです。皮膚の移植が人間同士で成功したという話は、聞いたことがないでしょう。皮膚の移植はMHCの発現量が高いので、免疫抑制剤を使っても不可能なくらい、難しいのです。しかし腎移植はよくしています。腎細胞になるとMHCの発現量がガクンと低いのです。それでFK506[1)]、イムラン[2)]やステロイドなど免疫抑制剤を使えば何とか拒絶されずにすみます。肝細胞はさらにMHCの発現量が低いので、肝移植には極力免疫抑制剤を減らすことができるのです。

MHC Class Ⅱの場合は樹状細胞、マクロファージ、B細胞、だいたいこの3つの細胞に発現しています。ほかの細胞では、ほとんど発現していません。ところが普通の組織の細胞でも、リンパ球でも（特にインターフェロンで）活性化させるとMHC Class Ⅱが発現します。

C型肝炎の治療にインターフェロンを使うことは新聞等でご存じかと思います。インターフェロンは、ある1つのウイルス感染を起こしたときにほかのウイルスが同時感染しないということで見つかりました。1つのウイルスに感染を起こしたときに干渉してほかのウイルスが感染しないという物質を、血液の中とか胎児の中とかを研究し

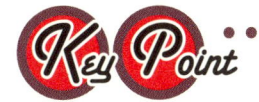

> **Key Point**
>
> 1) MHC Class Ⅰ
>   全身のほとんどの細胞が発現
>   発現していない細胞：赤血球、胎児胎盤、脳神経（それゆえ炎症がおこりにくい）
>   発現量の強弱　　　：樹状細胞＞マクロファージ＞皮膚＞リンパ球＞腎＞肝
>
> 2) MHC Class Ⅱ
>   樹状細胞、マクロファージ、B 細胞で発現
>   組織の細胞でも、リンパ球でも、（特にインターフェロンで）活性化されると発現する
>   　　　　　　　　　　　　　　　　　　　　　　── interfere 抗ウイルス活性

て見つけたのです。結局、それは抗ウイルス活性で、1つのウイルスに感染して炎症が起こっているとインターフェロンが出てくるのです。その感染したウイルスに対しても抵抗力がついてきますが、ほかのウイルスを暴れださせない力にもなっているので、インターフェロン（干渉物質）と名前をつけたわけです。インターフェロンには、αとβとγの3つが見つかりました。特にインターフェロンγが、MHC Class Ⅱを組織やリンパ球に発現させる力が強いのです。

普通の組織も、活性化して MHC が発現すれば抗原提示します。抗原提示すると、免疫反応が起こり始めるのです。ですから、身体の中で普段なかなか炎症が起こらない場所でも、このようなインターフェロンを介して免疫反応が起こりだします。私たちの身体の中のほとんどには MHC があり、個人間で違うので、拒絶反応のタンパクになっています。MHC がない方が珍しいという感じです。ですからほとんどの細胞は移植できませんが、MHC のタイプをなるべく近くして反応を少なくして移植するという努力をしています。あるいは MHC のタイプを近くする努力をやめて免疫抑制剤で免疫反応を抑えるという形で移植が行われています。このようにして、MHC のことがだんだん分かってきました。

〈参考〉
1) **FK506**
筑波山の土壌細菌（ストレプトマイセス・ツクバエンシス）より分離された．23員環マクロライド・マクロラクタム構造を持つ．筑波で発見されたマクロライド系免疫抑制剤（Tsukuba macrolide immunosapplesant）というところからタクロリムス（Tacrolimus）と命名されている．開発コードナンバーは FK506 で，学会などではこちらの名が使われることも多い．
臓器移植用医薬品としての商品名はプログラフで，アトピー性皮膚炎用外用剤としてはプロトピック軟膏との名称で発売されている．
　（出典）フリー百科事典『ウィキペディア（Wikipedia）』

2) **イムラン**
アザチオプリン錠は和名
名称の由来：　免疫抑制剤であることから，免疫を表わす Immuno- より命名．
開発の経緯：　アザチオプリンは米国グラクソ・スミスライン研究所の Hitchings, Elion らによる一連のチオプリン化合物の研究から生まれた免疫抑制作用を持つ薬剤である．
効能又は効果：　1 下記の臓器移植における拒絶反応の抑制　腎移植，肝移植，心移植，肺移植
　　　　　　　2 ステロイド依存症のクローン病の緩解維持並びにステロイド依存症の潰瘍性大腸炎の緩解維持
　（出典）http://glaxosmithkline.co.jp/club_GSK/if/pdf/imuran_tab.pdf　添付文書より

5. ヒトとマウスの MHC

　ヒトのMHCには、父親や母親からの遺伝子の組み合わせで、膨大な種類があります。骨髄移植のMHCマッチングには、1人の患者さんにドナーが10万人いても見つからないくらいです。そういうたくさんの種類を作るため、遺伝子を作るタンパクの遺伝子は膨大に長いのです。私たちの身体にあるタンパク質というのは、短い遺伝子から1つのタンパク質ができています。しかし、MHCだけは私たちの身体にある遺伝子のだいたい1/3000の巨大な領域を占めるくらいの形で遺伝子が現れていて、それが免疫反応を決定しています。致死的な病原菌が入っても個人間で免疫反応が微妙に違うのは、MHCの多様化によって一部のヒトが生き残るという戦略なのです。MHCが1番多様化しているのが哺乳動物です。肉体的にも弱い哺乳動物が身体にこういう別の生きる力を蓄えて進化しました。

　このようなヒトやマウスのMHCの多様化が始まったのは、だいたい3000万年前といわれています。恐竜が絶滅したのが5000万年前といわれているので、その後すぐです。哺乳動物は繁栄の力があったのです。しかし、MHC自体は多様化を起こさないレベルでほかの動物にもあります。脊椎動物まで遡ってサメなどの軟骨魚類、あるいは普通の魚の硬骨魚類あたりでもMHC様分子はあります。

　では、そういう動物ではMHCは個体間で多様化しないで何に使われているかというと、やはり接着分子です。私たちの細胞は、細胞同士で反発しあってばらばらになるのを防ぐための接着分子で固まりになって生きています。この接着分子の間に異物が入ってきたとき白血球が働けるように進化してきたのが免疫です。けれどもさらにMHCの起源を厳格に探ると、魚類の前は原索動物です。原索動物で現存している私たちの祖先はホヤです。ホヤでは、MHCはホヤの細胞と細胞をくっつけるために使われていますが、同じMHCでは融合しても、MHCが遺伝的にとてもかけ離れていると拒絶してしまいます。MHCがそういう群生ホヤの集合を決めているという報告が、私がちょうど免疫研究を始めたときにあったのです。MHCはこのように接着分子として使われて、仲間を識別するタンパク質となり、最終的に免疫の分子となったのです。

　ヒトのMHCは、HLA(human leukocyte antigen)です。human leukocyte antigen という名の由来を説明します。移植の拒絶を知るためには、初めから移植してしまうことで分かりますが、ドナーの白血球とレシピエントの白血球を混ぜて反応を起こすと leukocyte（白血球）が分裂、あるいは静止のいずれかの反応が起こります。leukocyte 自体がMHCを持っているので、異物を混ぜると分裂が始まります。すると、ヒトの白血球抗原と移植の拒絶とがほとんど相関するということが分かり、白血球を混ぜ合わせる研究から移植拒絶が起こるかどうかを研究した時代がありました。移植する側される側の白血球を混ぜて、分裂が起こることが認識されるときは移植が拒絶される、混ぜても静止の状態のときには移植が可能だ、というこの研究の時代に human leukocyte antigen という名前がついたのです。

　HLAでは−A、−B、−C、−Dというように、ずいぶん似た構成でも異なったタンパク質が独自に作られていたのです。HLA−A、−B、−Cの3つが Class Ⅰ で、−D が Class Ⅱ です。HLA−A は、さらにタンパク質の違いで−A1、−A2、−A3……といろいろあります。HLA−Bにも、HLA−Cにも、HLA−Dにもいろいろあります。HLA−Dにはまたさらにこのタンパク質が、−DR、−DP、−DQと3つに分かれ、それぞれまたHLA−DRの1などがあります。

　個人としては、どのような発現になるのでしょ

> **Key Point**
>
> ・HLA(human leukocyte antigen)
> 白血球を ┌ leukocyteが、分裂を起こす
> 混ぜる └ leukocyteが、静止のまま
>
> Class I ┌ HLA-A ……… A1、A2、A3
>   │ HLA-B ……… B
>   └ HLA-C ……… C
>
> Class II HLA-D ┌ DR、DR1
>   │ DP
>   └ DQ

> **Key Point**
>
> ・あるヒトのHLAタイプ（タイピング）
>
> HLA-A（A3、A11）
> HLA-B（B7、B35）
> HLA-C
> HLA-DR
> HLA-DP
> HLA-DQ
>
> 共優性（co-dominance）

うか。あるヒトの種類をタイプといいますが、このタイプを決めるのをタイピングといいます。

私自身のものも1回調べたことがあるのですが、HLA-A（A3、A11）、HLA-B（B7、B35）と、ちょうど父親と母親からの遺伝子を両方発現する形で、2つのタンパク質を出すのです。これを遺伝子の共優性といいます。父親からもらった遺伝子からのHLAも、母親からもらった遺伝子のHLAも、両方が発現するからです。HLA-A、-B、-C、-DR、-DP、-DQの6つのタンパク質の塊で、2つずつ持っています。これらには100種類くらいのタイプがあるので、膨大な数になります。血液型のように4種類や、Rh＋と－で2種類、あるいはMNの血液型もありますが、それでも指で数えるくらいです。しかしHLAは、種類があっという間に10万、20万、30万といった膨大な数になってしまいます。こういう形で、Class I、HLA-A、-B、-Cまでは全細胞に発現され、Class II、HLA-DR、-DP、-DQは樹状細胞か、マクロファージか、B細胞に発現されます。しかしClass IIはインターフェロンで活性化されると、普通の組織の細胞でも発現します。

マウスのMHCは、（次頁のKey Point）のようになっています。H-2（histocompatibitiy-2）では、Class IにはH-2K、H-2Dが、Class IIにはH-2I（H-2I-A, H-2I-E）があります。$H-2^b$マウスが、私の教室で実験に1番使っているB6マウスです。髪の毛の色のように真っ黒なマウスで、これは$H-2^b$です。C57BL/6、簡単にB6（ビーロク）マウスといっています。このマウスはH-2Kもb（$H-2K^b$）、H-2Dもb（$H-2D^b$）、H2-Iもb（$H-2I^b$）です。こういう形のタンパク質を持つマウスを、純系マウスといいます。このほか、$H-2^d$マウスもあります。H-2Kもd（$H-2K^d$）、H-2Dもd（$H-2D^d$）、H-2Iもd（$H-2I^d$）です。$H-2^b$ということは、$H-2^{b/b}$で父親からも母親からもbをもらっているということです。$H-2^d$は$H-2^{d/d}$で、dを父親からも母親からももらっています。$H-2^b$マウスと$H-2^d$マウスを掛け合わせて生まれる子供をF_1といいます。父親からb遺伝子、母親からd遺伝子をもらうので$H-2^{b/d}$マウスになり、このようにして雑種ができていくのです。

では、F_1同士、つまり子供同士のメスとオスを掛け合わせるとどういうF_1ができるかというと、$H-2^{b/b}$、$H-2^{b/d}$、$H-2^{b/d}$、$H-2^{d/d}$という形で遺伝子が出てきます。子供同士を掛け合わせ

Key Point

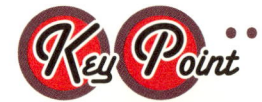

マウスのMHC

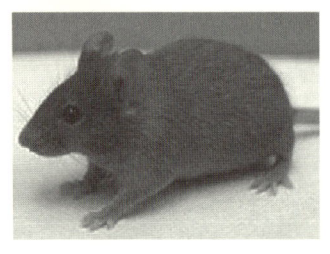

H-2 (histocompatibility-2)
H-2k ⎫
H-2D ⎬ Class I
H-2l   ⎭ Class II

・H-2^{b}マウス　C57BL/6（B6マウス）
　H-2k^b　　　　　　　純系
　H-2D^b
　H-2l^b

・H-2^{d}マウス
　H-2^b=H-2$^{b/b}$
　H-2^d=H-2$^{d/d}$

ると、また純系（H-2$^{b/b}$、H-2$^{d/d}$）ができます。H-2$^{b/d}$とH-2$^{d/b}$マウスは同じなので、だいたい1：2：1となります。

　まったく遺伝子の違う父親（H-2$^{a/b}$）と母親（H-2$^{c/d}$）同士を掛け合わせた場合の子供では、父親と母親の遺伝子がまったく違う形で子供ができます（H-2$^{a/c}$、H-2$^{a/d}$、H-2$^{b/c}$、H-2$^{b/d}$）。子供で共通した遺伝子を持つものはまったく見えてきません。ただ半分だけ似たのは出てきます（例：H-2$^{a/c}$、H-2$^{a/d}$のaなど）。

　私たち人間の場合は、親と子でもまったく同じ組み合わせであるわけではなく、兄弟同士でも同じ組み合わせは出ません。これは、皆さんがもし家族同士で遺伝的に近いと思っても、移植は無理なことを意味します。ですから、父親が子供に、あるいはその逆、あるいは兄弟同士だとしても、完全に移植するのは不可能です。半分だけ似た形

はできますが、全部合うことはありません。

　マウスでは、また組み合わせを作れば、例えば、（H-2$^{a/c}$ × H-2$^{a/d}$）という組み合わせを作れば、親と同じものが出てきます（H-2$^{a/a}$、H-2$^{a/d}$、H-2$^{c/a}$、H-2$^{c/d}$）。これをF$_2$といいますが、兄弟同士を掛け合わせると、親と遺伝子のまったく同じマウスを作り出せるのです。しかし、完全雑種の人間では、親子でも兄弟でもHLAが完全に一致することはありません。

6. MHCの遺伝子

　ヒトHLAの遺伝子は染色体の6番目（マウスは17番目）にあって、（図7-4）のような配列で並んでいます。

　Class IIIは補体の領域です。MHCの中に補体のタンパクをコードする遺伝子も入っているの

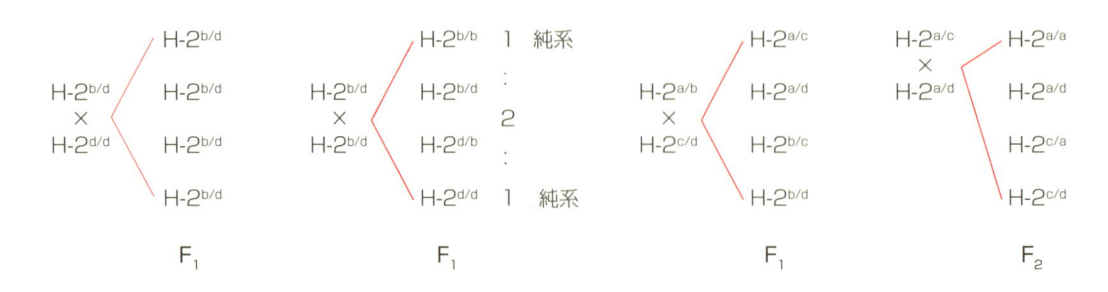

図7-3　H-2の遺伝

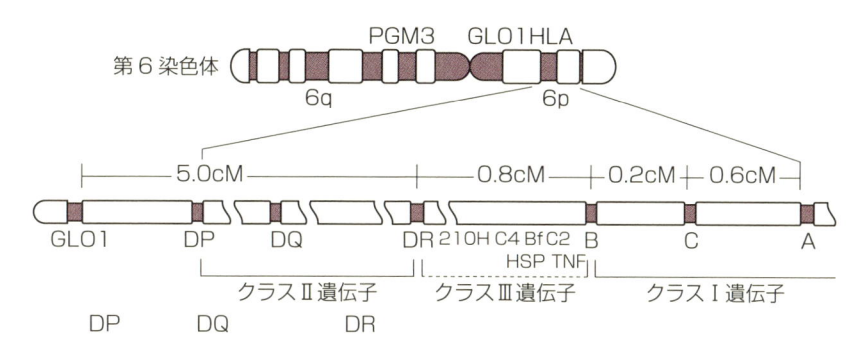

図7-4　HLA遺伝子領域とHLAの多型
（出典）『絵でわかる免疫』安保徹、講談社、2001年

です。抗体の抗原と反応するところをFab部分と呼び、根元になっているところをFc部分と呼びます（図7-5）。抗原と抗体が反応したときは、まず凝集がメインですが、ここに補体が加わると、酵素活性が出て抗原の溶解現象を起こします。いろいろな抗原を分解する力を持っているタンパク質が補体です。MHCをコードする領域に補体が挟まっているのです。補体もやはり免疫の仲間なのです。

むしろ抗体よりも補体の方が発生学的に古いです。抗体はB細胞に分化して分泌するようになったもので、発生学的には新しいタンパクです。補体はそれ以前からあって、抗体がなくても直接外からの細菌の成分によって活性化され細菌を溶解する酵素として知られています。そういう古い防御タンパクもMHC遺伝子の中に入っているので、MHCの仲間なのです。そのほかにMHCの中には、HSP[3] 70（heat shock protein

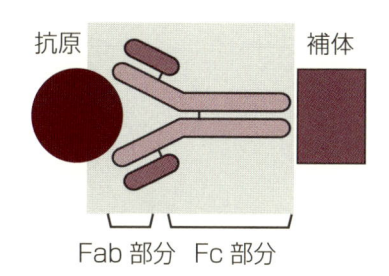

・凝集→溶解
・補体は進化レベルが古い

図7-5　免疫複合体と補体

70）、TNFα[4]、TNFβ[5]タンパク質を作る遺伝子も含まれています。暑さとか寒さとか熱の違いも生命体にはすごいストレスです。温度変化が激しいとき、HSP70というタンパクが作られます。HSP70は免疫とどのような関係があるのでしょうか。MHC ClassⅠやClassⅡが細胞内で作られたのを膜まで運ぶ作用をシャペロン[6]作用と

〈参考〉
3) HSP（heat shock protein）
　突然の温度上昇直後に合成が増大する特別なタンパク．その機能は高温による損傷を軽減させるのに補助的に働く．

4) TNF（tumor necrosis factor）α
　感染などの炎症時に，単球，マクロファージ，血管内皮細，脂肪細胞，ミクログリア，アストロサイトから産生され，IFNγ，IL-6，IL-8の産生を誘導する．

5) TNF（tumor necrosis factor）β
　リンホトキシンとも呼ばれる．細胞障害性T細胞が標的細胞を攻撃するために分泌するサイトカイン．
　（出典）ステッドマン医学大辞典（第4版）

いいますが、こういうタンパク質が温度の変化にさらされたときに作るMHCを膜まで運ぶタンパク質も、この領域にあります。

TNFαとβとは、腫瘍壊死因子（tumor necrosis factor）です。皆さん、こういう因子が見つかったらすごいと思うでしょう。実際、この因子が見つかり、これでガンは治せると大騒ぎしたのが、今から40年くらい前のことです。TNFをガンにかけると、確かにガンは膜が溶解して死にますが、驚いたことに、動物に使ったら痩せこけて、ガンの末期状態と同じになってしまいました。

ガンの末期状態はカヘキシー[7]状態といいます。TNFにはガンを殺すだけではなく脂肪細胞を殺す力もあって、だんだん脂肪細胞が溶けていきます。ガンを殺す力で痩せ衰えてるのです。TNFの血中濃度が1番高いのは、ガンの末期状態です。ですから、結局TNFは臨床応用できなかったのです。ガンを殺したり、痩せ衰えさせてカヘキシー状態を作るタンパク質も、MHC遺伝子の領域に入っています。

TNFは、MHCの発現の1番高いマクロファージが主に出しています。ですからマクロファージは、私がよく「単細胞時代の生き残りで、オールマイティの細胞」だというのですが、MHCが発現し、抗原提示もでき、ガンを殺したり、人間の最後を作る力もすべて持っています。私たちの身体の細胞は特殊化していきましたが、マクロファージは、ガンのように特殊化した細胞を最後に死滅させる力も準備していました。MHCの遺伝子の長さは、すべてのタンパク質をコードする遺伝子の中で、断トツに長いのです。

次にマウスのMHCですが、これは染色体の17番目に（図7-6）のように配列しています。この配列の中で、Qaも、MHCの仲間です。ヒトとマウスとでは並ぶ順序が違いますが、補体のタンパクをコードする遺伝子が途中に入るなど、多少似ています。補体が出てきたことで、HLAのタイピングのやり方が分かります。

初期のころ1860年代あたりなら、経産婦血清プラス補体の組み合わせで、HLAタイピングが始まりました。経産婦でも正常な分娩の場合は、胎児・胎盤はMHC陰性なので抗体はできません。異常分娩の場合は胎児の組織がお母さんの身体に迷入して抗体ができます。その抗体血清を利用して白血球のHLAタイピングが始められたのです。この組み合わせにHLA-AやーB、-Cがあります。研究者は生きている細胞と死んだ細胞を区別するため、トリパンブルーを使います。これは細胞が生きているとトリパンブルーという色素を排除するのですが、白血球が死ぬと色素が中に入るので染まります。補体は血清の中に含まれており、56度で30分処理すると、壊れて失活します。補体値の高い健常者の血清を希釈して補体の材料として使い、HLAのタイプを決めていたのです。この方法で決まるのはClass Iです。今は、遺伝子で決まっていて、それを免疫してモノクローナル抗体を使っていますが、初期のころ

〈参考〉

6) **シャペロン（chaperone）**
　ほかのタンパクやタンパク複合体の適正な折りたたみや構築を行うタンパク．
　（出典）ステッドマン医学大辞典（第4版）

7) **カヘキシー（悪液質）**
　何らかの疾患を原因とする栄養失調により衰弱した状態．悪性腫瘍，白血病でよく発生する．悪性腫瘍の末期に現れる炭水化物，タンパク質の代謝変化などを原因とする悪液質を癌悪液質と呼ぶ．下垂体性悪液質は下垂体の広範な破壊を原因とする悪液質性疾患であり，体重減少，脱毛，粘液水腫，臓器の萎縮などが認められる．
　（出典）フリー百科事典『ウィキペディア（Wikipedia）』

❖ マウス　　　H-2　第17染色体

K（Class I）— I（Class II）— S — D（Class I）— Qa（MHCの仲間）

❖ 補体のタンパクをコードする遺伝子

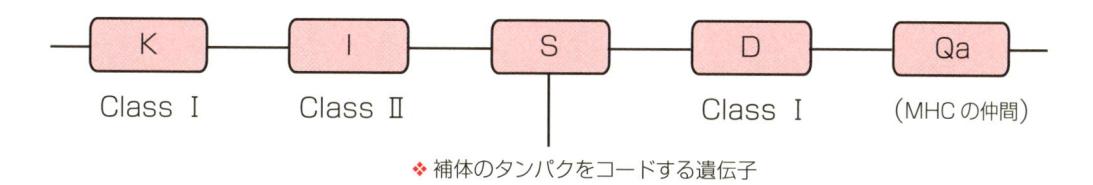

図7-6　マウスのMHC染色体第17

は、Class Iはこのように同定していたのです。

一方、Class IIはMLC（mixed lymphocyte culture）という方法で決めていました。MLCは、白血球同士のHLA（Class II）の型が違うと分裂が始まります。私が研究を始めた1970年代は、こうしてClass I、Class IIを決めていました。

白血球にはMHC Class IIが出ています（図7-8）。Class IIをCD4$^+$細胞、つまりヘルパーT細胞が認識します。ここでは、抗原が入っているかいないかは関係なく、T細胞上のTCRがClass IIを認識します。このT細胞の持つTCRは、MHCに入った抗原を一緒に認識でき、MHCの相手方の違いも認識できるのです。ですから、自分の細胞としてMHCに抗原が入っていても認識して分裂を始めるし、他人の白血球が入ってきてもMHCを認識して分裂します。これがT細胞レセプターの特徴です。さらにCD4なのでClass IIに橋をかけ、分裂が始まります。ここで大切なのは、TCRの認識です。

7. TCRの認識

T cell receptorが異物を認識して攻撃したり分裂したりするのは、MHCに抗原が入ったときと、allo抗原が入ったときです。ここで大事なのは、注意書きとして、xeno抗原（異種）は認識しないということです。例えば、ヒトとネズミのリンパ球、ヒトとカエルというようにまったく種

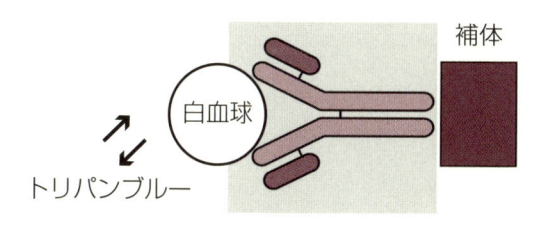

（経産婦血清）
・HLAタイピングでClass Iが決まる
・補体は56度30分で失活

図7-7　HLAタイピング

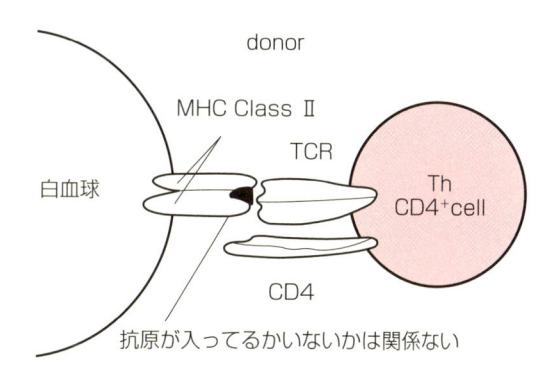

図7-8　TCRの認識

が離れたときは、MHCの違いがあまりに巨大すぎて、TCRの認識は起こりません。では異物をどのようにして認識するのでしょう。xeno抗原の場合は、マクロファージが異種タンパクとしてプロセッシングして認識します。細胞内に取り込んで、分解して、MHCに入れて膜に出すという形で認識するのです。ですから、免疫反応が起こるには、近い仲間の間で移植したときに現れるのです。

では、遠い仲間を移植するとどうでしょうか。その場合免疫反応というよりは、マクロファージが取り込んで、異物で抗体ができる、B細胞が働くというような、まったく異種タンパクが来たという形で認識するのです。自分の違いを認識する免疫反応にはならないのです。

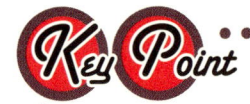

Key Point

1) 自己のMHC+抗原

2) allo抗原（同種のMHCの違い）
 ＊xeno抗原は認識せず（異種）
  マクロファージがxenoを
  processingして認識

安保徹の免疫学講義

第8章 主要組織適合抗原 part 2

第 1 章　免疫学総論　part 1
第 2 章　免疫学総論　part 2
第 3 章　免疫担当細胞
第 4 章　B細胞の分化と成熟
第 5 章　T細胞の種類　part 1
第 6 章　T細胞の種類　part 2
第 7 章　主要組織適合抗原　part 1

第 9 章　サイトカインの働きと受容体
第10章　自然免疫
第11章　膠原病　part 1
第12章　膠原病　part 2
第13章　神経・内分泌・免疫
第14章　免疫系（防御系）と自律神経の関係　part 1
第15章　免疫系（防御系）と自律神経の関係　part 2
第16章　移植免疫
第17章　免疫不全症
第18章　腫瘍免疫学

第8章 主要組織適合抗原 part 2

1. リンパ球の抗原認識と分裂

　B細胞の場合は抗体で抗原を認識しているので、直接、抗原刺激で分裂が始まります。しかし、T細胞の場合はマクロファージなどの膜上のMHCを介して抗原をまとめて認識した後、分裂が始まります。そして、3番目の認識方法もあります。MLCの場合もやはり相手の認識はTCRですが、認識するのはallo抗原になります。MHCに抗原があろうがなかろうが、MHCにあるアミノ酸配列の違いを認識して分裂します。

　このとき、ドナーとレシピエントの白血球を混ぜると、T細胞がMHCのアミノ酸配列の違いを認識し反応して、T細胞が分裂していくのです。このままだと2-wayになるので、レシピエント側の反応だけ調べたいときは、ドナーをマイトマイシンC、あるいはX線照射（マイトマイシンCもX線も分裂阻害します）すると、レシピエント側だけのリンパ球の反応になります。これをone-wayといいます。2人のリンパ球や組織を混ぜてしまうと、両方混じった反応になるので、受け手側の免疫反応が移植片に対してどう反応するかだけを調べるときは、マイトマイシンC、X線照射してドナー側の反応を止めるのです。分裂を止めようとすると、30グレイなどの大量のX線を当てないといけません。しかし、マウス個体全体だと9グレイか10グレイで死んでしまいます。分裂の速い細胞がX線の影響を受けやすいので、個体全体だと放射能には弱いのです。しかし、細胞は取り出すと、大体、個体の致死量の3倍くらいの放射線を当てられます。前述のように、xenoになるとあまりにもMHCの違いが大きすぎて、反応を起こすようなレベルは起こりません。異物としてマクロファージが取り込んで、プロセッシングして、MHCを入れて認識するというのが、異種タンパクの反応になります。

2. 抗原とMHCの結合

　MHCのアミノ酸配列の違いは、いろいろなタンパクの立体構造の差になります。Class Iでしたら、α1とα2の間で、ちょうどホットドックのパンを切るとパカッとあくように溝ができます。この溝を、Bjorkman's groove といいます。そこに抗原が入るのです。これはX1線解析で立体構造を決めるので見つかりました。樹状細胞などのほかの細胞が、いろいろ入り込んだ抗原をプロテアーゼという酵素で切って断片にして、溝に入れます。

　一方では、MHCの分子が作られる粗面小細体

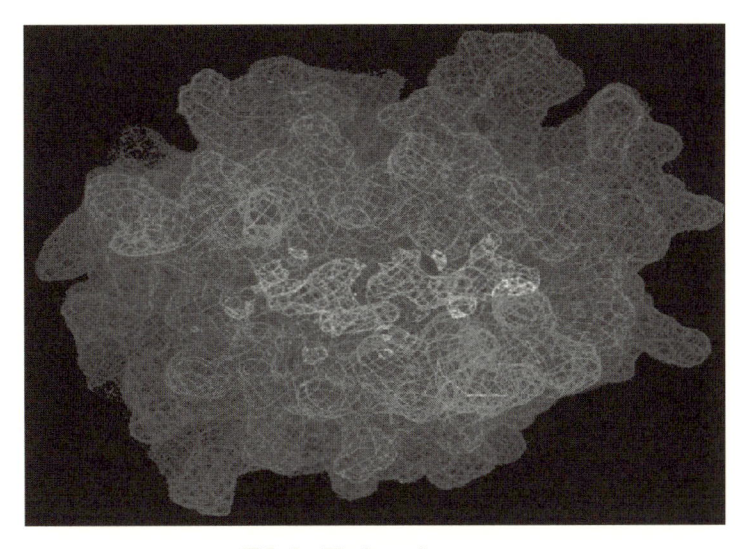

図 8-1　Bjorkman's groove
（出典）http://www.nature.com/nsmb/journal/v9/n3/full/nsb0302-164.html

（endoplasmic reticulum）は、表面にリボゾームが付着しています。リボゾームでタンパク質が作られ、集められ、ゴルジ体に来たときに、抗原からMHCの溝に入るのです。最終的にMHCと抗原の複合体は膜上に移動します。外来抗原が身体にたくさん入ってきたときは、この溝に入るのは外来抗原ですが、普段は自分のタンパクの破片が入っています。ですから、いろいろなものが入り、そのもっとも頻度の多いものと、さらに異物が認識されるという形になります。入ったものは膜に出て、また散っていく。ですから、感染がないときは自分のタンパク質の破片が入っています。

　寛容が起きているので自分のタンパク破片にはT細胞は反応しませんが、異物が入ってきて、それをプロテアーゼで壊したものが溝に入りだしたときに、抗原はMHCと合体します。この反応はリンパ球内の抗原処理の早い段階で起こります。HSP70やシャペロン効果で、膜まで運びます。ゴルジ体まで持っていくのはTAPのタンパク質です。私の研究室でもTAPのタンパク質を欠損したネズミで研究していますが、TAPが欠損するとMHCのClass Iを膜まで運べなくなります。HSPは両方運べます。

　抗原認識には2つの方法があります。巨大タンパクはそのままB細胞に認識されます。T細胞は、全部抗原提示細胞の細胞内で1度プロセッシングされて、できたてのMHCに入って膜に出てきたものを認識します。抗体は巨大タンパクをまるごと認識するので、タンパク質でなくとも立体構造がはっきりして形が合えば、脂肪でも糖タンパクでもいろいろなものが抗原になります。ところが、T細胞のほとんどの場合では、タンパク質がMHCの細胞の中に入って膜に出て初めて認識されます。B細胞とT細胞の認識の仕方はまったく違います。こうして、MHCの個人間の多様化が移植の拒絶になることと、T細胞に認識されることがだんだんつながってくるわけです。

3. polymorphic MHC と monomorphic MHC

　1990年代後半、個人間で多様化していないMHCが見つかりました。それがmonomorphic

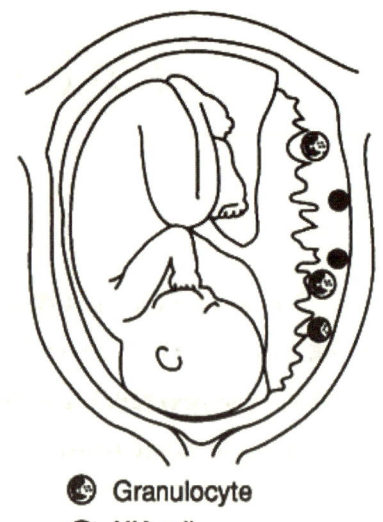

図8-2 妊娠免疫の仕組み：母体と胎児の間とリンパ球

MHCです。polyというのは「多い」という意味です。morphicはmorphologyなどの「形」という意味なので、個人間で多様化のあるMHCがpolymorphic MHC、個人間で多様化のないMHCがmonomorphic MHCです。ヒトの場合、個人間で多様化のあるMHCがHLA-A、B、C、D、多様化のないMHCがHLA-E、F、Gです。これらは、Class Iと構造はまったく同じですが、個人間で多様化していません。monomorphic MHCは、すごく特殊な場所に発現しています。HLA-Eは腸上皮細胞、HLA-Fは肝細胞、HLA-Gは子宮内膜と胎盤の絨毛細胞（trophoblast）です。腸にあるリンパ球も、腸から発生した肝臓に前からあるリンパ球も、NK細胞や胸腺外分化T細胞などの古いリンパ球です。子宮と胎盤の間にも古いリンパ球があります。

胸腺外分化T細胞のいる場所にmonomorphic MHCが発現しています。系統発生的に古いリンパ球と古いMHCが共存しているのです。つまり古いリンパ球と古いMHCの時代を経て、免疫系が進化したわけです。

特に子宮の胎盤がなぜ拒絶されないかという疑問がありますが、monomorphic MHCの理解でこの謎の本質に迫れたのです。

子宮内膜の面と胎盤の接点は、HLA-Gをともに発現します。HLA-Gは個人間で多様化していないので、結局、父親からの遺伝子も母親からの遺伝子も同じタンパクを作ってアミノ酸配列が違わないのです。そしてHLA-A、B、C、D、はマイナスです。こういう仕組みがわかってきました。ここではNK細胞と胸腺外分化T細胞が働いています。NK細胞と胸腺外分化T細胞は自己応答性です。これらは膜上にアドレナリン受容体を持っていて、交感神経刺激（ストレスなど）で活性化されます。ですから、母親が忙しく仕事しすぎたり、悲しい出来事があってつらいめにあったり、あるいは、心臓や腎臓に持病があって交感神経がだんだん刺激されたときなどに、流産が起こるのです。新しい免疫系は働きませんが、古い免疫系の活性化で流産が起こります。古い免疫系は自己応答性なので、子宮内膜と胎盤を攻撃するのです。すると胎盤が母親の子宮の内膜についていられなくなります。早期の流産も、後期の流産もこういうメカニズムで起こっています。

4. HLAのタイプと疾患感受性

HLAのタイプというのは、みんなバラバラですが、例えば日本人、ヨーロッパ人というように集団や民族によって、多少特徴はあります。人類が移動の過程で隔離されて、民族によってよく使われるタイプが違って出てくるのです。

民族によって、血液型も違います。アメリカ・インディアンは100%、O型です。人類の歴史はアフリカで始まり、各地に拡散した時は、ほとんどすべての人はO型でした。ですから、最初に移動したアメリカ・インディアンは、全部O型

Key Point

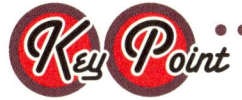

❖ 特定のタイプに特定の疾患(自己免疫疾患)が集中する現象

HLA-B27	(90%) …………	Ankylosing spondylitis (強直性脊髄炎)
HLA-DR4	(50%) …………	rheumatoid arthritis (関節リウマチ)
HLA-DR2	(88%) …………	Goodpasture's syndrome
HLA-A1	(40%) …………	Hodgkin's disease

のままアメリカ大陸にたどり着き、現在もO型のままです。ところが、その後にたどり着いた民族が、腸内細菌から遺伝子をもらいました。

細胞というのは、いろいろな生命体から遺伝子を取り込んでいます。腸内細菌から入った糖タンパクから、人類の10万年の進化の中で、A型とB型と、この2つが合わさったAB型ができました。そして、日本はたどり着くのに1番時間がかかった場所なので、A型、B型、AB型、O型がだいたい均等に分布しています。北からも南からも、韓国からも雑多な民族が入ってきて、みんな交じり合って、血液型が全部そろったのが日本です。これは地球上で日本人だけなのです。ほかの国は、A型とO型というように、分布に差が出ています。それと同じ流れで、HLAも民族によって分布に差があります。特定の疾患になる特定のHLAのタイプが集中していることを、「HLAの連鎖不均衡」といいます。

特定の疾患のほとんどが、自己免疫疾患で、代表的な疾患を挙げると、上部のKey Pointのようになります。

自己免疫疾患の原因は、ほとんどがストレスです。ストレスが直接組織を壊すか、あるいはストレスがかかって免疫が下がり、常在ウイルスが暴れて、感染症が起こります。風邪をひいて発症するか、その発症のときに特定のHLAが特定の自己抗体を作りやすくするのでしょう。以前、強直性脊髄炎にかかっている20代の若い女性から

電話がきて、「どうしたらいいか」というのです。この女性はものすごい夜更かしで、連日夜中の2時くらいまでパソコンを使って、慢性疲労を起こすような仕事をしていました。強直性脊髄炎はHLA-B27を発現しています。ClassⅠのBのうちのB27を持っている人が、この病気には大変多いのです。そのほかには関節リウマチもHLAに特定の疾患の代表です。

このように特定のHLAはストレス、あるいはウイルスがはびこる組織が壊れるときに、特定のタイプの自己抗原が入りやすいのです。これらの病気が起こると、肺と腎臓と同時に、そのほかの臓器の基底膜にも自己抗体ができます。

それから、膠原病でないものでは、ホジキン病もHLA-A1(40%)が原因です。

5. MHC以外の拒絶タンパク

ヒトでもマウスでも、MHCのタイプをかなりマッチングさせることができます。ヒトでは10万人対1人のレベルになりますが、特にマウスでは遺伝的にいくらでもMHCをマッチングさせることはできます。しかし100% MHCをマッチングさせても拒絶される現象が見つかりました。ですからMHCだけで拒絶が起こっているとは言い切れないのです。MHC以外のタンパクで、拒絶の原因として挙げられる代表が、Mls (minor lymphocyte stimulatory) です。Mls

> **Key Point**
>
> ❖ Mls抗原(minor lymphocyte stimulatory)
> レトロウイルスのタンパクでsyserantigen
> MHC ClassIIに乗って多くのクローンを刺激
> 特定の多くのクローンと反応する
> γβ8(TCR)をすべての反応に持ち込む

は、レトロウイルスという、エイズやヒト成人T細胞白血病ウイルス（HTLV：human T-cell leukemia virus）などのタンパク質です。これらが私たちやマウスの身体に住み着いて、そこからできるタンパク質がいろいろな組織に入って、MHCのClass IIに乗って拒絶タンパクになっています。

普通Class IIに抗原があると溝に入りますが、Mls抗原はClass IIの側面にへばりつくのです。そして、特定の多くのクローンと反応します。例えば、vβ8（TCR）をすべての反応に持ち込みます。こういう性質はレトロウイルスだけではなくて、細菌の毒素やマメ科の植物にもあります。マメ科の大豆などは窒素肥料はいりません。マメ科の植物は根粒バクテリアをつけています。根粒バクテリアが地中や空中の窒素から同化してアンモニアを作ってマメに与えるので、大豆は窒素肥料がいらないわけです。その根粒バクテリアを選ぶためのタンパクが、リンパ球を刺激するのです。それが分裂を起こすマイトジェンとなります。スーパー抗原にはマメ科のタンパク、細菌の毒素があります。

細菌の毒素もこのような性質がありますが、毒素で一部のクローンだけが分裂するのではなく、一気にクローンが拡大して免疫反応過剰で死んでしまいます。レトロウイルスにはそのような性質があるので、刺激によってクローンが拡大しガン化します。それがヒト成人T細胞白血病ウイルスのガン化の原因です。ですから私たちの身体の免疫反応の中には、抗原で免疫されて分裂するほかに、こういう抗原としてリンパ球をまるごと分裂させるようなスーパー抗原があります。特にこのマメ科の植物がすごい力で、特定の糖と反応しています。リンパ球にはマンノースやシアル酸など、いろいろな糖があって、そこにスーパー抗原がくっつくのです。

6. そのほか

その後、MHCのClass Iの中で個人間で多様化していないものが見つかりました。それを示したものが（図8-3）で、このような配列になります。先ほどは（第7章「6. MHCの遺伝子」）HLA-B、C、Aが並んでいましたが、その間にHLA-X、HLA-Eが挟まっています。HLA-Hはアミノ酸遺伝子の変異を起こして、実際のタンパク質を作れなくするような遺伝子です。しかし、仲間として似ています。また、この近くではありませんが、もっとMHCのClass Iに似た古い分子が見つかりました。それがCD1（MHC Class I様分子）です。CD4やCD8などについて前述しましたが、CD1は最初に見つかった番号ながら、なかなか謎が解けませんでした。これはClass Iに似た分子なので、Class Iの元になった分子ではないかといわれます。

NK細胞は突然、胸腺外分化するT細胞になったわけではありません。NK細胞の性質もありT細胞の性質も持つような細胞が見つかりました。それをNKT細胞といいます。この細胞は形態を見ると、細胞質内に顆粒があって、NK細胞とよく似ており、CD1によってClass I分子にタンパク質でない糖脂質が提示されることによって活性化します。ここから古いMHCはタンパク質の断片を入れるのではなくて、糖脂質を入れて

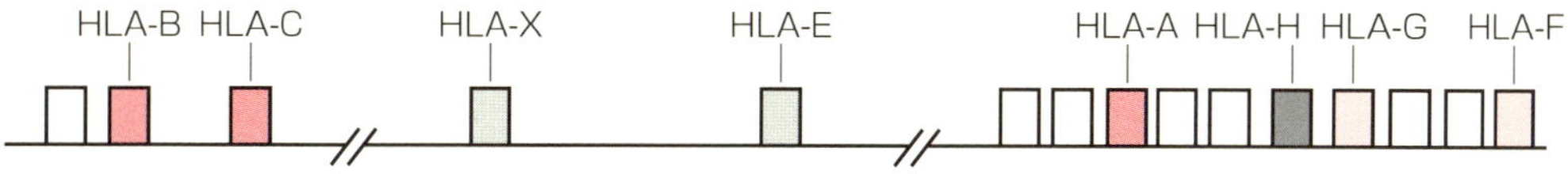

```
HLA-B HLA-C          HLA-X           HLA-E              HLA-A HLA-H HLA-G HLA-F
 □  ■  ■      //      ■       ■      //      □  □  ■  □  ■  □  □
```

図8-3 人のMHC Class I 遺伝子

認識する時代があったということが分かります。ですから、認識する抗原も進化とともに変わり、MHCも変わり、リンパ球も変わる、それが免疫系の進化なのです。免疫系は、MHCの進化とリンパ球の進化が並行して起こってきたのです。

免疫系は皆、進化・上乗せされ、最終的にT細胞、B細胞になったのですが、これまでの講義でわかることは、免疫がどこかにたどり着く前には、皆まず認識される抗原が変わるということです。①抗原が変化する、②MHCがCD1から始まって、monomorphic MHC、polymorphic MHCへと変化する、③認識するリンパ球が変化（進化）する、この3つが同時に起こっているのです。このように変遷を重ねても、前のものは消えずに古いリンパ球も古いMHCも必ず残っていて、あるステージがくると働くのです。そのステージとは、基本的には老化現象などと関係しています。90歳、100歳になるとT細胞、B細胞はかなり減って、NKや胸腺外分化T細胞、自己抗体産生するB細胞、血清中では自己抗体がいっぱいになるのです。

進化で獲得した免疫は、若い年代、20代〜30代でピークを迎え、その後はまた古い免疫にもどって生き延びます。これが免疫の中で系統発生と個体発生進化が加齢で現れるということです。

細菌の毒素で有名なのは、SEBなどのエンドキシンです。ブドウ球菌や溶連菌などに感染したとき、赤ちゃんは全身に発疹してすごく苦しみます。猩紅熱などは、スーパー抗原による免疫系の刺激で起きて免疫反応が拡大しているのです。

私の教室でした実験ですが、TAP1（タップワン）が欠損しているマウスでは、MHCのClass Iが出ませ

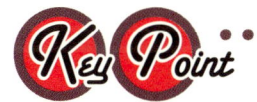

Key Point

- NKT細胞を刺激する
- CD1に糖脂質を入れて分裂させる
- 免疫系は3つの要素が変化して上乗せ進化が起こっている
   抗原が変化
   MHCが変化　monomorphic MHC　polymorphic MHC
   リンパ球が進化
- TAP1欠損マウスでは
  MHC Class I、CD8$^+$T細胞が出現しない
  （cytotoxic T cells Tc cells）
- Class II欠損マウスでは
  CD4$^+$T細胞が出現しない（成熟しない）
- MHCがリンパ球（特にT細胞）の分化と成熟をサポートしている

ん。いわゆるトランスポータータンパクがないとMHCを出せないのです。そのとき続いて何が起こるかというと、CD8$^+$T、いわゆる、傷害性T細胞が出てきません。この逆の、ClassⅡ欠損マウスでは、CD4$^+$T細胞が出現しないのです。出てこないということは、成熟していないということです。

　この研究で、MHCがリンパ球を育てているということが分かります。リンパ球が成熟してT細胞になったりTh細胞になっているのではなく、MHCがあるからこそ出現してくるのです。CD1の遺伝子をKOしてCD1を発現しないようにする実験も、私たちが行いました。そうするとNKT細胞が出てきません。ですからMHCがリンパ球を育てているという結論が導き出せるのです。移植拒絶の拒絶タンパクと似たタンパク質が、リンパ球を育てる分子なのです。

安保徹の免疫学講義

第9章 サイトカインの働きと受容体

第 1 章　免疫学総論　part 1
第 2 章　免疫学総論　part 2
第 3 章　免疫担当細胞
第 4 章　B細胞の分化と成熟
第 5 章　T細胞の種類　part 1
第 6 章　T細胞の種類　part 2
第 7 章　主要組織適合抗原　part 1
第 8 章　主要組織適合抗原　part 2

第10章　自然免疫
第11章　膠原病　part 1
第12章　膠原病　part 2
第13章　神経・内分泌・免疫
第14章　免疫系（防御系）と自律神経の関係　part 1
第15章　免疫系（防御系）と自律神経の関係　part 2
第16章　移植免疫
第17章　免疫不全症
第18章　腫瘍免疫学

# 第9章

サイトカインの働きと受容体

1. サイトカインの歴史

1960年代に、胸腺で作られるT細胞やBursa Fabricius（ファブリキウス嚢）で作られるB細胞のことが分かり、リンパ球の同定が始まりました。それから10年くらい経ってから、Bリンパ球は抗原レセプターを膜上に保有して抗体を作ること、つまり液性免疫をつかさどる細胞だということが分かりました。普通、抗原でリンパ球を刺激すると、1つのクローンしか増殖しないので、試験管内でリンパ球が増殖するという感じは分かりません。ところが1970年ごろに、植物レクチンは特定の糖と反応するタンパク質で、これをリンパ球にかけるとT細胞全体が増えたり、B細胞全体が増えたりすることが分かりました。リンパ球の増殖を試験管内で見られるようになったのです。1つの抗原でリンパ球を刺激すると、10^9や10^8種類もあるうちの1つのクローンを刺激するだけで、全体から見ればほんのわずかです。しかし、植物レクチンでリンパ球を増やせて、一部はちゃんと抗体を作るのです。私が大学を卒業して2年間内科研修をした後の3年目に免疫の研究に入った1974年ごろは、T細胞をPHA[1]（マイトジェン 第8章 P.100参照）、B細胞をLPS[2]

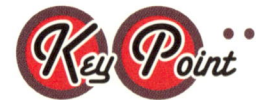

Key Point

- 1960年代からはリンパ球の同定
- 1970年代からはリンパ球の増殖や分化を支える因子

- T細胞をPHA（マイトジェン）、B細胞をLPSで刺激

- TCGF(T cell growth factor) → IL-2
- BCGF(B cell growth factor) → IL-4、IL-5、IL-6

- 高分子タンパク、寿命短い
- 特異性なし redundancy（あいまいさ） → 機能が重なる

で刺激すると、ものすごい塊を作って累々と増えるのが驚きでした。培養した上清の中にPHAを取り除いてもT細胞を増殖させる因子があると、いわれ始めていました。B細胞を増やす因子も同定され始めました。T細胞の増殖因子は、TCGF（T cell growth factor）、B細胞の増殖因子は、BCGF（B cell growth factor）といわれました。これらの因子（サイトカイン）の特徴は、高分子タンパクで寿命が短いということです。ホルモンは同じ高分子のタンパクですが、サイトカインはそれ以上に高分子なのです。1万Da以上、10数万、20万、30万などの大きいタンパクで寿命が短く、すぐ壊れてしまいます。T細胞の特定のものを増やすのではなくて（免疫反応の特異的なものを行うというのではなくて）全体を増やし、特異性がありません。始めはT細胞を増やす因子として見つかったものが、そのうちNK細胞を増やすなど、すごく広がりが出たのです。免疫反応というのは、特定のクローンが刺激されたり、T細胞とB細胞が反応したり、すごく特異性があります。しかし、サイトカインはredundancy（あいまいさ）というのですが、始めはT細胞を増殖させる力があっても、NK細胞を増やしたり、B細胞を増やしたり、今度はB細胞の分化を助けるというように、いくつかの重なる機能を持っています。結局はこのような性質を持つものをま とめて、ホルモンと対比させて、サイトカインという名前をつけたのです。

サイトカインというのは、リンパ球あるいはマクロファージが出します。その後、脳で脳神経が使っている因子にも共通するものがあることが分かりました。例えば、マクロファージが出すIL-1は、炎症性サイトカインとして有名です。私たちは感染すると熱が出ますが、IL-1は発熱因子なのです。IL-1を調べていくと、脳の視床下部に自律神経の中枢があり、そこで発熱を起こす発熱因子としても使われていました。サイトカインは身体のいたるところで広く使われている分子だったのです。こうして、1つ、2つではなくて、次々とサイトカインの種類が見つかりました。白血球の働きを助けるということで、インターロイキンという名前とそれに番号をつけたのです。すでに述べましたが、インターというのは橋渡しすること、ロイコというのはロイコサイト＝白血球、キンは因子という意味です（キンの意味は動きという意味もあります）。これを略してIL（アイ・エル）といいますが、代表的なものが20くらい見つかっています。

TCGFはIL-2と名づけられ、BCGFはIL-4と名づけられました。特にIL-2は今でも、T細胞をすごく増殖させる因子として有名です。例えば、私たちのリンパ球は血液中1ccに 10^6 ＝100

〈参考〉
1) **PHA（リンパ球幼若化（分離培養法）、リンパ球の幼若化反応）**
   生体内では、感作リンパ球（免疫記憶細胞）が、対応する抗原と接触することによってDNA合成が盛んとなり、このようにして幼若化（芽球化）したリンパ球はDNA合成を経て分裂、分化する．一方これと類似するリンパ球の幼若化反応を植物性レクチン，例えば，Phyto-hemagglutinin（PHA），Concanavalin A（Con A），あるいはPokeweed mitogenPWM）によって試験管内で起こすことができる．
   （出典）http://uwb01.bml.co.jp/Kensa/conpe.asp?d=70&t=10&k=290&e=0

2) **LPS（lipopolysaccharide）**
   ・リポ多糖類，リポ多糖体
   ①脂質と炭水化物の化合物または複合体．
   ②敗血症ショックを起こすグラム陰性菌の細胞壁から遊離されるリポ多糖（エンドトキシン）
   リポ多糖（lipopolysaccharide, LPS）とはグラム陰性菌の主に桿菌で細胞壁表層にある脂質と多糖の複合体のことです．細菌には細胞質膜の外側に細胞壁があります．グラム陰性菌の細胞壁の内側はペプチドグリカン層で，外側は外膜で構成されています．外膜そのものは脂質二重膜ですが，それとともに外膜を構成するものにLPSがあります．
   （出典）岡山県立大学　http://micro.fhw.oka-pu.ac.jp/microbiology/structure.html（改）

万個くらい存在しています。それをIL-2で2週間くらい培養すると、10^6が10^{10}くらいまで1万倍に増えます。現在では、ガンの免疫療法でリンパ球移入療法などがありますが、これはリンパ球を取り出し、IL-2で増やしてまた患者に移入しているのです。大体1万倍に増やすと、できたリンパ球は患者の身体に入れたら、もう間もなく寿命がくるというレベルまで増殖しています。しかし、抗ガン剤のように副作用がないので、患者さんに打つのに使っています。こうしてリンパ球を増やすのがIL-2です。IL-4はB細胞を分化させて増やした後、IgE産生のB細胞に分化させる力を持ちます。この仲間としてIL-5、IL-6などいろいろなサイトカインが見つかってきたのです。

> **Key Point**
>
> IL-1
> マクロファージの出すリンパ球活性化因子
> 炎症性サイトカイン、内因性発熱因子

2. サイトカイン

① IL-1

IL-1はマクロファージが出すリンパ球活性化因子です。私たちの血液の中では、マクロファージが5%、リンパ球が35%、残りの60%が顆粒球というように分布しています。マクロファージはガラス面やナイロン繊維に吸着する性質が強いので、マクロファージだけを血液から除くことができます。マクロファージを除くと、植物レクチンで分裂する反応も、抗原で刺激して分裂する反応も皆、起こらなくなってしまいます。なぜかというと、これらはマクロファージから出るIL-1を使って、分裂し増えているからです。マクロファージは抗原提示細胞といわれますが、提示するだけではなく、このような因子を出してリンパ球が次のステップに入るのを刺激しています。これは炎症性サイトカイン、後に、内因性発熱因子と呼ばれるようになりました。私たちがインフルエンザにかかったとき、38℃や39℃くらいの熱が出るでしょう。その原因として最大の力を発揮しているのは、マクロファージから出るIL-1です。マクロファージは全身に分布しています。それがまともに活性化すると、激しい発熱が起こります。リンパ球が働く至適温度が38℃くらいなので、1番良い条件に持っていくためにIL-1が働いて発熱するのです。

② IL-2（TCGF）

IL-2は、昔はTCGFと呼ばれていたように、T細胞あるいはNK細胞の最大の増殖因子です。IL-2は大腸菌にIL-2をコードする遺伝子を組み込んで作ることができます。これをレコンビナントIL-2といい、大腸菌に遺伝子操作することで、大量に作ることができるようになったのです。上清からIL-1、IL-2をかき集めていたときは本当に貴重で、やっと少し手に入るという感じでした。その後遺伝子操作で大腸菌に作らせられるようになってからは、リンパ球を10^4レベルで増やせるので、これはすごい塊です。10^6というとリンパ球を取り出して肉眼でごま塩を1/3に削ったような白いスポットに見えます。10^5ではリンパ球を集めても、よほど眼を近づけても点くらいにしか見えません。10^7でもうかなりの沈殿物に、10^8や10^9で小指の頭くらいに見えます。10^{10}では小さい握りこぶしくらいに見えます。

私たちはIL-2でT細胞、NK細胞を増やしています。IL-2を出すのは主に$CD4^+$のTh細胞です。これを受け止める受容体は、$IL-2R^+$

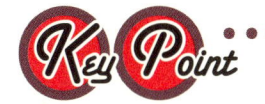

> ## Key Point
>
> ### IL-2
>
> T細胞、NK細胞の最大の増殖因子
> レコンビナント IL-2 CD4⁺Th細胞＝ IL-2R⁺のT細胞(CD4⁺Th細胞)
> autocrineの刺激と増殖(自らが刺激を出して、自らが受容体を発現して受け止める)
>
> anti-CD3
> anti-TCR
> T=TCR^{high}
> extT=TCR^{int}

(receptor：受容体)のT細胞でCD4⁺のTh細胞です。

結局、抗原刺激やlectin刺激をすると、自らがIL-2を出して、自らが受容体を発現して受け止めます。こういう形をとることをautocrine刺激といいます。リンパ球には、自分の増殖を促すために自分で因子を作って、受け止めるための受容体を自分で出すというような作用があります。

IL-2の受容体は膜上にα鎖、β鎖とγ鎖があり、IL-2はα鎖とβ鎖にくっつきます(図9-1)。これが細胞の中に入って、増殖が起こります。普段T細胞はα、β、γはそろっていないIL-2R(－)です。活性化するとIL-2Rαβでその下にγがつきます。γはさらにいろいろな分子のcomplex common(共通)のc (IL-4、IL-7、IL-9、IL-15等のレセプターの構成成分、シグナル伝達に関与)になっているのでγc といっています。

T細胞は活性化すると、α、β、γcを発現する高親和性IL-2Rレセプターを持ちます。ところが、胸腺外分化T細胞とNK細胞は中親和性IL-2Rレセプターを持っています。中親和性とはどういう構造になっているかというと、α鎖がなくて、β鎖とγc鎖を発現しています。普通のT細胞は、何も発現していません。刺激されたときだけ、高親和性 (high affinity) IL-2Rレセプターを発現します。

中親和性IL-2Rを染色すると(図9-2)のようになります。たて軸がIL-2Rβ、よこ軸はTCRで染色することになります。目盛りはログ

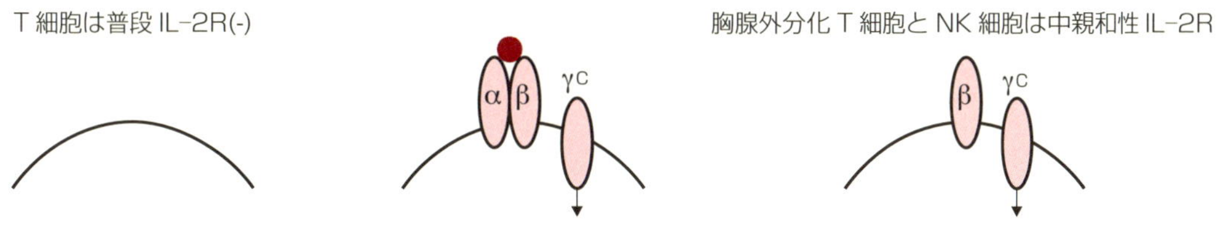

T細胞は普段 IL-2R(-)　　　　　　　　　　　胸腺外分化T細胞とNK細胞は中親和性IL-2R

活性化すると IL-2Rαβ(γ)＝高親和性IL-2R

図9-1　IL-2レセプターの種類

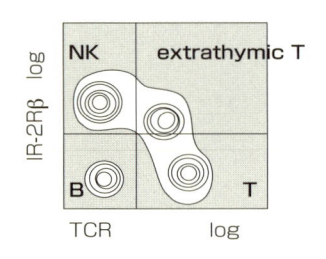

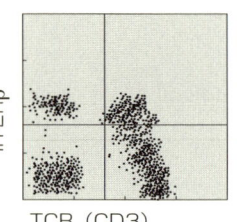

左図：イメージ図
右図：実際の FACS による染色の例

図9-2 リンパ球サブセットの同定

スケールで表示しています。そうすると、天気図と同じように高気圧がくると、そこのところに存在の中心がきます。IL-2Rβ の発現は NK が1番高いです。extrathymic T 細胞は少し低く、さらに TCR は普通の T 細胞が high で、extrathymic の T 細胞は TCR が intermediate なので、少し左に寄っています。

これが何を意味するかというと、まったく刺激しないリンパ球に IL-2 をかけると、増えてくるのはほとんど NK 細胞になってしまうということです。IL-2 を普通のリンパ球分画に入れると、NK 細胞が1番増え、extrathymic T 細胞が2番、普通の T 細胞は増えてきません。普通の T 細胞を増やすためには、1回、anti-CD3 抗体か anti-TCR 抗体で刺激を入れなければなりません。1回刺激を入れると、通常の T 細胞は、high affinity（高親和性）の IL-2R 鎖が出てくるので、NK や胸腺外分化が負けてしまって T 細胞だけ増えてくるというパターンが出てくるのです。

③ IL-3

骨髄の中にある幹細胞（stem cell）は白血球、血小板、あるいは赤血球を作るなどいろいろなタイプに分かれるもとの細胞です。その分化の最初の引き金は、IL-3 が行います。IL-3 は T 細胞、肥満細胞あるいはマクロファージという細胞から出されて骨髄の分化を立ち上げ、初期分化を促します。

④ IL-4、IL-5、IL-6

IL-4 は、BCGF として見つかりました。これらは見つかった当初は、BCGF-1、BCGF-2、BCGF-3 という名前で調べられていたのですが、最終的には、IL-4、IL-5、IL-6 という名前になりました。これらは B 細胞の分化にかかわります。数を増やして特定の Ig を産生する B 細胞に持っていくのが分化です。IL-4 は主に IgE まで分化させますが、ほかの細胞も刺激するような redundancy はあります。IL-5 の場合は IgA まで分化させます。IL-6 は B 細胞の最終分化をさせます。しかし、IL-6 はリウマチ患者の関節を腫らし、炎症を起こす作用もあるので、炎症性サイトカインに分類されています。これらはみんな遺伝子が分かっているので、大腸菌に組

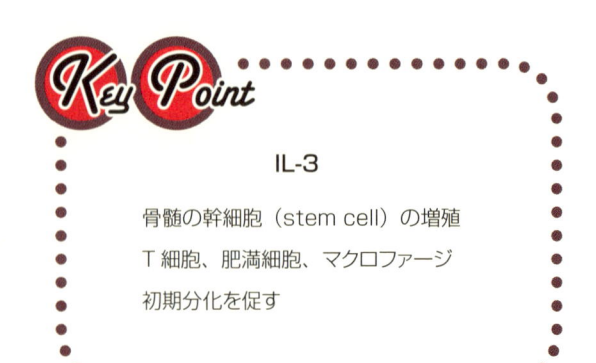

Key Point

IL-3

骨髄の幹細胞（stem cell）の増殖
T 細胞、肥満細胞、マクロファージ
初期分化を促す

Key Point

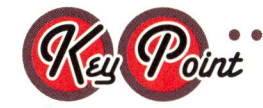

```
IL-4(BCGF) ┐                    ─ IgE
IL-5(BCGF) ├ B細胞の増殖と分化  ─ IgA
IL-6(BCGF) ┘                    ─ B細胞の最終分化、炎症性サイトカイン
```

み込んで大腸菌を増やせば、IL-4、IL-5、IL-6も作ることができます。こういう微量で短寿命なものをレコンビナント[3]で作って無理やり身体に入れると、機能が重なるためにいろいろな副作用が出てきて、結局は使えなくなるのです。IFN（interferon）もサイトカインの1つなのです。始めはウイルスを殺せるのでC型肝炎に使いましたが、たくさん使えばすごい発熱が起こり、免疫抑制がきてしまい、体液も貯留してしまいます。IL-2も同様で、たくさん打つとT細胞が身体の中でとても増えるのではないかと期待して、IL-2単独でも治療薬に使われていたのです。しかし、体液のすごい貯留や、腹水や胸水がたまったりして、副作用で患者さんが死んでしまうというようなことがずっと起こって、今はあまり単独では使われなくなったのです。これは機能が重なっているからです。しかし、生体内では1つの作用として起こってくる場合も多いのです。生体内の免疫反応の場合は、T-B interactionやマクロファージ-リンパ球 interactionで、接着分子でつながったときだけ、お互いに働きあうので、サイトカインの機能の重複が出てこないのです。接着して短寿命で相手に働きかけてお終いで

す。しかし、レコンビナントの手法でサイトカインを大量に作って身体に投与すると副作用が強くて使えなかったのです。

⑤ IL-7

IL-7は、骨髄や胸腺のストローマ細胞です。ストローマ細胞とは支持細胞という意味です。例えば胸腺だったらリンパ球だけが支持するわけではなく、外胚葉の上皮と内胚葉の上皮が支持細胞になって、リンパ球を抱え込んでいるわけです。そのような支持細胞がIL-7を分泌して、リンパ球の分化を促すわけです。IL-7は骨髄ではB細胞の分化を促し、胸腺ではT細胞の分化を促します。

⑥ IL-8

IL-8だけは、顆粒球の走化性（chemotaxis：ケモタキス）を刺激する物質として見つかりました。IL-8はリンパ球を刺激するというよりも、ケモタキスを刺激するので、ケモカインという名前で呼ばれることもあります。IL-8はリンパ球が出して顆粒球を刺激します。ケモカインは分子量が1万で、ほかのサイトカインより小さいで

〈参考〉
3）レコンビナント（recombinant）
　　大腸菌（細菌）などの遺伝子の一部を切り取って、別の生物の遺伝子に組み入れたりする遺伝子組み換え技術．遺伝子組み換え技術が従来の品種改良と異なる点は、人工的に遺伝子を組み換えるため、種の壁を越えてほかの生物に遺伝子を導入することができる点である．その結果、改良の範囲が拡大し、改良期間の短縮が可能となった．
　　（出典）ステッドマン医学大事典
　　http://www.no-gmo.org/gmguide/gmguide.htm（改）

Key Point

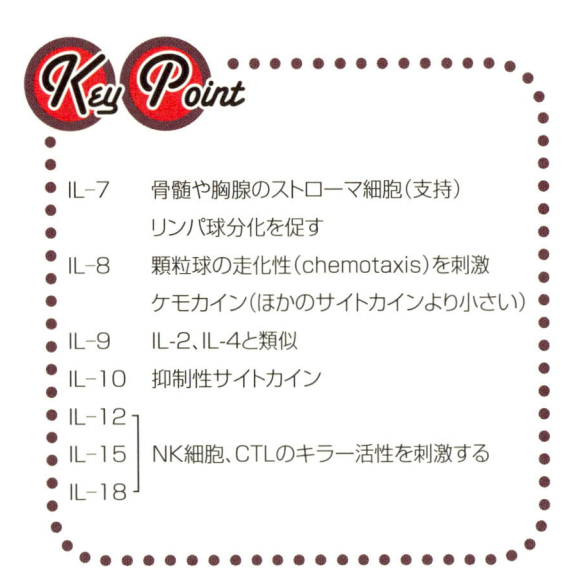

- IL-7 　骨髄や胸腺のストローマ細胞（支持）リンパ球分化を促す
- IL-8 　顆粒球の走化性（chemotaxis）を刺激　ケモカイン（ほかのサイトカインより小さい）
- IL-9 　IL-2、IL-4と類似
- IL-10　抑制性サイトカイン
- IL-12 ┐
- IL-15 ├ NK細胞、CTLのキラー活性を刺激する
- IL-18 ┘

す。ケモカインにはいろいろな種類があるのですが、IL-8はほかのインターロイキンと違って分子量が大きくないので、インターロイキンからはずされることもあります。

⑦ IL-9

IL-9は、IL-2やIL-4、いわゆるT細胞増殖因子、B細胞増殖因子と類似して、IL-9が出るとT細胞もB細胞も分裂します。なぜ、IL-9とIL-2、IL-4が似たような性質を持つかというと受け止める受容体に共通部分があるからです。

⑧ IL-10

IL-10は抑制性サイトカインです。普通サイトカインはT細胞やB細胞の分裂を促したり、分化を促したりする、というような前に進める作用を持っています。しかし、IL-10だけはリンパ球の増殖を弱め、過剰な免疫反応を止める抑制性サイトカインです。

⑨ IL-12、IL-15、IL-18

キラー細胞の活性を刺激するサイトカインとして、IL-12、IL-15、IL-18があります。これらはNK細胞、あるいはCTLの活性を刺激します。こういうキラー活性を持つ、NK細胞、胸腺外分化T細胞あるいはCTLは、肝臓にすごく多いです。肝臓のストローマ細胞（支持細胞）からこれらのサイトカインが出て、活性を刺激します。肝臓のクッパー細胞がマクロファージなので、クッパー細胞がIL-12、IL-15、IL-18を出して、その周りにあるNK細胞、胸腺外分化T細胞あるいはCTLのキラー活性を成熟させているのです。特にIL-12は初期分化を助けるので有名です。

⑩ IFN（interferon：インターフェロン）

IFN（interferon：インターフェロン）もサイトカインの1つです。やはり高分子でいろいろな作用がオーバーラップして存在します。IFNには、αとβとγがあります。風邪ウイルスが入ってきたときは、ほかのウイルスに感染するということはなかなかありません。マクロファージやリンパ球が出す高分子の液性因子が、次に入ってくるウイルスの増殖を阻止するということで、IFNは干渉するという意味のinterfereからその名がついたのです。interferonが最初に見つかったとき、ウイルスの増殖を阻止するということから、増殖阻止因子といわれていました。

しかし、研究を重ねたらほかのサイトカインと同様に、いろいろ重なった性質・多様性があることが分かりました。やはりIFNのリンパ球反応で1番決定的な性質は、MHCの発現を促すことです。私たちの身体のほとんどの細胞はMHC Class Iを出しているので、移植すれば拒絶されてしまいます。そういう移植の拒絶タンパクがIFNを投与することですごく増強するのです。MHCは移植の拒絶タンパクという意味があるだけではなくて、T細胞に抗原を提示する分子なので、IFNを投与するとMHCが増強し、抗原提示能が上昇します。

IFNには、IFNα、IFNβ、IFNγなどの種類

Key Point

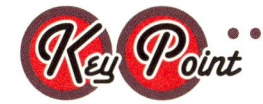

IFN（interferon）　ウイルス増殖阻止因子
　　　　　　　　　MHCの発現を促す→抗原提示能の上昇
IFNα　　　白血球、繊維芽細胞
IFNβ
IFNγ　　　NK細胞、T細胞から分泌＝免疫インターフェロン
　　　　　　発熱と免疫抑制

がありますが、特にIFNγは抗原提示能が強くてNK細胞、T細胞から分泌されます。IFNαは、白血球、繊維芽細胞から放出されます。IFNγは免疫インターフェロンともいわれます。しかし、レコンビナントのIFNγをC型肝炎の患者さんに直接打って、C型肝炎ウイルスを殺そうと思って頑張ると、2・3割の人で良い結果が出るのですが、後の7割の人は発熱と免疫抑制で苦しむのです。発熱作用はIL-1が1番強いです。免疫抑制はIL-10が強いです。しかし、IFNγも大量に使うと、IL-1様の作用、IL-10様の作用を出してくるのです。ですから途中でつらくてギブアップする患者さんが出てきて、むしろ治るほうが少ないのです。

⑪ TGFβ（transforming growth factor）、TNFα（tumor necrosis factor）

IFN以外に有名なのが、TGFβ（transforming growth factor：形質転換因子）で、機能は多岐にわたり複雑です。ところがその後、レコンビナントなどでいろいろな性質を調べてみると、これがIL-10のように免疫抑制の作用があることが分かりました。サイトカインの中にはIL-10、IFN、TGFβのようにリンパ球の分裂を抑制して免疫を下げてしまうようなサイトカインも見つかってきたのです。もう1つ有名なのが、TNFα（tumor necrosis factor）です。TGFβはガン細胞を増殖させるのですが、TNFαは、ガン細胞を壊死させる腫瘍壊死因子として見つかりまし

〈参考〉
肝炎治療に効果的なインターフェロン治療
　インターフェロンの治療効果は患者さんによって違い，強い副作用を伴うことがあるため，必ずしも，全ての患者さんに効果のある治療方法というわけではありません．しかし，遺伝子のタイプにもよりますが，B型肝炎では約3割，C型肝炎では約5割～9割の人に，治療効果が期待できると言われています．
　このように，高い治療効果が期待されるインターフェロン治療ですが，この治療を受けるための医療費も高額であり，患者さんの医療費の自己負担額は年間約80万円，1か月当たり約7万円に上ります．
　そこで，国と都道府県では，患者さんの医療費の負担を軽くし，この治療を受けやすくするため，平成20年度から，保険の適用となるB型・C型肝炎のインターフェロン治療に対して，医療費の助成を行っています．（政府広報オンライン）

C型肝炎
　C型肝炎ウイルス（HCV）に感染することによって発症する肝炎．C型肝炎ウイルスの患者や感染者の血液に接することによって感染します．日本のC型肝炎の患者・感染者は200万人～240万人いると推定されています．また肝硬変や肝がんに移行する率が高く，現在，肝がん患者の約70％はC型肝炎が原因となっています．

インターフェロン
　免疫系や炎症の調節などに作用して効果を発揮する薬剤．インターフェロン治療は，ウイルス性肝炎を根治できる治療法であり，遺伝子のタイプにもよりますが，B型肝炎では約3割，C型肝炎では約5割～9割の人が治療効果を期待できます．ただし，強い副作用（発熱や頭痛，筋肉痛，脱毛，めまい，不眠など）を伴うことが多いため，専門の医師とよく相談することが必要です．
　（出典）http://www.gov-online.go.jp/useful/article/200905/5.html

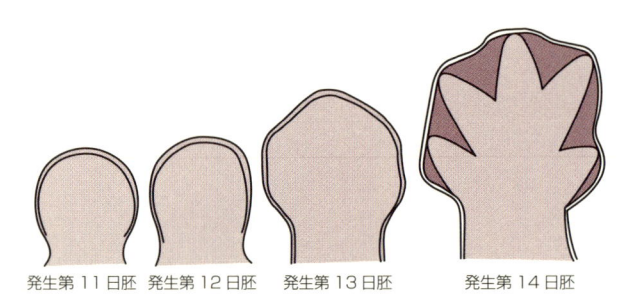

図9-3　マウス肢芽でのプログラム細胞死
（出典）『人体発生学』遠山雅彌、南山堂、2003年

発生第11日胚　発生第12日胚　発生第13日胚　発生第14日胚

た。調べていくと驚いたことに、これは腫瘍を殺すというだけでなく、いろいろな細胞を殺す力をそもそも持っていたことが分かりました。その殺し方はアポトーシス[4]（カスパーゼを活性化）を誘導することです。カスパーゼは、私たちの細胞の中にあるいろいろなタンパク質を壊すタンパク分解酵素です。それとTNFαは、核の中にあるDNAを分解するエンドヌクレアーゼなどを誘導します。これはマクロファージがガン細胞あるいはリンパ球を死滅させるとき使われています。その後、TNFαもアポトーシスを誘導して、いろいろな私たちの不要になったもの、あるいはガン細胞のようなものを殺しているのが分かったのです。

⑫ Fas ligand

キラーT細胞が膜上に持っているFas ligand[5]（ファス リガンド）もアポトーシスを誘導する因子だということが分かりました。これはFasという分子についてアポトーシスを誘導します。Fas ligandはNK細胞、extrathymic T細胞、あるいはCTLが相手を殺すときに使用されています。

例えば、マクロファージとリンパ球が移植片が来たことを認識して、MHCが違うから殺そうとするときは、TNFαとFas ligandを使って殺します。ただ殺すだけでなく、細胞質のタンパク質を分断したり、核のDNAを分断して縮小させたりするのです。その縮小したものは、ちょうどマクロファージが食べやすい形になっているので、アポトーシス小体、濃縮した核、細胞質になったものをマクロファージが再利用します。これは移植片だけではなくて、胎児の増殖などで要らなくなった細胞にも当てはまります。例えば、ある時期に赤ちゃんの手にできた水かきを削るというようなときにも、TNFαやFas ligandが使われています。下等なレベルで発現するのは皆マクロ

〈参考〉

4) 2つの細胞死 apoptosis と necrosis
　細胞死にはアポトーシスとネクローシスの2種類の形態がある．ネクローシスは火傷など過激な刺激により細胞が死ぬ現象で，壊死とも呼ばれる細胞死である．アポトーシスでは，壊死と違い細胞の膨大化が起きず，むしろ細胞が縮小する細胞死である．1972年にイギリスのJohn F. Kerrより発見された．
　　（出典）http://www.happycampus.co.jp/docs/983429969801@hc06/10645/（改）

5) Fas ligand
　細胞毒性T細胞の表面に存在する分子で，ほかの細胞の表面にあるその受容体，ファスと結合し，標的細胞のアポトーシスを引き起こす．
　Fas（Fasリガンドの受容体）とFasリガンド（CD95リガンド）はアポトーシスの分子生物学研究の直接のきっかけとなった．
　　（出典）『図解入門よく分かる細胞生物学の基本としくみ』井出利憲、秀和システム、2008年

Key Point

TNFα(tumor necrosis factor)　腫瘍壊死因子
　apoptosis(カスパーゼを活性化)を誘導
　マクロファージがガン細胞、リンパ球を死滅させるとき使われている
Fas ligand
　Fasについてアポトーシスを誘導
　NK、extrathymic T、CTLが相手を殺すとき使用している

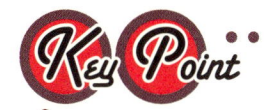

ファージですが、マクロファージが発現する相手を殺して、自分で食べるというようなシステムです。これは全部組織を再利用できるので、炎症などが起こらずにどんどん自己の組織を吸収していくときに使われるのです。

3. サイトカイン受容体（cytokine receptor）

①γcを共有するサイトカイン受容体

IL-2、IL-4、IL-7、IL-9、IL-15は受容体がよく似ています。この仲間を「γc（ガンマ・シー、あるいは、コモン・シーとも呼ぶ）を共有するサイトカイン」といいます。IL-2の場合は、前述したように膜にIL-2RαとIL-2Rβとそのシグナルを伝えるγcがあります。このα、βはIL-2特有のαβです。IL-2の場合だけはこのαが欠けた中親和性のIL-2レセプターがあるので、ほかのものとは少し違います。ほかのものにはこういうhigh affinity、intermediate affinityはありません。high affinity IL-2Rは、IL-2Rα、IL-2Rβとγcを持ちます。intermediate affinityはIL-2Rβとγcだけです。

このように、high affinityとintermediate affinityが大人になったら出てくるのですが、実はlow affinityのIL-2Rもあるのです。これは、IL-2Rαとγcという構造です。high affinityは活性化されたT細胞、intermediate affinityは活性化しないNK細胞と胸腺外分化T細胞です。low affinityは、T細胞の分化の初期に一過性に出てきて消えていくレセプターです。low affinityを出して消えて、大人になったとき、

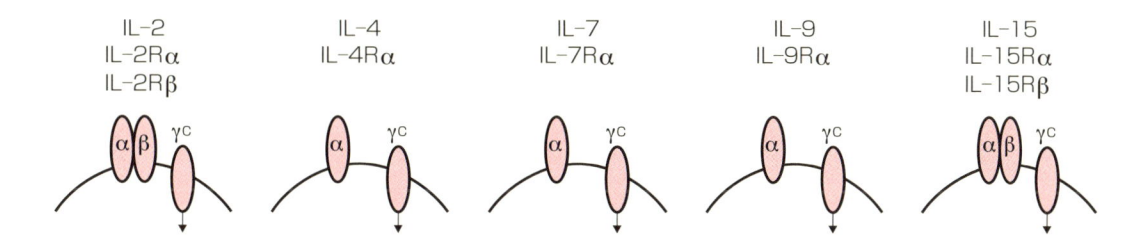

図9-4　γcを共有するサイトカイン受容体

第9章　サイトカインの働きと受容体

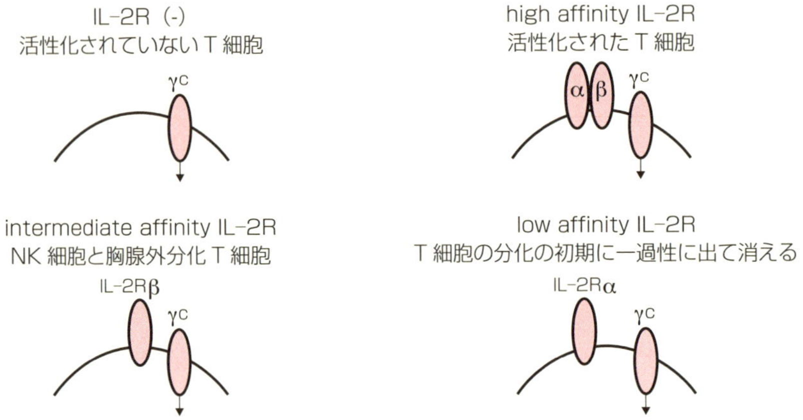

図 9-5　IL-2R レセプター

high affinity と intermediate affinity があります。

　IL-4 の場合はもっと単純で、α と γc しかありません。この α は IL-4R の α です。刺激はみんな γc から入ります。γc は細胞質に入って、刺激を伝える分子のリン酸化という形をとってシグナルを伝えます。このようにサイトカインを受けとめるレセプターの構造は違いますが、その後の刺激はみんな γc で伝えるで、最終的には同じ仕組みでリンパ球を増やしていることになります。IL-7R は α と γc、IL-9R は α と γc、IL-15R は α、β と γc です。

　ですから、インターロイキンのレセプターで 1 番進化が進んで複雑になっているのは、IL-2R といえます。IL-2R は、初期段階で一過性に出ては消えて (low affinity)、マイナスになり (IL-2R (-))、活性化されて (high affinity) 早めに出てくるか、そのまま NK 細胞、胸腺外分化 T 細胞で進化レベルの低い中親和性レセプターとしていつも出ているか (intermediate affinity) によって、増殖反応や潜伏期間が決まっているのです。

　high affinity の IL-2R を出す T 細胞は、風邪をひいて 5 日くらいまでは IL-2R を出して増えるので、潜伏期間は 5 日くらいです。ところが NK 細胞、胸腺外分化 T 細胞は始めから intermediate affinity のレセプターを出しているので、ガン細胞などがいるとすぐ増殖が始まり、ほとんど潜伏期間はありません。あってもせいぜい 2 日といわれています。

　最終的に細胞内のシグナルはみんな共通なので、せいぜいレセプターの発現の違いでどのリンパ球が増殖するかが決まります。IL-2 は T 細胞に、IL-4 は B 細胞に多いというような形で、そのリンパ球だけに刺激が入ります。入った後のリンパ球の増殖反応としては同じです。IL-7、IL-9、IL-15 も最終的にはとてもよく似た反応を出してくるのです。

② βc を共有するサイトカイン受容体

　βc を共有するサイトカイングループは IL-3、IL-5、GM-CSF (granulocyte macrophage-colony stimulating factor) レセプターです。骨髄にある stem cell の初期分化を促すのが IL-3 ですが、初期分化の次にマクロファージや顆粒球のような、いわゆるミエロイド細胞を増殖させる因子が、GM-CSF です。GM-CSF があるくらいなので、G-CSF も M-CSF もあります。この

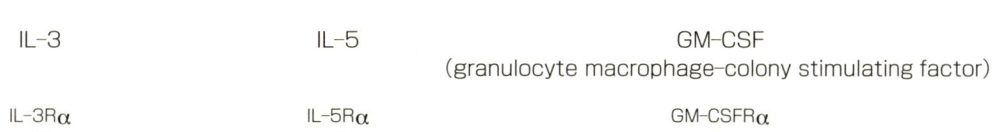

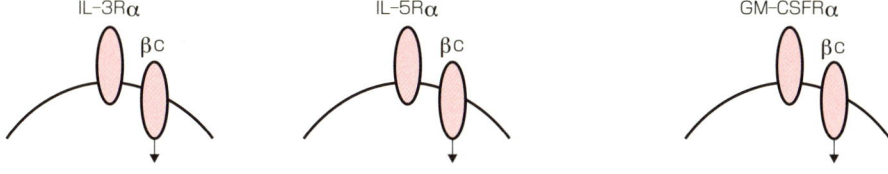

図9-6 βc を共有するサイトカイン受容体

3つのサイトカインレセプターがαとβcを持ちます。

③ gp130 (glycoprotein130) を共有するサイトカイン受容体

gp130 の gp は glycoprotein の略で、IL-6 と IL-11 がこれを使っています。IL-11 は IL-6 によく似た性質を持っています。

このようにレセプターには3つのグループがあります。それぞれレセプターの受け止める先端は違いますが、入っていくシグナルは似ているので、皆共通点が出てきますが、特異性もあります。特異性を出すときは、レセプターの発現に依存しています。例えば、どのリンパ球のサブセットが IL-2 レセプターの high affinity を出すかによって、働きが特殊化していくわけです。

ヘルパーT細胞にはTh0、Th1、Th2 があります。ここまでの知識で、それらの発現の特徴を見てみると、Th0 は、IL-2、IL-4、IFNγ をともに出します。Th0 タイプのものは、NKT 細胞や extrathymic T 細胞です。Th1 は、IL-2 と IFNγ、Th2 は、IL-4、IL-5、IL-6、IL-10 を出します。Th1 は、CTL を誘導します。Th2 は、B細胞の分化を誘導します。そして、B細胞の分化がもう必要なくなったときは、IL-10 で分化を止めます。ヘルパーT細胞とは、B細胞の分化を助ける主に Th2 の働きからその名前がついたのですが、その後、CTL を誘導するという作用も見つかって、Th1 と Th2 の2つに分けました。

しかし、NKT 細胞や胸腺外分化T細胞など

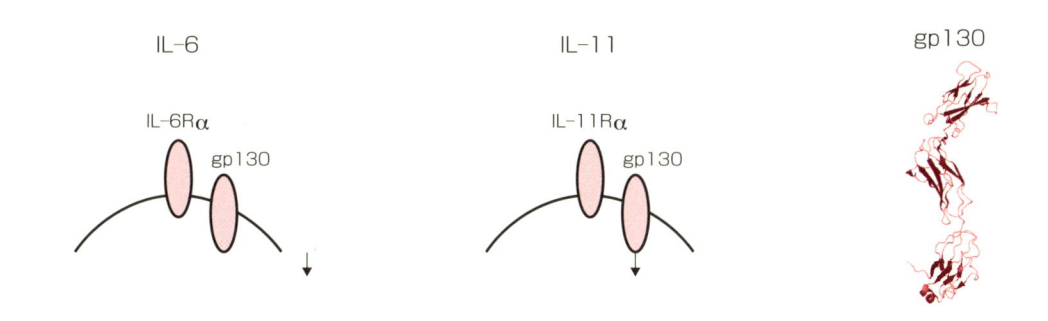

図9-7 gp130 を共有するサイトカイン受容体
(出典) 右写真：フリー百科事典『ウィキペディア（Wikipedia）』

第9章 サイトカインの働きと受容体

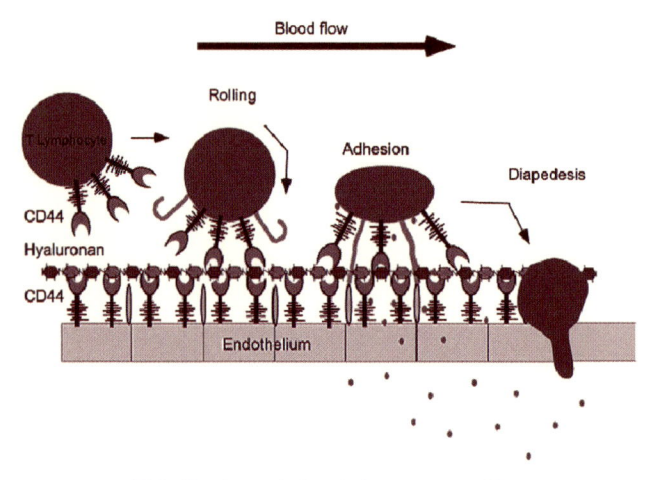

図 9-8 chemokaine と leucocyte rolling
http://www.glycoforum.gr.jp/science/hyaluronan/HA32/images/fig2.jpg　March 2, 2009/ Copyright (c) Glycoforum.

のように進化レベルの低い NKT cell line（NKT系）のうちは、出すサイトカインは分かれていないのです。そこで Th0 といっています。よって、Th0 は IL-2 と IL-4 の両方を出すというような原始的な性質を持ったままです。リンパ球というのは、進化で上乗せされて新しいのができても必ず古い細胞が残ります。

4. ケモカイン（chemokine）と接着分子

IL-8 以外にも多くのケモカインがあります。それらは比較的低分子で、働きとしてはマクロファージや顆粒球の遊走を促して、走化性を誘導します。

接着分子にも、いろいろな種類があります。L-セレクチンや CD44 などが代表的です。働きは、ローリング（leucocyte rolling）といって、白血球が血管壁を回る作用、血管内皮を越える（遊走）作用です。

5. 細菌毒素　LPS（lipopoly sacharide）

私たちの身体の中にも自分の熱を上げる物質がありますが、グラム陰性の細菌に感染して発熱するときは外因性発熱因子といわれるもので発熱しています。その 1 つが LPS で、これがつくタンパクが私たちのリンパ球の部位に存在していたのです。それが Toll-like receptor（TLR）[6]です。特に LPS がつくのは TLR4（ティエルアールフォー）で、ほかにも仲間が多数知られています。

私たちには自分で出すリンパ球活性化因子があります。その 1 つがケモカインです。これは走化

〈参考〉
6) Toll-like receptor（TLR）
　Toll-like receptor とは、「合図の鐘（toll）を鳴らす感覚器官」という意味．侵入者を最初にキャッチするのは、細胞膜にある Toll-like receptor（TLR）というセンサー．微生物を感知することにより、侵入する病原菌に対し、初期の免疫応答を引き起こす重要な役割を担う．
　（出典）大阪大学微生物研究所　http://www.biken.osaka-u.ac.jp/biken/BioScience/

> **Key Point**
>
> **細菌毒素**
> 外因性発熱因子
> Toll-like receptor（TLR）
> TLR4：LPS がつく

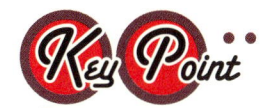

性を誘導するのと比較的低分子なのが特徴です。私たちの身体の中にはホルモンのように分子量が小さく長寿命で遠く離れた場所まで行って働ける物質がありますが、これらはおそらく進化レベルがとても古いものです。高分子のものは、生物が進化してからいろいろ複雑なものを作って複雑な機能を支えています。

　いろいろな刺激物質がありますが、1番単純なのは金属のイオンや酸素イオン、活性酸素や窒素ガスなどです。このような低分子のもので細胞を刺激すると細胞が興奮し、カルシウムのインフラックス（influx：流入）や、ナトリウム流入が起こるといいます。そういうものは身体のすべての細胞に共通した興奮作用です。リンパ球や脳ではサイトカインやケモカインのような高分子のものまで進化させて、短寿命にして接近した場所だけで働く、というようにしたのです。サイトカインが1番使われているのがリンパ球の世界、2番目が脳神経の世界です。このように、生物の中で進化した複雑なレベルの働きが、短寿命の高分子で行われているというのがサイトカインの世界です。

安保徹の免疫学講義

第 10 章
自然免疫

- 第 1 章　免疫学総論　part 1
- 第 2 章　免疫学総論　part 2
- 第 3 章　免疫担当細胞
- 第 4 章　B細胞の分化と成熟
- 第 5 章　T細胞の種類　part 1
- 第 6 章　T細胞の種類　part 2
- 第 7 章　主要組織適合抗原　part 1
- 第 8 章　主要組織適合抗原　part 2
- 第 9 章　サイトカインの働きと受容体

- 第 11 章　膠原病　part 1
- 第 12 章　膠原病　part 2
- 第 13 章　神経・内分泌・免疫
- 第 14 章　免疫系（防御系）と自律神経の関係　part 1
- 第 15 章　免疫系（防御系）と自律神経の関係　part 2
- 第 16 章　移植免疫
- 第 17 章　免疫不全症
- 第 18 章　腫瘍免疫学

第10章 自然免疫

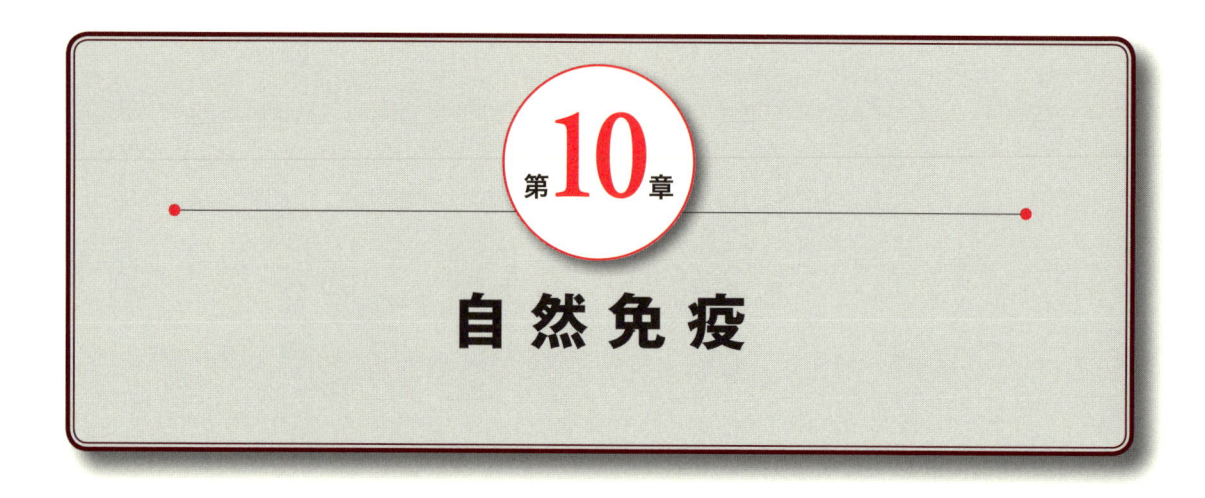

1. 外界に接する場所の抵抗性

　自然免疫は英語で、natural immunity といいます。これは不思議な言葉ですが、獲得免疫に対応する言葉です。リンパ球の反応は、抗原と出会ってから分裂して、クローンが拡大して免疫ができます。そういう反応をしてから免疫が成立することを、「獲得免疫」といいます。しかし私たちの身体の中にはリンパ球が働く抵抗性だけではなく、ほかにもいろいろな免疫反応があります。そういう免疫反応を学ぶことにしましょう。つまり自然免疫です。natural immunity、最近では、innate immunity ともいいます。

　私たちはリンパ球以外にも、いろいろな抵抗力を持っています。リンパ球がない人や動物、免疫不全症の人や動物の場合、感染症に弱いのですが、何とか生き延びる力は持っています。それは natural immunity があるからです。

　私たちの抵抗力で1番目につくのは、皮膚の丈夫さを作っているケラチンです。これはいろいろな細菌が来ても、皆、はね返すようになっています。皮膚の大事なもう1つの抵抗力は汗です。濃い汗、さらさらした汗など、汗にもいろいろありますが、汗には体温の調節だけでなく、細菌を洗い流す作用があります。汗自体が加水分解酵素や脂肪酸などを含んでいて抵抗力となり、これが自然免疫になります。皮膚以外で外界に接しているものは、腸上皮です。皮膚だけが外界に接しているのではなく、消化管も身体の中にあるのに、外界と接しているのです。腸上皮はいろいろなものを消化吸収する一層の円柱上皮ですが、皮膚は重層の扁平腸上皮なのです。腸上皮のほとんどの細胞はリゾチームを保有しています。ヒトになると腸上皮のリゾチームはあまり目立たなくなりますが、リゾチームは加水分解酵素で、どんな下等な多細胞生物も持っています。腸上皮自体は物理的な力に弱いのですが、リゾチームを持っているので、自らいろいろな異物を加水分解酵素で分解する力を持っています。

　腸上皮は補体を作る力も持っています。補体は 酵素前駆体（proenzyme）で賦活化されて働く酵素なので、抗原抗体反応を起こすことによって活性化されて、溶解現象を起こします。そういう補体の成分の一部が、腸上皮から作られています。また、腸上皮はプロテアーゼというタンパク分解酵素を持っています。このように、私たちの外界に接する細胞は自ら身体を守るのです。

　もう1つ、皮膚と腸には常在菌が住み着いているということも重要です。皮膚の毛根や腸管の内部には常在細菌がいます。胃にいる常在細菌はヘ

リコバクター・ピロリです。ほかに大腸にいるのは、乳酸菌やビフィズス菌などです。常在細菌はほかの病原細菌が来たとき、いろいろな物質を出して相手を攻撃する力を持っています。それで、私たちは常在細菌叢が壊れると、感染に大変弱くなります。下痢した後や抗生物質を1週間も飲んだ後は、腸内細菌の状態がすごく悪くなって、感染に弱くなります。抗ガン剤を使用すると腸内細菌も死んでしまうので、感染に弱くなります。常在細菌が抵抗力を作っているのです。

胃や腸が分泌する独特の液は、pHがすごく変化します。例えば胃液はpH1で、強い酸性です。私たちはめったに胃液がすっぱいとは感じませんが、大変具合が悪くなってものを吐いたときなど、すっぱく感じたり苦く感じたりするのは、胃液がpH1だからです。胃の壁細胞（parietal cell）は塩酸を出しています。塩酸はpH1で、水素分子を分泌しています。ですから、ほとんどの細菌はここで死滅してしまうのです。ヘリコバクター・ピロリ以外はほとんど生きられません。しかし、胃薬を飲んで酸を中和すると、ヘリコバクター・ピロリが暴れだします。ほかに胃で働く酵素ペプシンは、酸性でないと働けません。結局こういう生理的な現象を壊すことになるので、胃薬を飲んでも胃は良くならないのです。腸の腸液はpH8～9のアルカリ性です。特に、小腸と十二指腸がアルカリ性です。

大腸はもう消化液のpHにウエイトを置きません。胃は酸性、小腸はアルカリ性、大腸は腸内細菌の影響ですべてpHが決まります。食物繊維豊富なものを食べて腸内細菌が活性化すると、乳酸菌やビフィズス菌の働きでpH6や6.5の酸性に傾きます。しかし、逆に肉ばかり食べてくさいおならを出すようなときは、pH7.5や8.0になります。pHの偏りで腸内細菌が生きづらくなっています。このときは腐敗が起こり、大腸菌が大腸粘膜を傷つけたり壊したりして、大腸ガンになります。ですから、大腸の内部環境は食べ物で決まります。私たちの分泌液のpHは、身体の外に出るときは大半が酸性です。腸液だけはアルカリ性ですが、胃液、唾液、涙、膣の分泌や尿は、ほとんどが酸性です。酸性では常在微生物がある程度住み着くことができますが、増えません。アルカリ性では腐敗が起こって、臭いがでて、くさくなります。ですから、女性の膣なども酸性の状態が健康な状態です。私たちの身体の外というのは、pHを酸性にして雑菌が増えるのを防いで、防御を作っています。しかし、血液の中は逆でpHは7.4くらい、あるいはそれ以上なので、身体の中はアルカリ性です。

また、腸は器官ですが、器官も発生学的に広くとると上部消化管から進化しています。このような場所の特徴は、絨毛や繊毛の存在です。気管の場合は繊毛がありますが、腸は絨毛があって、必ず異物が外に出るように、いつも運動を繰り返しています。ですから私たちがたくさんほこりのあるところにいて息を吸っても、中国から黄砂が飛んできても、結局どうということはないのです。みんなこうして絨毛や繊毛運動をして外に出したり、ある程度たまると痰にして吐き出すという方法で防御しています。

腸や器官の病気に対しては、粘液を出します。粘液にインターフェロンが分泌されるという形で、抵抗力を作っています。それから、自然免疫とは少し違いますが、IgAも分泌物や粘液と一緒に身体の外に出てきます。血清も細菌に対し抵抗力を示しますが、尿にもすごい抵抗力があります。尿はいろいろな老廃物や水分を大量に流し出すことによって防御してるのです。ですから、尿がなかなか出なくなると、膀胱炎や尿道炎などが起こります。

2. 細胞の抵抗性

リンパ球で最初に進化したNK細胞は、TCRがまだないため、獲得免疫はできません。NK細胞の場合、細胞の抵抗性なので、やはりinnate immunityといいます。特に、こういう細胞はToll-like receptorという受容体を持っています。TLRは細菌の分泌する（持つ）LPS（lypopoly sacharade）をくっつけるレセプターでもあります。私たちは感染が起こると発熱します。発熱する原因の1つ目は内因性の発熱因子です。抵抗性を示すためには代謝を上げなければならないので、熱を出すのです。風邪をひいて熱が出ますが、そういうときは内因性の力で熱を上げています。内因性の因子として、IL-1、IL-6、TNFα、プロスタグランジンがあります。それ以外では、細菌自体が熱を上げる場合があります。その代表がLPSです。これは外因性の発熱因子です。私たちは細菌感染が起こって発熱症になったり高熱が出るときには、内因性の発熱因子だけではなく、外因性の発熱因子によっても発熱が起こっているのです。

3. 補体

リンパ球が進化して抗体を作るようになったのですが、それは軟骨魚類や硬骨魚類の前の円口類あたりからです。このもっと前から、補体というタンパク成分は進化していました。これは前述したように腸上皮の抵抗因子で、巨大タンパク（複合タンパク）から成り、細菌などを溶解します。これは酵素の素、チモージェン（zymogen）なので、プロエンザイムとして身体に存在しています。凝固系が次々に仲間のタンパク質を活性化して進んでいくのと同じように、補体というのはたった1つのタンパク質ではなくて、たくさんのタンパク質から成って次々と活性化していくのです。

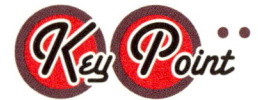

> **Key Point**
>
> **補体**
>
> 抗体が進化する前からの腸上皮の抵抗因子
> 複合タンパクから細菌などを溶解

エンザイムは酵素活性を示すのですが、補体は普段まったく活性化していません。普段は活性されず何かで活性化されたとき、酵素活性を出して細菌の膜に穴を開け、細菌を破壊するという形で抵抗を強く示します。皮膚は丈夫さで守れますが、腸は単層上皮なので、攻撃するとすぐ破れてしまう弱さがあり、リゾチームのほか、プロレアーゼ活性のある補体でも身を守っているのです。

4. 補体の働き

補体の働きは、基本的には細菌や異種細胞の溶解です。エンザイムなので膜に穴を開けて壊すのです。しかし、補体はマクロファージや白血球群の活性化因子でもあります。マクロファージや顆粒球には貪食能がありますが、貪食能を上げる作用を「オプソニン化」といいます。補体は白血球の貪食能を上げるオプソニン化や、白血球自身を活性化させるという働きを持っています。

抗原と抗体がくっつくと、免疫複合体（immune complex）ができて、凝集や溶解などの反応が起こりますが、免疫複合体が消えてなくなるときにも補体が使われています。

5. 補体のタンパク群

　私が補体の勉強をしていたときは、補体はC'と書きました。これはcomplementの略で、補うという意味です。抗体の反応を補うので、C'と名前がつけられました。しかし20年くらい前に、ダッシュ（'）をつけるのをやめて、今はCと書くようになっています。

　Cは1から9まであるタンパク質です。C3は血清中に1.5 mg/mlくらいあり、血清中では1番量が多く、反応の軸になっています。C3は普段休んでいます。どうやって活性化するかというと、C3がいろいろな刺激を受けて、小さな破片C3aを出して、C3bになるのです。これが補体の活性化の基本です。C3bは次の補体成分を活性化する酵素になります。補体の場合は、何か反応が起こったときに開裂して小さなフラグメントaを出します。大きなフラグメントがちょっと小さめのサイズになり、新たにできる大きな方のフラグメントをbと命名するようになりました。ですからC3が活性化されると、小さいフラグメントaよりも、bの大きいフラグメントのほうがC3によく似たものになるのです。

　C3aを出すということは、活性化された酵素になっているということです。このとき、小さな賦活化させておいたものが何の役にも立たないかというと、そうではありません。アナフィラトキシンと呼ばれるものになります。抗原抗体反応によって起こるショックを起こす作用物質としてC3aは働きます。アナフィラトキシーショックとは、例えば卵の白身といったタンパクにアレルギーがある人がケーキを食べて、低血圧になってショック状態になることです。そういうときに、補体の活性化が起きて低血圧になり、アナフィラトキシーショックが起きてしまいます。

　ですから、C3aとC3bが合体している形はまだプロエンザイムなので働かないのですが、活性

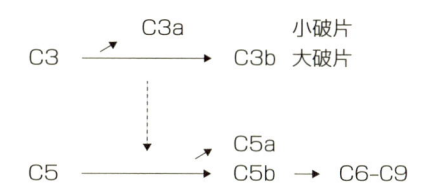

```
              C3a           小破片
     ↗
C3 ─────→     C3b           大破片
     ↓
              C5a
     ↗
C5 ─────→     C5b  →  C6-C9
```

図10-1　補体の活性化

化させると、小破片はアナフィラトキシンとなります。大破片は次の活性化を起こし酵素になります。補体成分の活性化は、C1の次に4が反応する形で、あとは2、3、5、6、7、8、9という順番で反応が進んでいきます。まずC1が活性化されて、プロエンザイムからエンザイムになり、次にC4も活性化されて、プロエンザイムからエンザイムになります。そして次の反応が起こります。1番量の多いC3で基本の反応が働きだし、5番が活性化し、6、7、8が働きます。C6、7、8が最終的に細菌や細胞の膜を壊すので、これをmembrane-attack-proteinと呼んでいます。

6. 活性化の経路

　活性化の経路は3つあります。私たちは、①古典経路（classical pathway）②代替経路（alternative pathway）、この2つの経路だけをずっと勉強してきたのですが、もう1つ、③レクチン経路（lectin pathway）があるということが分かりました。レクチンとは、特定の糖に特異的に反応するタンパク質です。「マメ科の植物はリンパ球を刺激してクローン拡大して免疫反応を起こす」と前述しました。マメ科のある種の植物が持っているレクチンは、補体を直接活性化します。

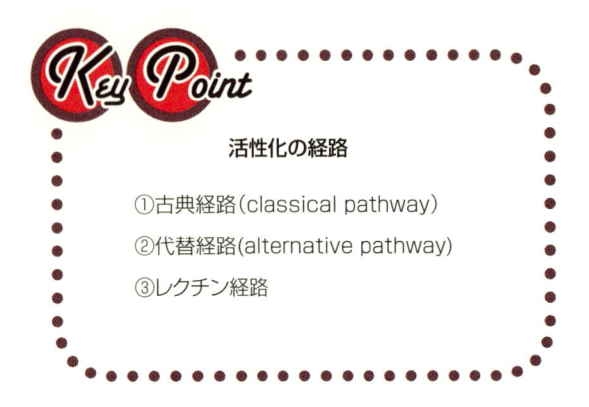

> **Key Point**
>
> 活性化の経路
>
> ①古典経路(classical pathway)
> ②代替経路(alternative pathway)
> ③レクチン経路

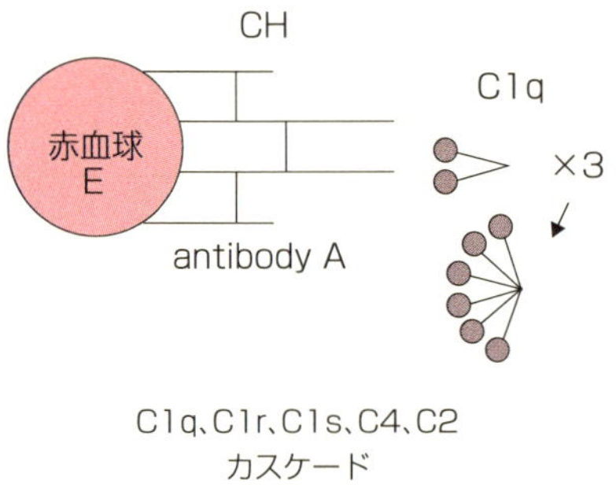

図10-2 C1の活性化

7. 古典経路

古典経路は、抗原抗体反応から始まる経路なので古典経路というのではなく、最初に研究されたので、その名前がつけられました。例えば赤血球（E）に、それに対する抗体antibody Aがつき活性化（EA）を始めます。

C1には、C1q、C1r、C1sがありますが、抗原と抗体がくっつくと、重鎖の定常域CHに、C1qがつきます。サクランボみたいな形をしたタンパク質とコラーゲンがあって、これが3組あるのです。それで、サクランボが6個ついたようなものが、CHについてC1qが活性化されます。このC1qが次にC1rを活性化させ、その次に、C1rがC1sを活性化させます。

このように次々にタンパク質を活性化させるところが凝固系とよく似ています。凝固系は1つのタンパク質が塊をすぐ作るのではなく、連鎖反応が起こって滝なだれのように反応が始まるのです。こういう賦活化したタンパクが連続して活性化される状態を、カスケード（cascade：滝）といいます。こうしてC1のC1q、C1r、C1sが活性化すると、次に、C4の活性化に入ります。

次にC2が活性化すると、C3が活性化し始めます。そして、小さなフラグメント、大きなフラグメントになります。C3がC3bになって、C3bが活性化されるとC5が活性化され、C5aになります。こういう活性化状態になったとき、今度はC6～C9までのいわゆるmembrane-attack-proteinを活性化できるのです。C6、C7、C8、C9と進んだとき穴を開ける力がより強いのは、C8とC9です。これが膜の溶解を起こすのです。このような形で抗原抗体反応から始まるものを、古典経路といいます。

古典経路で補体活性化するのはIgM、IgG1、IgG3に限られています。補体を活性化できるのはこの3つだけです。残りのもの、例えばIgGでもIgG2、IgG4は補体を吸着できないことが知られています。

8. 代替経路

補体は抗体を作る前からすでに進化で出現しているので、抗体を使わない経路もありました。それが補体の代替経路です。細菌刺激で直接C3を活性化する、つまり、C1、C4、C2が関与せず活性化が起こる経路です。細菌のみが刺激するのではなくて、Factor B、Factor Dという補体関連の成分も関与して活性化しているのです。こういう因子B、因子Dが細菌と一緒になって、C3を活性化する経路が見つかりました。C3以降は古典経路と同じです。

> **Key Point**
>
> 代替経路
>
> 細菌刺激で直接C3を活性化する
> C1、C4、C2が関与しない
> Factor B、Factor D
> C3以降は古典経路と同じ

> **Key Point**
>
> 補体の産生部位
>
> ・腸上皮細胞
> ・肝細胞
> ・マクロファージ
> これらの共同作業が補体系である

9. レクチン経路

マメ科の植物のタンパク質のレクチンは、直接C3に働きます。特に、マンノースと反応するレクチンがC3を活性化します。C3を活性化すると、その後進むC5からの反応は、古典経路、代替経路と同じです。こうして、3つの経路で補体は活性化するのです。

10. 補体の産生部位

腸の上皮が補体を作ると前述しましたが、補体は腸の上皮細胞から進化した肝細胞でも作られます。特に1番量の多いC3は、肝細胞で作られます。しかし、肝臓は腸から進化しているので、肝臓で作られてもやはり腸上皮からも作られるというような流れは変わっていません。少し例外があって、補体の1～9の一部はマクロファージでも作られます。つまり、これらの共同作業が補体系です。

多細胞生物が進化して、腸ができています。しかし、マクロファージは単細胞時代の生き残りなので、もとからあるマクロファージと新しくできた腸上皮とが、本当に身体に危険なものが来たとき、共同作業で相手の細胞や細菌を溶解しようとすることが、補体の働きです。

11. 補体レセプター

補体のレセプターは、構造の違いで1から4まであり、CR1－CR4といわれています。補体レセプターは、いろいろな白血球にあり、腎臓の糸球体基底膜にもあります。免疫複合体と補体のコンプレックスができたとき、腎臓の糸球体基底膜に沈着すると、腎障害が起こります。補体レセプターはいわゆる白血球を活性化するのですが、一部、腎の糸球体基底膜にもあり、それを活性化するわけです。

12. 細胞膜上にある補体活性抑制因子

補体が簡単に身体の中で働き出すと、いろいろな白血球が勝手に活性化したり、腎の基底膜についたりと危険なので、身体の中には同時に、補体を活性化させない補体活性抑制因子が存在しています。これは細胞膜上にあり、自己の細胞が溶解されないように守るためのものです。補体が勝手に活性化されないように、あるいは活性化されても自分の細胞が溶解されないように、身を守らなければなりません。補体の活性を抑制する代表的な物質が4つあります。1つ目はDAF（Decay Accelerating Factor）です。これは、補体が破壊されて失活するのを早めるタンパク質で、膜上

> **Key Point**
>
> 補体活性抑制因子
>
> 自己細胞が溶解されないように働く
> ①DAF (Decay Accelerating Factor)
> ②CR1　マクロファージ　顆粒球が膜上に発現
> ③MCP (Membrane Cofactor Protein)
> ④Factor H (H因子)

にあります。これは自分の身体の中で活性化された補体のmembrane-attackを守るのです。2つ目はCR1です。マクロファージと顆粒球は膜上に発現するのですが、補体が活性化しても、CR1が膜上に発現して膜が壊れないように守ります。あとはMCP（Membrane Cofactor Protein）と、Factor H（H因子）です。これらを作る遺伝子は、MHC Class Ⅲにあります。

13. 遺伝子

補体のC1～9の一部は、MHC Class Ⅲの遺伝子座に存在しています。つまり抗原を認識するMHCと同じような仲間として補体系が進化したということです。CR2はB細胞上にあってEBウイルス吸着に使われるようになります。EBウイルスは、バーキットリンパ腫（Burkitt's lymphoma）や伝染性単核症など、いろいろな病

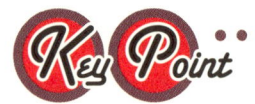

> **Key Point**
>
> CR2 B細胞上にあって、EBウイルスの吸着にもなる
> Burkitt's lymphomaをつくる

> **Key Point**
>
> 化膿性感染症を繰り返す
> 免疫複合体の血液中での増加
> ナイセリア感染を発症

気を起こしますが、ほとんどの人は大人になると皆EBウイルス陽性です。このEBウイルスがBurkitt's lymphomaでB細胞をガン化させるのです。

14. 補体遺伝子の欠損

補体遺伝子が欠損すると、化膿性感染症を繰り返します。また、免疫複合体が血液中で増加するといった独特の異常が出てきます。ほかには、ナイセリア感染を発症したり、白血球の貪食能が下がるというようなことも出てきます。

補体というのは働くときに、細菌の膜や異種細胞の膜、樹状細胞の膜などにくっつかないと働けません。そのくっつく反応が、（図10-3）のような化学構造チオエステル（結合）反応です。細菌の膜にはいろいろな水酸基がついていますが、その水酸基につくのです。ですから、補体という

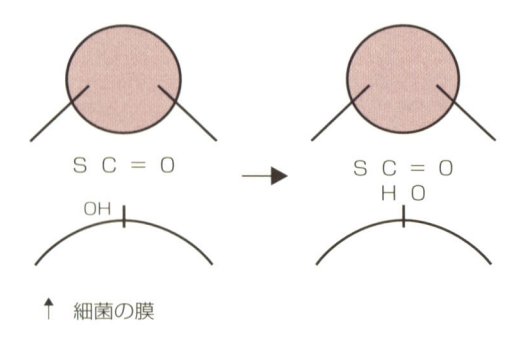

図10-3　補体の働き（チオエステル反応）

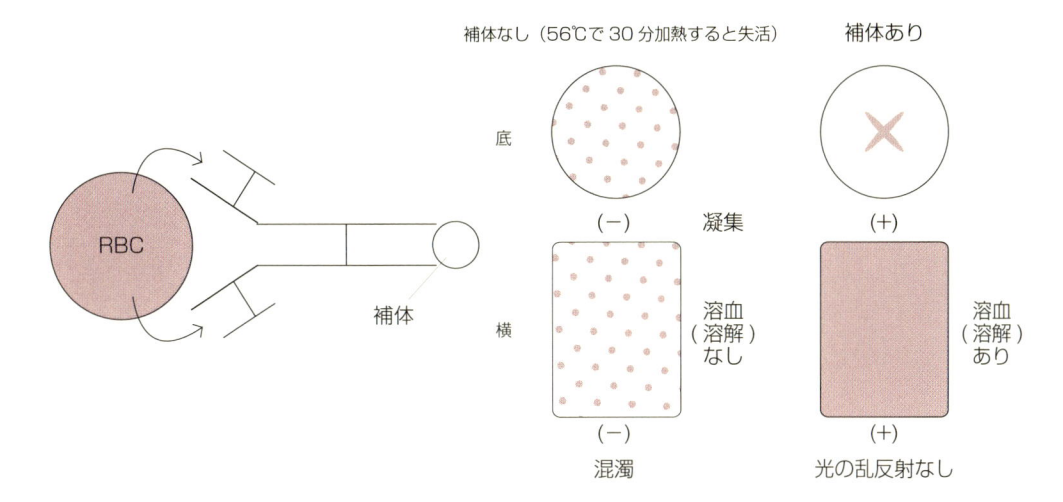

図10-4 赤血球の凝集と溶血

のはレセプターとタンパク質を介してくっつく流れと、あとは無差別に細菌などの膜にある水酸基めがけてチオエステル結合という形でつきます。いったんついてしまうと、この膜上で前述のC1〜9の活性が起こって8〜9まで行ったとき、プロエンザイムがエンザイムとなって膜を攻撃するという流れです。

赤血球に対する抗体を反応させると凝集します。さらに補体を加えると溶血します。血清中の補体は56度で30分加熱すると失活します。補体の入っていない状態で血球をまず凝集させます。試験管の底では、RBC（red blood cell：赤血球）が凝集しないと、沈殿します（図10-4中上）。これは凝集がマイナスです。凝集がプラスになると、（図10-4右上）のようにかたまってくるのです。血液型の凝集でも同様です。凝集しないと、試験管の底に沈みます。補体が入ったときにはどうなるかというと、試験管の横から見ると、溶血（あるいは溶解）していない赤血球は濁っています。溶血があると赤血球が壊れて光の乱反射がなくなって、赤く透明になります。

補体系があるおかげで、抗原抗体反応が単なる凝集ではなくて、membrane-attack できます。細菌などが来たときには溶解することができるのです。これが自然免疫の1つの力です。

安保徹の免疫学講義

第11章 膠原病 part 1

第 1 章　免疫学総論　part 1
第 2 章　免疫学総論　part 2
第 3 章　免疫担当細胞
第 4 章　B細胞の分化と成熟
第 5 章　T細胞の種類　part 1
第 6 章　T細胞の種類　part 2
第 7 章　主要組織適合抗原　part 1
第 8 章　主要組織適合抗原　part 2
第 9 章　サイトカインの働きと受容体
第10章　自然免疫

第12章　膠原病　part 2
第13章　神経・内分泌・免疫
第14章　免疫系（防御系）と自律神経の関係　part 1
第15章　免疫系（防御系）と自律神経の関係　part 2
第16章　移植免疫
第17章　免疫不全症
第18章　腫瘍免疫学

第11章 膠原病 part 1

1. 自己の認識について

　自己免疫疾患は多くの専門家がいうように「原因不明の難病」ではありません。リウマチやSLEなど自己免疫疾患は、数年前まではなぜ起こるか分からなかったのですが、リンパ球の研究などを通じて、自己免疫疾患が起こる理由がはっきり分かりました。

　病気の話に入る前に、まず、私たちの免疫系の復習からします。T細胞やB細胞の抗原に対する反応性は、アミノ酸配列がランダムにできていて、いろいろな立体構造をとるので、基本的にはどんな物質にも反応できる立体構造を持った抗体やT細胞レセプターが必ず出てきます。私たちの免疫系は、発生したときには、自分の組織に反応する仕組みを皆持っています。しかしそれだけでは危険なので、自己の認識をしないような仕組みも発達させたのです。特にT細胞系では胸腺の中での分化と成熟の過程で$CD4^+8^+$のダブルポジティブになってclonal deletionを起こして、自分と反応するクローンの出現を抑えているのです。

　T細胞系には、$CD3^-CD4^-CD8^-$の古いT細胞から、次にClass I・Class IIに架橋するCD4・CD8を同時に出す、$CD3^{dull}CD4^+CD8^+$といううセットがあります。このとき、CD4・CD8の2つのタンパク質を出すということは、Class Iに入った抗原も、Class IIに入った抗原も、両方認識するということです。MHCは胸腺の自己組織の中に入っています。感染を起こすとMHCに感染微生物の抗原が入りますが、普段は自己の組織の抗原が入っているので、それと強く反応します。するとこのステージで、自己と強く反応して死滅するのです。リンパ球は抗原と反応して分裂する力がありますが、あまりに反応が強いと、その反応した力がアポトーシスを引き起こして細胞死するのです。できてくるクローンの95％はアポトーシスで死滅してしまいます。残りの5％が$CD3^{high}4^+8^-$か$CD3^{high}4^-8^+$です。$CD3^{high}4^+8^-$はヘルパーT細胞、$CD3^{high}4^-8^+$は傷害性T細胞です。これをclonal deletionといいます。

　T細胞系は、MHCに入った抗原を認識します。MHCにはいろいろな自己抗原が入っていて、それと強く反応します。これを自己応答性の禁止クローンといいます。自己応答性の禁止クローンは、前述のように、negative selectionを受けます。その結果、私たちの血液を回っているT細胞クローンは、外来抗原と反応するものだけが生き残って働いています。ですから、普通のT細胞の活性化では、自己免疫疾患は起こらないよう

にできているのです。negative selection とは、positive selection と対応する言葉です。positive selection とは、MHC 拘束性のことをいいます。私たちは同種の中で MHC を認識しあっているのです。異種の間では MHC が違いすぎて、自分の TCR が認識できなくなります。ですから自分の仲間、人類だったら人類、霊長類だったら霊長類、マウス、ラットやモルモットなど、同じ種の中で MHC が近似したものだけを認識しあっているのです。これを MHC の拘束性（positive selection）といいます。同じ仲間でも、自分自身でも自己抗体が入ったときはもうすでに胸腺の分化の所で negative selection を受けているので、自分の MHC とそこに入った外来抗原を認識するという仕組みができているのです。

B 細胞系の negative selection は、末梢性の不応答（perphenal anergy）という仕組みが基本になっています。B 細胞にも T 細胞と同じような negative selection があるのではないかと探された時期がありましたが、はっきりしたものは見つかりませんでした。普段、B 細胞が自分の自己抗体を作るということはほとんどありません。しかし、B 細胞を試験管内にとってきて、EB virus などでガン化させると、普段見つからないような自己抗体を産生する B 細胞がガン化して出てくるのです。普段は不応答状態になっていて、無理やりガン化させたりすると、自己抗体を産生させられるようになるということが、B 細胞の研究において最終的な結論になったのです。ですから、T 細胞では禁止クローンは胸腺で除かれ、B 細胞では普段自己抗体を作らないように不応答になっています。

こうして研究が進んできたのですが、実際は自己免疫疾患という形で自己抗体が出たり、自己応答性の T 細胞が患者では出てきます。今でもほとんどの研究者は証拠はないのに、「自己応答性の禁止クローンの negative selection が失敗して、自己免疫疾患が出るのではないか」という考え方を持って研究を進めているのです。ところが私たちの研究室が 20 年くらい出し続けている英語論文の結論は、「自己認識のクローンは古いリンパ球には存在していた」ということです。

古いリンパ球とは、T 細胞の場合では、胸腺外分化 T 細胞（extrathymic T 細胞）です。胸腺外分化 T 細胞は普通の胸腺やリンパ節、脾臓にはなく、腸管と腸管から進化した肝臓、外分泌腺、子宮の粘膜という場所にあって、自己応答性のクローンが存在しています。胸腺外分化 T 細胞の特徴は、TCR の膜上での発現が弱い intermediate なことです。intermediate とは、CD3 が dull よりも多く、high よりも少ない中間のことで、私たちが命名して世界的に使われるようになりました。では CD4・CD8 はどうなっているかというと、普通の CD8 は $\alpha\beta$ のヘテロダイマーなのですが、CD8 が $\alpha\alpha$ のホモダイマーもあり、CD4$^-$CD8$^-$、CD4$^-$CD8$^+$ もあるのです。すると、胸腺外分化 T 細胞の特徴は、①自己応答性がある、② TCR が少ない、③細胞内に入る CD3 シグナルも少ない、④ Class Ⅰ と Class Ⅱ に架橋する分子がない、⑤分子があっても古いタイプで架橋力が弱い、ということが分かりました。結局、胸腺外分化 T 細胞は「自己応答性があるが弱い」という形で今でも存在していたのです。しかし、いろいろな条件が重なると、普段は弱くて病気を起こすほどの力はないのに、これが自己免疫疾患にかかわってくるのです。

B 細胞でも、古い B-1 細胞には（新しいのが B-2 細胞）自己抗体産生能がありますが、普段は不応答状態です。しかし、これも条件が重なると自己免疫疾患にかかわってきます。進化した T 細胞と骨髄で作られる B 細胞は、自己応答性がありませんが、古い胸腺外分化 T 細胞や B-1 細胞は、初めから自己応答性があって、条件が整えば自己免疫疾患を起こすのです。

2. 自己認識のステップ

　自己免疫疾患を起こす能力には、いろいろな段階があります。病気を起こさない① auto-recognition、② auto-immunity と、病気を起こす③ auto-immune disease という、3つの段階です。

　T細胞はそもそも自分のMHCに入った抗原しか認識できないので、MHCのことを考えたら、すべてauto-recognitionで免疫は成立しています。

　また、auto-immunityは、病気を引き起こす悪さだけではありません。マラリアに感染すると、胸腺外分化T細胞が出てきて自己抗体が産生されますが、自己抗体が出てこないとマラリアは治りません。マラリアは細胞内寄生原虫なので、赤血球や肝細胞内に入ってしまい、普通のT細胞では認識することができないのです。それではどうやってマラリア原虫の入った赤血球を攻撃するかというと、auto-immunityで赤血球を弱らせ、脾臓のマクロファージで弱った赤血球を壊しているのです。ですから、マラリア感染するとhepatosplenomegalyといって肝臓が腫れたり、脾臓が腫れます。その腫れた場所では、大量の原虫感染赤血球をマクロファージが食べている像が出てくるのです。その最初の引き金を引いているのが自己応答性の auto-immunity システムだったのです。

　マラリアだけではなく、加齢でも自己抗体が出ます。老人は自己免疫疾患になった人に負けないくらい自己抗体が出ています。また、歳をとっても全員がガンになるわけではありません。歳をとって出てくる老化した細胞、あるいは発ガンした細胞を処理するのも、自己応答性の働きです。ですから自己応答性のおかげで身を守っているということもあるのです。

　最後に auto-immune disease です。リウマチ

> **Key Point**
>
> **自己認識のステップ**
>
> ①auto-recognition　　MHC拘束性
> ②auto-immunity　　　マラリア、加齢
> ③auto-immune disease　病気

やSLEのように、やはり自己認識において病気を作るステップもあるのです。ですから自己応答性というのは、単に病気を起こすというレベルで認識する問題ではなく、auto-recognition あるいは auto-immunity として身を守る、あるいは病気になるといういろいろなステップがあって存在していると認識しなければなりません。

3. 自己免疫疾患の誘因

① MAG

　それでは、どうしてリウマチやSLE、ベーチェット病、シェーグレン症候群、橋本氏病といった自己免疫疾患になるのでしょう。まず1つには、組織破壊が最初にあって、自己抗原が出てくるからです。その自己抗原とは対応するクローンが negative selection をすでに受けたような自己抗原ではなく、めったに身体の中に現れないような自己抗原です。これを隔離抗原といいます。私たちの自己の組織でも、いつもリンパ球の前にさらされている抗原ばかりではありません。普段リンパ球が届かないような場所にいるものもあります。隔離した抗原とは、例えば、MAG（myelin-associated glycoprotein）です。有髄の神経にはミエリン鞘があります。ミエリン鞘を合成するタンパク質の中に、myelin-associated glycoprotein があるのですが、これは、普段鞘

Key Point

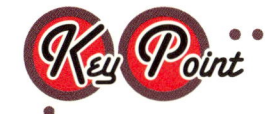

隔離抗原

MAG（myelin-associated glycoprotein）………多発性硬化症
甲状腺細胞のミクロゾーム………………………橋本氏病
胃壁細胞……………………………………………悪性貧血
核（DNA、ヒストン）………………………………SLE
目の水晶体、ブドウ膜……………………………交感性眼炎

の中にあって抗原性を出してはいません。ところが神経組織が壊れると、こういうものが隔離された状態から出てくるのです。こうしてできた自己抗体が引き起こす疾患が、多発性硬化症（multiple sclerosis）で、目が見えなくなったり末梢神経の麻痺が起こるような自己疾患を引き起こします。

こういう病気を引き起こす1番多い原因は、夜更かしです。夜更かししてパソコンを長く見る人は大変ストレスが強く、視神経の MAG に障害が起こったときなどに、壊れるのです。それが自己抗原になってリンパ球が攻撃を始めます。多発性硬化症の患者さんは30歳前後の女性が多いのですが、みんな夜更かししてパソコンの画面を眺めるというような独特のストレスを受けているのです。そして神経の組織が壊れたとき、自己免疫疾患になるのです。

②甲状腺細胞のミクロゾーム

私たちの甲状腺は甲状腺ホルモンを作っていますが、それを作りタンパク合成する場所にはミクロゾームというものがあります。ミクロゾームが壊されると、甲状腺に対する自己抗体が出てきて、甲状腺が壊されます。これが橋本氏病です。橋本氏病は甲状腺がやられるので、甲状腺ホルモン（サイロキシン）が低下してきます。甲状腺ホルモンは活力のホルモンなので、元気がなくなり、疲れやすくなってやる気が起こらないという独特の症状を出すのです。それでは、なぜ甲状腺のミクロゾームがやられるかというと、多くは長時間労働が原因です。橋本氏病は女性に多いのですが、橋本氏病になった女性のほとんどは、職場の仕事を家にまで持ち込んで夜更かしを何年も続けるなど、すごく無理をしています。するといつも甲状腺で甲状腺ホルモンを作り続け、疲弊したとき血流障害が起こり細胞が壊れ、普段隔離されていたミクロゾームがリンパ球にさらされて、クローンを刺激するのです。

現在、私の本以外の教科書を読むとみな、自己免疫疾患の原因は不明になっていますが、本当ははっきりしているのです。患者さんに無理しなかったかどうか、すぐ聞きだせます。あまりにも過酷な生き方をすると私たちの組織は壊れて、隔離された抗原が出てくるのです。

③胃壁細胞

私たちの胃壁には、造血と関連する因子を出す胃壁細胞があります。胃壁細胞は心配事が多いと、血流障害や顆粒球の働きによって壊れます。

私たちは心配事を抱えると、びらん性の胃炎など胃の調子が悪くなりますが、これは胃の粘膜の血流障害で胃壁が壊れるからです。そういうときに、普段上皮の下に隠れている胃壁細胞がリンパ球にさらされて、抗原になります。これがいわゆる悪性貧血（pernicious anemia）の原因になるのです。

④核、ヒストン

隔離された抗原が出るのは細胞を構成する成分からです。なかでも多いのはやはり核やその成分からです。核にはDNAやDNAを折りたたんでいるヒストンタンパクなどがあります。SLE（systemic lupus erythematosus：全身性エリテマトーデス［全身性紅斑性狼瘡］）とは、抗核抗体を中心とした自己抗体ができて起こる疾患です。抗核抗体は、核が抗原となります。核の中でもDNAで、折りたたまれたらせん形が離れたシングルストランド（single strand）のDNAにも抗体ができることもありますし、からまったダブルストランド（double strand）のDNAが抗原になることもあります。SLEが1番多いのは、色白の人が紫外線を浴びたときです。なぜ狼（lupus）のような紅斑と呼ばれるかというと、まるで口が広がったように、紫外線が1番当たる所がバタフライ様に紅くなるからです。SLEは白人に多いです。日本人でもSLEになるのは色が白い人です。色が黒いとメラニン色素で紫外線をブロックできますが、色が白いと直接紫外線の作用で細胞や核が壊れるのです。そして隔離抗原がリンパ球にさらされます。

SLEは紫外線以外でも、風邪をこじらせると起こります。ウイルスも細胞を壊します。あとはやはり夜更かしが原因です。夜遅くまで起きていることは大変なストレスなので、細胞が壊れます。特に徹夜でアルバイトをすると、細胞が壊れて病気になりやすいのです。

⑤目の水晶体、ブドウ膜

目の組織というのは、普段リンパ球にさらされていません。水晶体には血管が入っていかないからです。ブドウ膜もリンパ球にさらされないような形で抗原を保っています。どういう形で隔離抗原が出てくるかというと、ほとんどが外傷です。ボールがぶつかったりけがをしたりして目が大出血し、組織が損傷を起こすときに抗原がさらされます。やられた目が治っても、もう片方の目も見えなくなってくるというような炎症を起こすのです。片方の目をやられて両方の目がやられるということで、「交感性眼炎」といいます。

⑥精子

そのほかで普段血流にさらされない場所というのは精子です。精子が壊れて血中に出ると隔離抗原が出ます。1番有名なのはおたふくかぜです。子供のときおたふくかぜにかかると、外分泌線が腫れるだけで治りますが、大人がかかってこじらせると精巣炎が起こります。すると隔離抗原が精子から出て、無精子症になるのです。それからたまに外傷でも起こります。硬式野球をやっていて球を精巣に当てて何日も腫れ上がるような外傷を受けたとき、隔離抗原が精子から解放されて、残った精子に対して攻撃するので、無精子症になるのです。

このように、普段私たちの免疫系が働けないような自己組織がリンパ球に出会うようなことが起こると、自己免疫疾患になるのです。このときかかわるリンパ球はみな、胸腺外分化T細胞かB-1細胞です。

⑦ modified self

隔離された抗原で自己免疫疾患が発症すること以外で、もう1つ覚えておかなければならないものがmodified selfです。いわゆる自分の自己抗原が少し変性して抗原性を獲得するという形で

Key Point

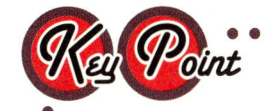

modified self

修飾自己抗原
紫外線によるタンパク変性
薬物がキャリアタンパクに付着
血小板の変性が抗原になる疾患 ………… 血小板減少性紫斑病
顆粒球の変性が抗原になる疾患 ………… 顆粒球減少症
赤血球の変性が抗原になる疾患 ………… 溶血性貧血

す。紫外線によってタンパク変性したり、薬物がキャリアタンパクに付着して変性します。いろいろな風邪薬で一気に自己免疫疾患が発症することがあります。特にスティーブンス・ジョンソン症候群といって、風邪薬を飲んで全身の粘膜が腫れて失明したり、SLE 様の症状を出したり、タンパク尿を出したりするという症状を発症します。例えば私たちのタンパクでもっとも多いアルブミンの場合です。普段アルブミンは negative selection で反応するクローンはなくなっていますが、薬物が付いて modify されると修飾自己抗原になるのです。薬物の中でもっとも多いのは風邪薬・消炎鎮痛剤（アスピリン）ですが、ペニシリンなどの抗生物質もタンパク質を変性させます。これはいろいろな血球の膜に付くこともあるので、血球が抗原になる疾患です。血球はもちろん negative selection されているのですが、薬物が付くために、血球が自己抗原になることもあります。

血球の中で修飾自己抗原がもっとも多く付着しやすいのが血小板です。そもそも血小板というのは、血管が出血した所に付着するための物質なので、いろいろなものに吸着する力を持っています。そうして発症する病気が、血小板減少性紫斑病です。血小板に対する自己抗体ができて、どんどん血小板が減っていきます。するとちょっとした打撲でも止血できなくなって腫れ上がり、そのあとが紫色になるのです。これは薬を飲んでもなりますが、長時間労働などでもなります。私は将棋が好きなのでプロの棋士の名前を知っていますが、今から30年くらい前に山田道美九段は、大山名人に負けても負けても何度も挑戦権を獲得してがんばっていました。山田九段は打倒大山のために睡眠時間を削って将棋の勉強をして、1日何十局も過去の棋譜を調べたりして並べて、血小板減少性紫斑病にかかり34歳で死んでしまいました。ですから、あまり無理をするといけません。

自己免疫疾患は原因不明といわれていますが、このような考え方をすると謎が解けます。原因が分かれば原因を取り除けば治ります。原因不明としているため、対症療法の薬を飲んでもっと身体を痛めつけて、治らないということになっているのです。

それから、顆粒球が抗原になるのは顆粒球減少症です。細菌処理に大切な細胞である顆粒球がどんどん減ってしまいます。赤血球が抗原になる溶血性貧血は、薬物が原因であることが多いです。風邪をひいて風邪薬を飲んで、自己免疫性の溶血

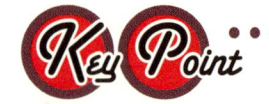

> **Key Point**
>
> **自己免疫疾患の分類**
>
> ①全身性の自己免疫疾患 ………………… SLE(全身の血管炎)
> 　　　　　　　　　　　　　　　　　　　 白血球血管内の炎症
> ②臓器特異的自己免疫疾患 ……………… 慢性リウマチ、橋本氏病、無精子症
> ③複合型自己免疫疾患 …………………… Goodpasture syndrome：腎、肺基底膜の障害
> 　　　　　　　　　　　　　　　　　　　 シェーグレン症候群：唾液腺、涙腺、顎下腺

性貧血になることもあります。このように血球成分のうち血小板が変性して自己抗原になり、顆粒球の膜成分が変性して自己抗原になり、赤血球の膜成分が変性して自己抗原になります。これらは過労か薬物が原因です。

4. 自己免疫疾患の分類

　自己免疫疾患を分類すると、まずSLEのような全身性（systemic）なものがあります。SLEは全身の血管炎です。マクロファージの分身が血管内皮細胞です。マクロファージが血球に分化して、その分化した血球を流すために自ら管になったのが、血管内皮細胞です。ですから、血管内皮細胞はマクロファージと同じように貪食能があり、白血球の炎症とともに血管炎が起こります。

　SLEの場合は核が抗原になりますが、核は全身にあるので全身の細胞が攻撃対象になります。線維細胞や血管内皮細胞が攻撃されて戦い、炎症を起こすのです。SLEは最初は紫外線によって核が変性して自己抗原になり、病気が全身に広まっていく形をとるのです。

　血管内皮細胞はマクロファージから進化しているために、過酷な生き方をすると特殊化を維持できなくなり先祖返りします。血管内皮細胞が先祖返りしてマクロファージに戻ると、血管であることをやめます。ですから血管からいろいろな物質が漏れるのです。その代表的なものがネフローゼです。腎臓学者は「ネフローゼは原因不明」といっていますが、血管内皮細胞に負担がかかるような過酷な生き方をして、血管に隙間ができて漏れることが原因です。とてもつらいことがあって血の小便が出たり血の涙が出たという話を聞いたことがあるでしょう。タンパクよりも血球そのものが漏れるような過酷なつらさに会えば、血の小便や血の涙が出るのです。急激に起これば血尿などになりますが、ゆっくり起これば血管であることをやめるので動脈が腫れるという形をとります。それが動脈瘤や大動脈瘤なのです。

　石原裕次郎も、大動脈瘤破裂が死因です。豪快に生きて、昼食時でもビールを飲んでいたから、どんどん肥っていきました。夜少しお酒を飲むくらいだったらいいのですが、朝から飲んで昼も飲むと身体に負担がかかり、血管内皮細胞が脆弱化してこぶになり腫れるのです。くも膜下出血の前段階は動脈瘤です。モーレツサラリーマンが毎日夜遅くまで仕事するのも動脈瘤ができる原因となります。病気はこうして原因をはっきりさせると、直すのは簡単です。

　2番目は臓器特異的自己免疫疾患です。慢性リ

ウマチなら関節がやられます。橋本氏病なら甲状腺がやられます。無精子症なら精巣がやられます。抗核抗体のように全身に散らばった抗原が見つかったときは全身性の自己免疫疾患ですが、障害を受けた臓器に特異的な抗原が放出されたときは臓器特異的免疫疾患になるのです。溶血性貧血は赤血球が抗原になるので（赤血球は循環しているので全身性の反応ともいえますが）、ある意味では臓器特異的ともいえます。

　3番目は複合型自己免疫疾患です。これは臓器特異的な関係のない2箇所が障害される形や、あるいは、全身性の自己免疫疾患と臓器特異的な免疫疾患が複合するという形の自己免疫疾患です。例えばGoodpasture syndromeは腎臓と肺の基底膜が障害されます。なぜ腎臓かというと、腎臓はエラから進化したからです。エラは呼吸器官で、起源をたどれば腎臓と肺はよく似た細胞から構成されています。ですから、こういうかけ離れた臓器でも基底膜の隔離抗原が外に出れば、腎臓と肺で自己免疫疾患になるのです。

　シェーグレン症候群も複合型免疫疾患です。外分泌腺、例えば、唾液腺・涙腺・顎下腺には導管があります。分泌液を導管に通して分泌するのですが、導管の上皮に共通の抗原があるので分泌腺がのきなみ障害されて涙が出ずにドライアイになり、唾液が出ないので水を用意しておかないとご飯も食べられないというようなことになります。私たちの自己免疫疾患は共通した進化レベルで共通した抗原を持っていれば、複合型自己免疫疾患という形をとることになります。

5. 自己障害のメカニズム

①自己抗体

　各論に入る前に、自己組織の障害のメカニズムについて説明します。まず、B-1細胞が出す自己抗体が攻撃するパターンです。抗DNA抗体・抗ミトコンドリア抗体が直接組織や分子を攻撃して組織を破壊したり、機能をブロックします。

②補体の活性化

　抗原抗体反応ができて、順に抗体のFc部分が活性化すると、補体のC1から順に活性化が始まります。特に溶血性貧血では補体がかかわってきます。赤血球に対する自己抗体ができて補体が活性化し、C789 membrane attack proteinが働き始めて凝集だけではなく、溶血まで進みます。

③マクロファージの活性化

　白血球の基本はマクロファージです。マクロファージが活性化すると炎症を起こします。まず、炎症性サイトカインで発熱・腫れ・痛みが出てきます。IL-1・IL-6・TNFα・IFNγには、発熱作用・血管拡張作用・痛み作用があります。あとは貪食いわゆる血球貪食症を発症します。マクロファージが活性化しすぎて自分の赤血球や血球、特にLEセルをのみこみます。以前、30歳前後の女性から直接電話がきて「血球貪食症と診断され、原因不明なのでステロイドや免疫抑制剤を使う」といっていましたが、原因は不明ではありません。マクロファージが活性化してしまったのです。その女性に「病気になるまで何か無理しなかったか」と聞いたら、夜更かしをしていました。毎日2時とか3時まで仕事をしていたのです。すると、炎症性サイトカインを出して、マクロファージが活性化して血球をのみこんだのです。このように病気の原因は一言聞いてあげればすぐ見つかるのです。

④リンパ球の直接攻撃

　リンパ球は、NKだったりCTLだったり胸腺外分化T細胞だったりするのですが、いろいろな細胞をリンパ球が直接攻撃して、肉芽腫（glanuloma）形成することもあります。

Key Point

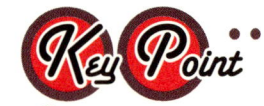

自己傷害

①自己抗体、抗DNA抗体、抗ミトコンドリア抗体
②補体の活性化　溶血性貧血
③マクロファージの活性化 ……………… 炎症性サイトカイン（IL-1、IL-6、TNFα、INFγ）
④リンパ球直接攻撃 ………………………… NK、CTL 胸腺外分化T
　　　　　　　　　　　　　　　　　　　肉芽腫（glanoloma）形成
⑤immune complex ………………………… 子宮体腎炎
　　　　　　　　　　　　　　　　　　　RA(rheumatoid arthritis)の関節炎
⑥血管内皮細胞の炎症

⑤免疫複合体（immune complex）

尿を作っているのは糸球体です。尿細管で尿を再吸収するのですが、糸球体の基底膜に免疫複合体が沈着するのが糸球体腎炎です。慢性に起これば慢性糸球体腎炎、急性に起これば急性糸球体腎炎です。また、RA（rheumatoid arthritis：関節リウマチ）では、腫れて熱を持って痛いと動かしたくなくなるのでじっとしていると、免疫複合体（immune complex）が沈着して炎症が起こり関節が動かなくなります。このように、いろいろな病気に免疫複合体が関与しているのです。

⑥血管内皮細胞の炎症

最後に、血管内皮細胞の炎症でもやはり主体になるのはマクロファージです。

これらがいろいろな組合せで病気を作るのです。

6. SLE

自己免疫疾患で代表的なものはSLEです。だいたい20代の女性が風邪のような症状を出して発症します。慢性関節リウマチも女性に多いのですが、SLEは圧倒的に女性に多いです。SLEははっきりと女性優位現象（female predominance）です。女性は刺激に過敏なので、発症数が多いのです。過敏かどうかはその人のリンパ球の数で決まります。妊娠適齢期の女性は1番リンパ球数が多いです。リンパ球は副交感神経支配下で増えるので、妊娠適齢期はいろいろなものに過敏になる時期なのです。

過敏になった女性に具体的には何が刺激になるかというと、1番多いのは紫外線です。私の所に38歳の女性から電話がかかってきて、「SLEになったがどうしたらいいか」というのです。原因をつきとめなければいけません。話を聞いたら、色白の女性で、グアムに行って太陽に当たりすぎたのが原因です。グアムのような所は紫外線が強いので反応して血管炎を起こしたのです。刺激として次に多いのはウイルス感染です。リンパ球の多い人がパラミクソウイルスやEBウイルス、風邪ウイルスなどに感染して血管炎を起こすのです。あとは夜更かしなどのストレスも刺激になります。

このようにSLEは、過敏な人が紫外線、ウイルス、夜更かしなどのストレスを受けて発症するのです。SLEはoverlap症候群の形をとることが多いです。SLEは全身にある抗原と反応する

Key Point

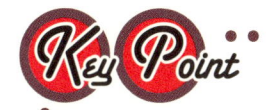

SLE

20 代の女性 (female predominance) 女性優位現象

過敏症、リンパ球が多い

紫外線、ウイルス感染（パラミクソ、EB）

overlap 症候群 (RA、シェーグレン、糸球体腎炎)

抗核抗体、抗ミトコンドリア抗体、抗リン脂質抗体

ので、関節が腫れる RA や、唾液が出ないシェーグレン、糸球体腎炎などの自己免疫疾患が全身に overlap して出てくることが多いのです。

安保徹の免疫学講義

第12章 膠原病 part 2

- 第 1 章　免疫学総論　part 1
- 第 2 章　免疫学総論　part 2
- 第 3 章　免疫担当細胞
- 第 4 章　B細胞の分化と成熟
- 第 5 章　T細胞の種類　part 1
- 第 6 章　T細胞の種類　part 2
- 第 7 章　主要組織適合抗原　part 1
- 第 8 章　主要組織適合抗原　part 2
- 第 9 章　サイトカインの働きと受容体
- 第10章　自然免疫
- 第11章　膠原病　part 1

- 第13章　神経・内分泌・免疫
- 第14章　免疫系（防御系）と自律神経の関係　part 1
- 第15章　免疫系（防御系）と自律神経の関係　part 2
- 第16章　移植免疫
- 第17章　免疫不全症
- 第18章　腫瘍免疫学

第12章 膠原病 part 2

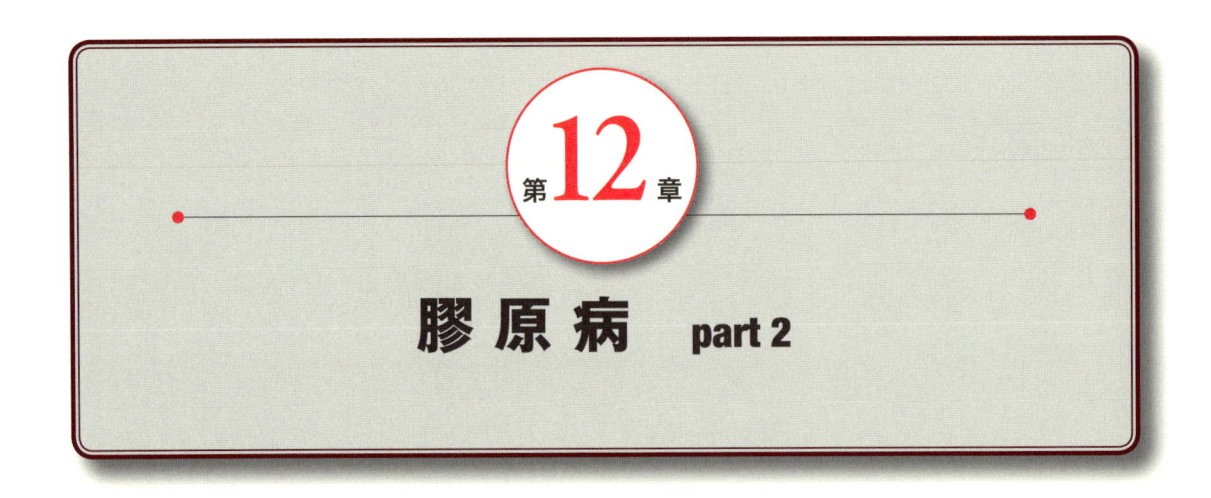

1. 進化した免疫系の抑制

　自己免疫疾患は、線維芽細胞や線維芽細胞が作る細胞外マトリックスのコラーゲンで炎症が起こるので、膠原病（collagen disease）、結合組織病（connective tissue disease）ともいわれます。これは結合組織が炎症を起こしてくるからです。

　RA（rheumatoid arthritis：関節リウマチ）では、朝に関節がこわばったり関節腫脹が出てきたりします。始めは手の関節が硬くなって、少しずつ動かしているとまた動くようになるというような形で始まるのですが、炎症が繰り返し起きてくるうちに、だんだん関節が動かなくなってきます。これはストレス、あるいはウイルス感染が原因で起こります。SLEの場合と同じく紫外線、寒さ、そして重力がストレスとなります。重力のストレスとは長時間労働や夜更かしをすることです。それから心理的なストレスも原因になります。SLEより関節リウマチの方が発症する年齢が高く、30〜50代の女性に多いです。男性と女性の発症率は1：5くらいです。SLEは、1：9くらいで、圧倒的に女性に多いのですが、RAの場合は男性にも多少発症します。HLA-DR4を発現している人もRAになりやすいことが知られています。ストレスで破壊された滑膜の抗原が、HLA-DR4に入りやすいからです。

　関節滑膜について注意しなければならないのは、SLEの血管炎もRAの腫脹も、炎症を起こしてつらいのは治るためのステップでもあるということです。あまり熱心に対症療法をすると治るためのステップが止められて、かえって病状が悪化するという流れもあるのです。専門病院に行って消炎鎮痛剤や免疫抑制剤（メソトレキソード）などを使うとすごく悪化するのです。しかし、多くの先生は治療で悪化しているということが分からないのです。私たちは火傷をしても腫れて治ります。大怪我をしても腫れて治り、しもやけになっても腫れて治ります。ですから炎症は、自己免疫反応が起こっているのと同時に、治るステップも起こっていると考えなければなりません。あまり対症療法をするとかえって病気は悪化するので注意が必要です。

　SLEもRAも全身性と局所性の違いはありますが、原因は分かります。患者さんに会ったら発症する前にどういうことがあったかを聞かないと原因にたどり着けません。患者さんの病歴を取ることを「アナムネーゼ」といいます。「病気になってその後どうですか」という形でしか皆聞かないので、いつまでたっても原因にたどり着けません。「病気になる前にどんなことがありました

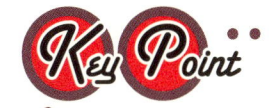

> **Key Point**
>
> **自己免疫疾患**
>
> 進化レベルが高い：T・B 細胞は減少 ………………………… 免疫抑制
> 古い免疫系：胸腺外分化 T 細胞と B-1 細胞の活性化 ……… 顆粒球増多

か」と聞くと原因が分かります。RA は特に関節に水が溜まって脹れ上がるので、注射器で水を引き抜きます。それをガラスに塗沫してギムザ染色すると 95% が顆粒球で、残り 5% くらいのリンパ球は胸腺外分化 T 細胞と B-1 細胞です。T 細胞・B 細胞が減少しているのです。自己免疫疾患は、免疫異常とか活性化とかいわれますが、本当はすべての自己免疫疾患は免疫抑制状態なのです。自己免疫疾患は進化した免疫系が抑制されて、古い免疫系や貪食系の顆粒球に活性が移ったという病態なのです。

2. 中枢神経系の自己免疫疾患

多発性硬化症ではミエリン鞘にある myelin-associated glycoprotein（MAG）が抗原になって、脱髄が起こります。神経の伝達は髄鞘を電気現象で流れるので、それが障害されて視力低下や末梢神経麻痺が起こります。これを多発性硬化症（multiple sclerosis：MS）といいます。重症筋無力症（myasthenia gravis：MG）はアセチルコリンレセプターに対する自己抗体が原因です。筋肉の緊張は神経末端から出るアセチルコリンで起こるので、アセチルコリンレセプターが抗原になると筋緊張が持続して起こらなくなります。最初に出るのが全身の脱力で、重くてまぶたが開かなくなることが有名です。これもストレスが原因です。

実際、重症筋無力症の患者に「発症する前に何をしたか」と聞くと、たいてい、家庭内のつらい問題や夜のバイトをしていたなど独特の生き方をしているのが分かります。夜更かしをすると重力に逆らうことになります。結局重力対応のストレスが原因なのです。立っていると疲れますが、座っていると楽なので、重力がストレスであることに気がつかないのです。新幹線で新潟から東京まで 2 時間立っているのは容易ではありません。階段を登るとか山登りをするとすぐ疲れます。私たちが最も体力を使うのは重力対応です。ですから、病気の第 1 原因は重力です。身体の疲れでもっともストレスになるのは重力なので、夜のバイトは危険です。精神的なストレスと重力がすごく免疫系を傷つけるのです。

面白いことに MG の患者は、胸腺の medulla の上皮が過形成を起こしています。胸腺には皮質と髄質があります。胸腺の髄質の上皮が過形成すると、胸腺外分化 T 細胞が巻きぞえで活性化状態になります。胸腺の髄質は外胚葉の上皮で、皮膚の落ち込みであり、エラ穴から進化しています。ですから、ハッサル小体という角化する組織が髄質にあります。そこは皮膚から進化した古いリンパ球の存在する場所なのです。ここに存在する古いリンパ球は自己応答性があります。

リンパ球はアセチルコリンレセプターを持っています。ですから、副交感神経刺激で数が増えるようになっています。すると、このリンパ球の周

> **Key Point**
>
> 中枢神経系の自己免疫疾患
>
> 多発性硬化症 (multiple sclerosis)
> 急性播種性脳脊髄炎
> 重症筋無力症
>
> 　AchR に対する自己抗体
> 　胸腺の medulla の上皮が過形成
> 　皮質 (cortex)：T 細胞
> 　髄質 (medulla)：胸腺外分化 T 細胞

> **Key Point**
>
> 内分泌腺の自己免疫疾患
>
> 橋本氏病：甲状腺の機能低下
> バセドウ氏病　：　甲状腺の機能亢進
> 　TSH レセプターに対して自己抗体
> アジソン病：副腎に対する自己抗体（リンパ球）
> I 型糖尿病（インシュリン依存型糖尿病）
> 　ストレス、ウイルス感染が原因

りのアセチルコリン受容体と反応して、古いリンパ球が自己抗体を産生します。自己抗体を産生するのは B-1 細胞です。この自己抗体が血液中を流れて、眼瞼の筋肉のアセチルコリン受容体に働いて伝達をブロックします。そして目を開ける力が弱まるのです。こういう深い謎があったわけです。重症筋無力症は、ここまでの深い研究をしないと謎が解けませんでした。

3. 内分泌腺の自己免疫疾患

内分泌腺の自己免疫疾患では、甲状腺細胞のミクロゾームに対する自己抗体が出て、甲状腺の機能が低下する疾患です。甲状腺は活力のホルモンなので、元気がなくなりうつ状態になって、活動量が減るのを感じて病気が見つかります。その逆がバセドウ氏病です。これは首が腫れてきて、目が飛び出て、汗をかいて、心臓がドキドキしてくるような症状が出てくる疾患です。これらは甲状腺の機能亢進症です。サイロキシン刺激ホルモン（TSH）のレセプターに対して自己抗体ができるのです。自己免疫疾患はたいていいろいろな組織の破壊なのですが、バセドウ氏病は甲状腺刺激ホルモンのレセプターに対する自己抗体で甲状腺機能亢進症なので、珍しいのです。

バセドウ氏病は、忙しさや精神的な悩みなど、発症する前に必ず強いストレスがあるのです。元首相の田中角栄は暑がりでいつも扇子を使っていました。彼はバセドウ氏病だったのです。なぜ発症したかというと、忙しすぎたからです。いつも忙しいと、それがストレスになって、甲状腺ホルモンがどんどんできるのです。いつも甲状腺が活性化されるような生き方をしたときに、甲状腺機能亢進の病気になるのです。

アジソン病は副腎に対する自己抗体（自己応答性リンパ球）が原因です。これは副腎皮質ホルモンの分泌が抑制される疾患です。私たちはつらいめにあうとステロイドホルモンが出ます。あとは覚醒前にもステロイドが生理的に出るのです。5 時くらいに起きる人は 4 時くらいに、ステロイドの生理的な分泌が起こって、それが覚醒の刺激になるのです。そういう活力やストレス対応の副腎が傷害されるので、すごい虚脱感が出てきます。アジソン病では色が黒くなります。副腎の機能が低下すると脳下垂体から副腎皮質刺激ホルモン（ACTH）が出て、なんとか副腎の機能を上げようと脳下垂体の機能を亢進し、メラノサイト刺激ホルモンも出るのでそれも活性化して、色が黒く

Key Point

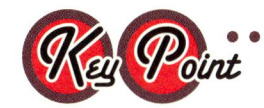

消化管・肝の自己免疫疾患

自己免疫性肝炎 (autoimmune hepatitis)
lupoid 肝炎：ヒストン、核、ミクロゾームが自己抗原となる
萎縮性胃炎、悪性貧血：VB12 結合タンパクに対する自己抗体
潰瘍性大腸炎：ストレスによる大腸粘膜破壊、顆粒球増多、膿
クローン病：ストレスによる小腸マクロファージの肉芽腫形成、男女差なし
慢性活動性肝炎（chronic active hepatitis）：アクチンに対する自己抗体

なっていくのです。アジソン病は身体がすごく虚弱に小さくなって、色が黒くなる病気です。

次はI型糖尿病、別名はインシュリン依存型糖尿病です。これは結構若い10代の女性に多く起こります。家庭内のトラブルや夜更かしなどのストレスがあって、免疫抑制がきて胸腺外分化T細胞が増えます。インシュリンを分泌する膵島に対して自己抗体ができるのです。これは抗体というよりも、アジソン病と同じように自己応答性リンパ球が自ら行って起こっていることが知られています。ストレスのほかはウイルス感染です。両方合併することもあります。ストレスがかかると副交感神経支配のリンパ球が減るので、今度はウイルス感染します。ですからこれら2つが重なる形で起こるのです。

4. 消化管・肝の自己免疫疾患

消化管・肝の自己免疫疾患には、自己免疫性肝炎（autoimmune hepatitis）あるいは lupoid 肝炎（lupoid hepatitis）があります。lupoid 肝炎ではSLEのような症状が出ます。このときはヒストン、核、ミクロゾームが自己抗原となります。胸腺外分化T細胞は消化管と肝臓と外分泌腺の周り、あるいは内分泌腺の周りにあるので、内分泌腺、消化管と肝臓で自己免疫疾患が起こりやすいのです。私たちが胸腺外分化T細胞を最初に見つけた場所は肝臓です。

萎縮性胃炎ではVB12結合タンパクに対する自己抗体ができ結局悪性貧血になるので、萎縮性胃炎と悪性貧血と違った病名をつけられることがあります。胃の萎縮が顕著だと萎縮性胃炎、貧血が強いと悪性貧血というふうに呼ばれますが、原因は同じです。VB12結合タンパクに対する自己抗体ができて、VB12を吸収できなくなります。すると赤血球溶血が起きて貧血になります。胃がやられるのは心因性のストレスが原因です。

潰瘍性大腸炎はストレスによる大腸粘膜破壊が起こる病気です。クローン病はストレスによる小腸マクロファージの肉芽腫形成で、顆粒球の活性化が前面に出る疾患です。顆粒球は細菌を処理して膿を作るので、便に膿が出てきます。これらはどちらも受験期のストレスやいじめなどが原因です。これらは自己免疫疾患に入れない人もいます。私も入れなくていいと思います。なぜかというと、はっきりとストレスで自己抗体が見つからないことも多いからです。自己免疫疾患はほとんど女性に多いのですが、これらには男女差がありません。

慢性活動性肝炎（chronic active hepatitis）は

アクチンに対する自己抗体です。胆管や平滑筋にはアクチンがあり、肝臓には胸腺外分化T細胞が住み着いているので、いろいろな不思議な現象が起こるのです。赤ちゃんの胆道閉塞症は、生まれたとき胆管が閉塞して黄疸が出て止まらない病気です。新生児黄疸のようにぱっと出て消えません。これは胎児期のストレスで発症するのではないかといわれています。母親が薬を飲むとその薬がストレスになり、赤ちゃんのリンパ球が活性化して胆管で炎症を起こし、胆道が閉鎖してしまうのです。ですから、あまりたくさん薬を飲むといろいろな薬物のmodified selfを作って自己免疫疾患になるので、危険です。

5. 腎の自己免疫疾患

馬杉腎炎（1934）は日本人の名前のついた動物実験モデルの腎炎です。馬杉博士が腎臓の組織をすりつぶして犬に打ったら、犬に糸球体腎炎が起こりました。このように、実験的に自己免疫疾患を起こしたのは世界初だったのです。壊れた組織を実験的に打っても糸球体腎炎ができるという最初の実験です。この現象をたたえて馬杉腎炎といいます。私たちの研究室では、マウスの肝臓をすりつぶしてマウスのお腹に入れました。するとやはり肝炎が起こりました。その肝炎を起こしているリンパ球は胸腺外分化T細胞だったのです。これを外国の論文に発表するために、馬杉博士と同じやり方で、マウスで行いました。馬杉博士の実験ではただ現象を見つけただけですが、私たちの研究室では肝臓に集まってきて攻撃しているリンパ球が実際に胸腺外分化T細胞だというのを見つけたのです。

私たちは身体が壊れるようなストレスを受けると免疫疾患になるのです。男性よりも女性の方がリンパ球が多くて過敏なので、いろいろなアレルギーなどにも過敏です。自己免疫疾患も化学物質

Key Point

腎の自己免疫疾患

糸球体腎炎：馬杉腎炎（1934）

Goodpasture syndrome：肺と腎の基底膜に同じ抗原

の過敏症も起こりやすいのですが、寿命は女性の方が圧倒的に長いのです。

肺と心臓が障害されるのが、Goodpasture syndromeです。肺と腎は同じ抗原を基底膜に持っているので、同時に病気になるのです。

6. 心臓の自己免疫疾患

リウマチ熱（rheumatic fever）は、心筋抗原とA型溶血性連鎖球菌の表膜の抗原が交叉していて起こるものです。似たアミノ酸配列があって、熱を出しながら心臓の筋肉が炎症を起こす、あるいは壊れる疾患です。

自己免疫性心筋炎はウイルス感染などを起こしたときに、心筋が壊れてなるものです。

Key Point

心臓の自己免疫疾患

リウマチ熱 (rheumatic fever)：
　心筋抗原とA型溶血性連鎖球菌の交叉
自己免疫性心筋炎：ウイルス感染

> **Key Point**
>
> 眼の自己免疫疾患
>
> 交感性眼炎
> 水晶体過敏性眼球炎

> **Key Point**
>
> 皮膚の自己免疫疾患
>
> 皮膚硬化症（scleroderma）
> 皮膚筋炎（dermatomyositis）
> 尋常性天疱瘡（pemphigus vulgaris）
> ベーチェット病（Behçet's syndrome）
>
> *古い免疫システムは、異常自己を速やかに排除する目的もある

7. 眼の自己免疫疾患

交感性眼炎は外傷で起こります。これはブドウ膜に対する自己抗体です。水晶体過敏性眼球炎は水晶体に対する自己抗体です。

8. 皮膚の自己免疫疾患

皮膚硬化症（scleroderma）は、皮膚の基底膜に対する自己抗体で、皮膚が黒ずんで硬くなる病気です。これも原因はほとんどストレスです。これは結構男性にも発症します。皮膚筋炎（dermatomyositis）は、皮膚と筋肉の両方が障害される病気です。尋常性天疱瘡（pemphigus vulgaris）も自己免疫疾患です。ベーチェット病（Behçet's syndrome）は、口の粘膜に対する自己抗体ができて、頻繁にアフタ性潰瘍ができる病気です。

皮膚の胸腺外分化するリンパ球は、やはり消化管、外分泌腺、内分泌腺、皮膚、粘膜などに存在します。こうやってみな、胸腺外分化T細胞のいる場所で自己免疫疾患が起こっています。

これらは破壊された組織を速やかに排除するためのプラスの反応という考え方もあると思います。古い免疫システムを、皆悪者扱いしていますが、実際には異常自己を速やかに排除する目的もあるのです。身体のシステムは悪い目的のためにあるということはありえません。ただ、私たちがあまりにもつらいストレスを受けたときに病気を作っているということで、古いシステムが悪いということではないのです。実際、マラリアや老化には古い免疫システムのプラスの面が働いています。

9. chronic GVH 病

acute GVH 病は、進化したT、B細胞で強く起こるのですが、chronic GVH 病は、1月、半年、1年と免疫抑制剤でT、B細胞の機能を落としたあとで、じわじわと出てきます。このとき自己抗体が出現するのです。GVHは骨髄移植をしたあとに起きます。急性の拒絶を免疫抑制剤で止めて1カ月以上たってから自己抗体が出現して起こる慢性のGVHが、胸腺外分化T細胞や自己抗体のB-1細胞が関与している病気です。

10. 老化

（図12-1）は沖縄の渡部久実教授が新潟大学医学部にいたとき一緒に研究したものです。

100歳の人は皆、SLEやRAの患者と同じくらい強いレベルで抗核抗体陽性です。老化は胸腺

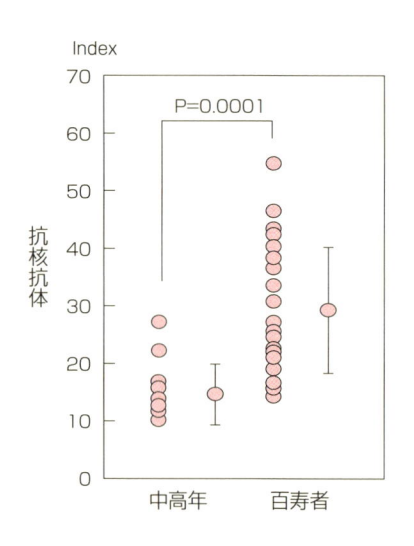

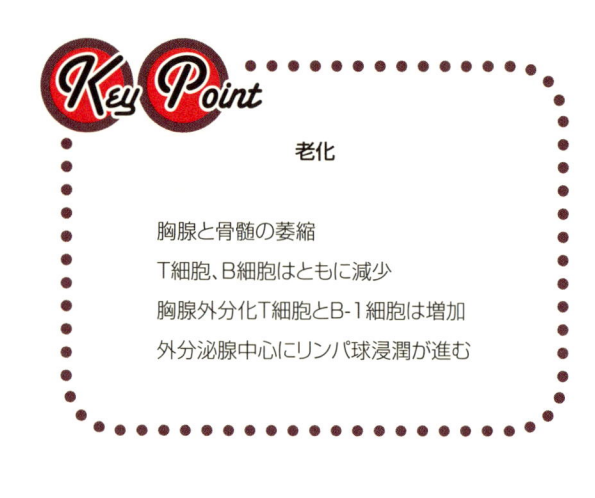

図12-1 百寿者にみられる自己抗体

Key Point

老化

胸腺と骨髄の萎縮
T細胞、B細胞はともに減少
胸腺外分化T細胞とB-1細胞は増加
外分泌腺中心にリンパ球浸潤が進む

と骨髄を萎縮させます。歳を取るとだんだん胸腺が縮まって脂肪化してきます。骨髄もどんどん脂肪化していきます。つまり、T細胞、B細胞はともに減少し、胸腺外分化T細胞とB-1細胞は、増加しています。自己免疫疾患とそっくりです。組織破壊の細胞を自己応答性のもので速やかに排除するために出てくる自己免疫疾患と同じような現象が老化でも出てくるのです。老化した異常細胞、あるいはガン細胞を取り除くためにこのような現象が出てくると考えられます。きちんと取り除ければ、ガンにもならずに100歳まで生き続けるのです。ですから、老化と自己免疫疾患やchronic GVH病は基本の反応が同じなのです。

お年寄りの顎下腺や涙腺を解剖して切片を作ると、たくさんリンパ球が浸潤しています。私たちの加齢現象では、こういう古い形の免疫システムを活性化させて一生を終えているのです。

11. 動物モデルと自己免疫疾患

MRL-lpr/lprマウスは、ちょうど人の重症筋無力症とよく似ています。胸腺の髄質の過形成で胸腺外分化細胞が増えてくるので、自然に自己免疫疾患を発症してきます。

NZB/WF1マウスも30週齢になると、自然に自己免疫疾患になります。NZB/WF1は糸球体腎炎を起こすのです。

結局、自己免疫の反応というのは、ストレス、遺伝的素因、過敏体質（特にふくよかで色白のおだやかな性格の人は過敏体質になる）による組織破壊で隔離された自己抗原が露出することが原因です。組織破壊によって炎症が起こりますが、炎症は組織破壊とともに治るステップでもあるので、過剰な対症療法は危険です。こういう理解を持たないと、対症療法のやりすぎで病気が治りません。自己免疫疾患は、ストレスの中でも外傷のように直接組織が壊れるものでも起こるし、夜更かしや、長時間労働のような重力対応で疲弊しても起こります。発症原因を見つけるためにはほかの病気もそうですが、自己免疫疾患が発症する前にどういう生き方をしていたかを聞き出さないといけません。まず何が原因か見つけないといけないのです。重力対応のストレスも重要であることを覚えておくと原因にたどり着ける確率が高くなります。

安保徹の免疫学講義

第13章
神経・内分泌・免疫

第 1 章　免疫学総論　part 1
第 2 章　免疫学総論　part 2
第 3 章　免疫担当細胞
第 4 章　B細胞の分化と成熟
第 5 章　T細胞の種類　part 1
第 6 章　T細胞の種類　part 2
第 7 章　主要組織適合抗原　part 1
第 8 章　主要組織適合抗原　part 2
第 9 章　サイトカインの働きと受容体
第10章　自然免疫
第11章　膠原病　part 1
第12章　膠原病　part 2

第14章　免疫系（防御系）と自律神経の関係　part 1
第15章　免疫系（防御系）と自律神経の関係　part 2
第16章　移植免疫
第17章　免疫不全症
第18章　腫瘍免疫学

第13章 神経・内分泌・免疫

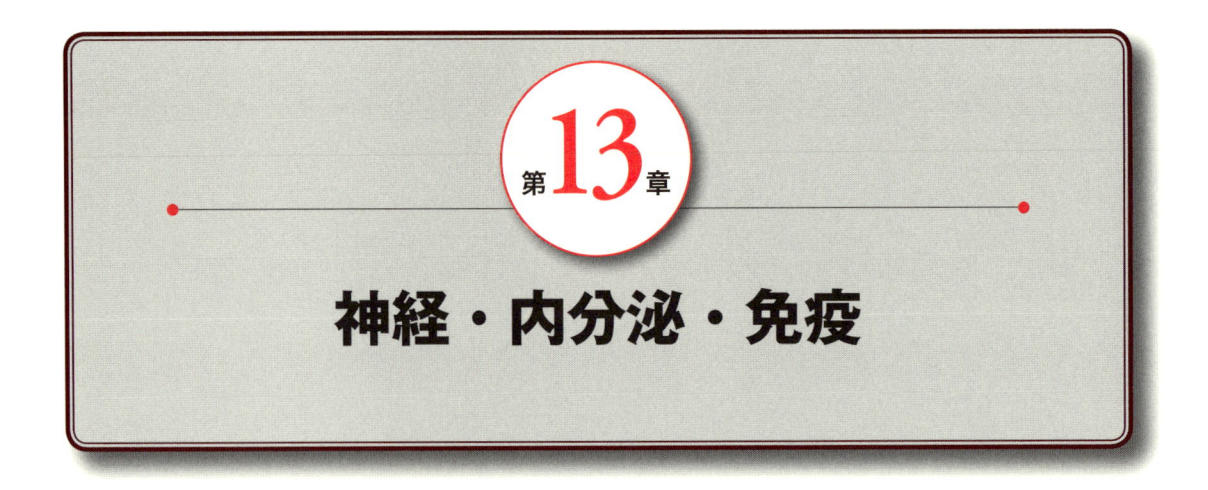

1. ストレスと生体反応

　私たちはなぜ病気になるのでしょうか。それは強いストレスを受けるからです。多くの病気はストレスから始まっています。

　それでは、具体的にどういうストレスで病気になっているかを挙げると、まず悩むことです。考えたり悩んだりすることは人間の特徴です。それ

から、人間は立って歩けるようになったので、やはり重力に逆らうストレスがあります。長時間立ち仕事をしたり夜更ししたりすると、重力の負担がかかって身体を壊します。あとはもともと身近なもの、温度や空気も病気の原因になります。あまりにも空気が少ないと、酸素不足で病気になります。そういうふうに、私たちの暮らしの身近なものの中にストレスはたくさんあるのです。いつ

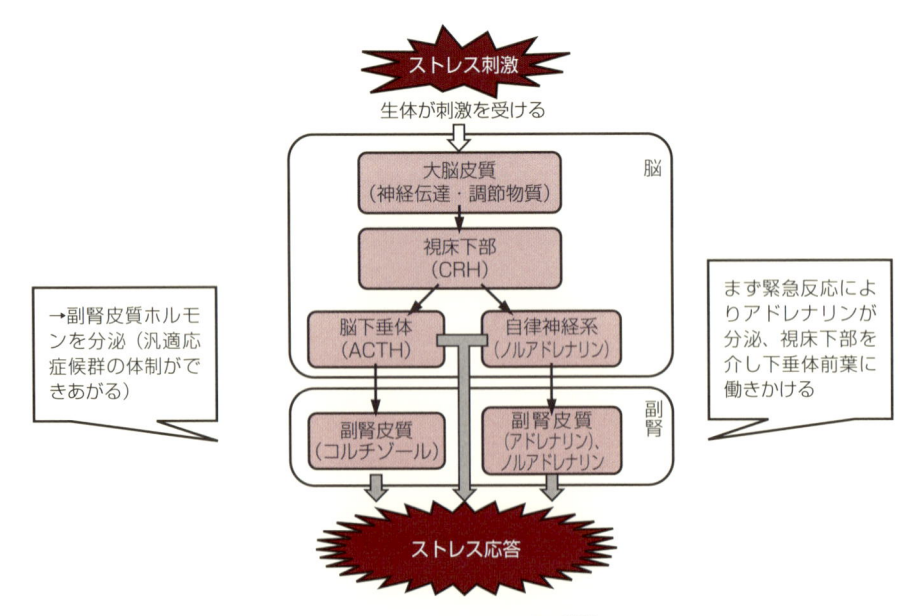

図13-1　ストレス反応の機構
（出典）永井秀典、脇田慎一「ぶんせき」359号、（社）日本分析化学会（JSAC）、2004年（改）

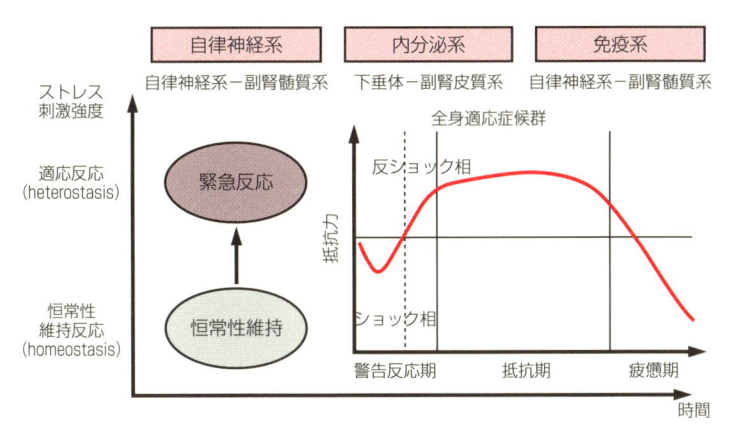

図 13-2　セリエのストレス反応
(出典) 永井秀典、脇田慎一「ぶんせき」2004年11月号 (改)、(社) 日本分析化学会 (JSAC)

も私たちはストレスを受けていますが、多くの場合ストレスに打ち勝っているので生き続けています。しかし、敗北すると病気になったり死んでしまいます。私たちの身体はストレスを受けたとき、そのまま敗北するわけではありません。身体はストレスに打ち勝つ反応を起こします。どういう形で生体反応が起きるかというと、1つは自律神経が働くのです。

私たちはつらいめにあったときや、心配事を抱えたときには、脈が速くなります。つらいめにあうと私たちの身体の中では、自律神経のうちの交感神経が働いて、脈を速くしたり血圧を上げたり、血糖を上げたりして立ち向かうのです。しかし、みんながみんな交感神経反射を起こすとも限らないのです。強いストレスを受けたとき、脈が下がって血圧も下がり倒れる人もいます。これは副交感神経が働いて血管が開き、血圧が下がって失神するのです。ですから、私たちはストレスを受けたとき、いつも交感神経で立ち向かうという反応を起こすばかりではなく、副交感神経反射で絶望したり脱力感に襲われたりして、血圧が下がり失神するということもあります。

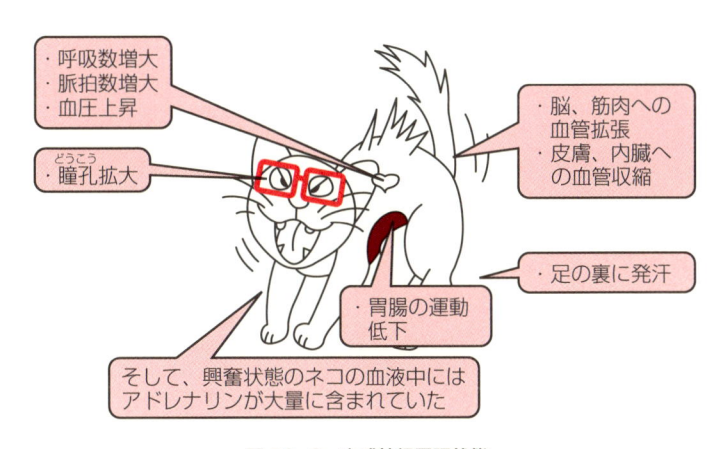

図 13-3　交感神経緊張状態

第 13 章　神経・内分泌・免疫

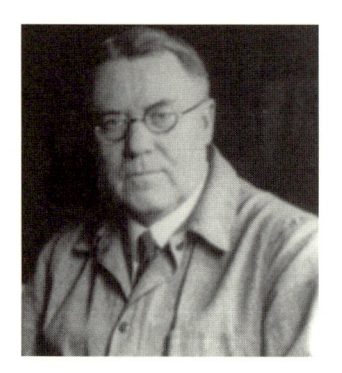

Walter Bradford Cannon（1871-1945）
（出典）フリー百科事典『ウィキペディア（Wikipedia）』

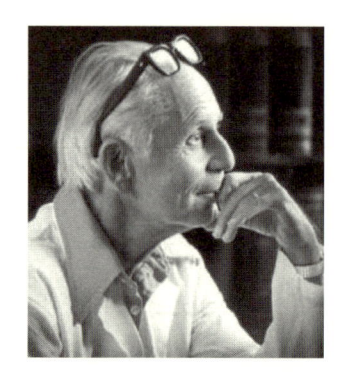

Hans Selye（1907-1982）
（出典）http://www.stresscanada.org/selye.html
2007 Canadian Institute of Stress All rights reserved

　交感神経と副交感神経のどちらの反射が起こるかは、その人の体質や生き方に関係しています。すぐ頭にきて怒りやすい人は、交感神経反射で立ち向かいます。いつもおとなしく物静かな人は、副交感神経反射で立ち向かう傾向が強くなります。普通のありきたりのストレスにはたいていの場合、交感神経で反応します。自律神経だけが反応するのではなく、下垂体−副腎系（hypophysis-adrenocortical system）が働くこともあります。下垂体からは副腎皮質刺激ホルモン（adrenocorticotropic hormone：ACTH）が分泌され、副腎からは糖質コルチコイド（glucocorticoid）が分泌されます。こういう多細胞生物としてのストレス反応を起こすだけでなく、白血球の反応（マクロファージの活性化や、サイトカインが出て戦う準備ができるなど）も起こります。

　今から100年くらい前、「ストレスを受けると自律神経のうち交感神経が働く」と主張したのがキャノンです。「いろいろな異なる種類のストレスを受けても、身体の反応は共通している。つまり、交感神経刺激反応が起こる」と、キャノンはいいました。それからまもなく、セリエがストレス説を唱えました。これは、下垂体−副腎系が働いて、糖質コルチコイドが出て、胸腺が縮小したり、免疫を抑制したりして、ストレスに立ち向か

うというのです。このようにして、ストレスと戦う生体反応が分かってきました。

2. 急性症状

　ストレス反応が出たとき現れる症状は、まず急性症状です。交感神経緊張の場合、頻脈・血圧上昇・血糖上昇などの症状が出て、ほどほどの交感神経緊張の場合は体温上昇が出てきます。ところが、急性症状がとても強くなると、血管収縮が強くなり、ついには体温が下がっていきます。

3. 急性症状が出る仕組み

　急性症状が出る仕組みは、まず、交感神経の緊張とストレスによる体温低下（hypothermia）です。ストレスを受けた人は体温が低下し、顔色が悪くなります。同時に、血糖が上昇します（hyperglycemia）。

　現在、病院に行っても糖尿病はなかなか治せませんが、「糖尿病はたくさん食べるから起こる」と考えているので治せないのです。ストレスによる血糖上昇、特に交感神経にはα刺激とβ刺激があるのですが、αアドレナリン刺激（α-adrenegic stimulus）には、大変な血糖上昇作用

Key Point

急性症状

- 頻脈
- 血圧上昇
- 体温上昇
- 血糖上昇
- 血管収縮から体温下降

Key Point

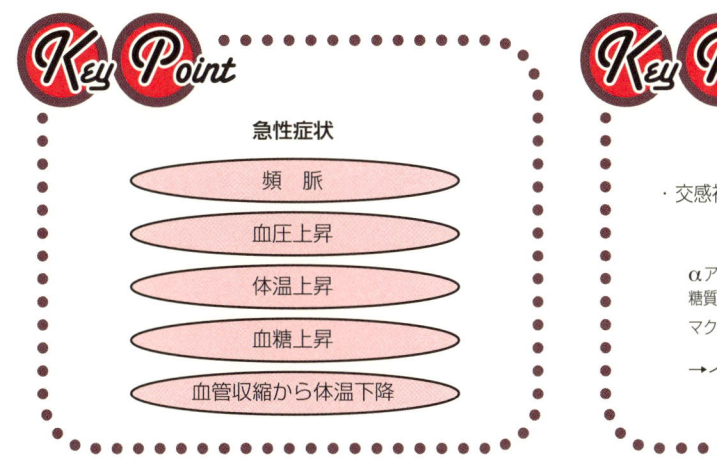

急性症状が出る仕組み

・交感神経緊張→体温低下（hypothermia）
　　　　　　　　血糖上昇（hyperglycemia）

αアドレナリン刺激（α-adrenegic stimulus）
糖質コルチコイド（glucocorticoid）
マクロファージの出す TNFα

→インスリンレセプターのブロック

があります。ですから、長時間労働などが続くと糖尿病になります。無理して糖尿病になっている人がほとんどなのに、無理やり運動させたり食事制限したりしているから、なかなか治らないのです。交感神経緊張で血糖値が上昇するということを知っていないと、糖尿病を治すことはできません。

糖質コルチコイドにも体温低下と血糖上昇作用があります。合成ステロイドなどを注入すると、一気に低体温と高血糖がきます。

ストレスを受けたとき、マクロファージがサイトカインの TNFα（tumor necrosis factor）を出すのですが、これにもやはり血糖上昇作用があります。TNFα は、インスリンレセプターをブロックします。

アドレナリンのα刺激には、直接血糖上昇作用があり、糖質コルチコイドにも血糖を上昇させ

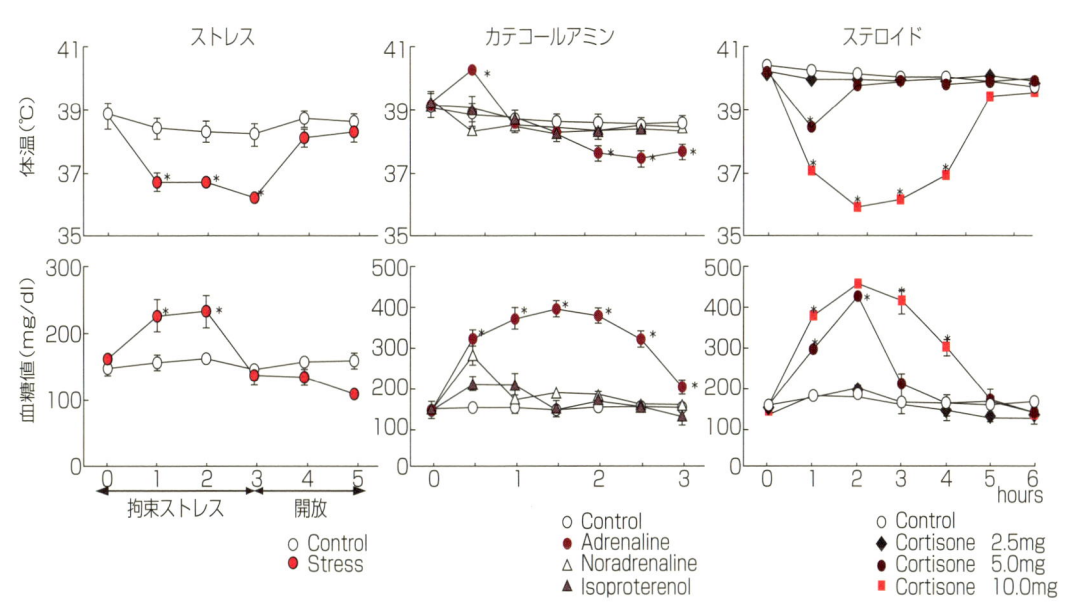

図13-4　ストレスによる低体温と高血糖の誘導

	解糖系	ミトコンドリアのクエン酸回路と電子伝達系
酸素	(−)	(+)
グルコース	(+)	(−)
体温	(−)	(+)
ATP生成	速い（×100）	遅い（×1）持続的
細胞	精子、胎児、ガン細胞、白筋、グリア細胞、皮膚細胞、腸上皮、骨髄細胞などの分裂細胞全般	ニューロン、心筋、骨格筋（赤筋）、マクロファージ（栄養処理）、そのほかの分裂の少ない細胞、（卵子など）
組織内カリウム	低い※	高い

※赤血球、脂肪細胞は細胞内カリウムが低い、これらの細胞は、幼弱で分裂、成熟では分裂なし

図表13-5　身体のエネルギー生成の二極化

る作用があります。TNFαには、インスリンレセプターのブロック作用があり間接的に血糖を上昇させる力があります。

4. 急性症状はストレスに立ち向かう反応

　体温が下がったり血糖が上がったりするのがなぜストレスに打ち勝つ反応なのか、不思議に思うでしょう。血管が締まって血流が悪くなり体温が下がるということは、1つは出血しなくなるということです。野生の動物にとってストレスというのは、結局は、戦ったり逃げたりすることです。そのとき、血管が収縮していて血流が悪ければ、戦って血管が傷ついても出血しないので、戦いに勝てるのです。つまり、血流が悪くなるのは戦うための大切な条件なのです。

　では、血糖が上昇するのはなぜプラスかというと、解糖系（glycolysis）を働かせるためです。私たちはどうやってエネルギーを作るかを知りましょう。解糖系でエネルギーを作る方法と、ミトコンドリアの内呼吸でエネルギーを作る方法の、2つのシステムを持っています。解糖系で得たエネルギーは瞬発力と細胞分裂に使われています。ミトコンドリアの内呼吸で得たエネルギーは持続的働きのために使われています。私たちの身体のほとんどの細胞は、だいたい解糖系とミトコンドリアの内呼吸系が1：1の割合でエネルギーを作っています。しかし、主に解糖系だけでエネルギーを作る細胞と、ミトコンドリアの内呼吸系だけでエネルギーを作る細胞に分かれています。解糖系は瞬発力なので、骨格筋のうちの白筋です。100m走や400m走ではほとんど息をしないで走ります。これは解糖系でエネルギー産生しているからです。瞬発的に相手を攻撃したり逃げたりするには、血糖を上昇させて、解糖系を働かせるのです。ミトコンドリアの内呼吸系でエネルギーを作っているのは、さらにクエン酸回路と電子伝達系から構成されています。クエン酸回路で食べ物から水素を取り出して、水素を電子伝達系でプロトンと電子の流れにして、電気現象でエネルギーを作っています。

　ミトコンドリアの多い細胞、つまり電気が流れるのが多い細胞は、脳（ニューロン）、心臓（心筋）、骨格筋（赤筋）です。電子伝達系で電気が流れてエネルギーを作っているので、脳波や心電図、筋電図が取れます。結局、急性ストレスのとき血糖が上がるのは、瞬発力を出すためなのです。ミトコンドリアは熱産生するので、温度が高い状況で働くのです。すぐ頭に血が上る人です。

> ## Key Point
>
> **2つのエネルギー生成系**
>
> ①解糖系（33-36℃）
> 　瞬発力―分裂
> 　骨格筋（白筋）
>
> ②ミトコンドリアの内呼吸（37-39℃）
> 　持続的働き（クエン酸回路・電子伝達系）
> 　脳（ニューロン）、心臓（心筋）、骨格筋（赤筋）

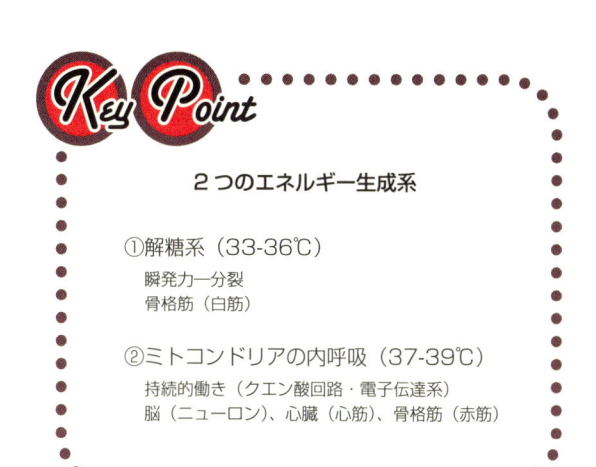

心臓の温度を測れば、40℃もあります。心臓の筋肉からも高熱が出ています。しかし、解糖系は体温が低い（33-36℃）ところで働くので、ストレスを受けたとき、私たちが低体温になったり血糖を上昇させているのは、瞬発力を出すための条件を整えているのです。

細胞分裂も低体温の条件下です。これは解糖系だからです。もっとも低体温なのは精子です。精子は低体温、低酸素にするために、精巣を身体から外に出して冷やしています。これは放熱の世界

です。瞬発力と分裂の世界は低体温です。ミトコンドリアはチトクロームC、ポルフェリン分子に鉄が入ったヘムタンパクを持っています。このヘムタンパクは赤い色調を持つので、ミトコンドリアがたくさんある場所は赤くなります。ですから、赤筋の多い骨格筋（赤筋）は赤いのです。マラソン選手は、持続的な赤筋の世界です。100mなど短距離の選手は、ミトコンドリアの少ない白筋の世界です。心臓の筋肉も赤いです。ニューロンの場合は、糖脂質とリン脂質が大量に含まれているので、白濁した赤色になります。

5. 交感神経と顆粒球の連動

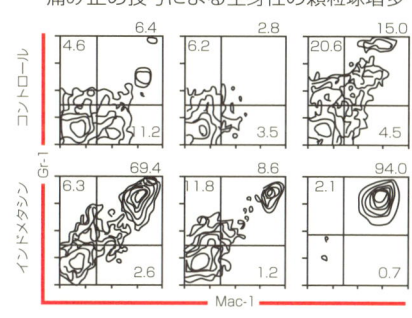

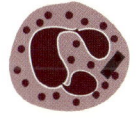

顆粒球は膜上にアドレナリン受容体を持ち、交感神経緊張で数が増加します。ですから、いつも怒っていたり悩んでいたりする人は、白血球の分画のうち顆粒球が上昇して、リンパ球が少なくなります。交感神経と顆粒球の連動は、基本的にはいかに効率よく身体を守るかということから始まっています。野生の動物は動き回ったり戦ったりしていると、身体が傷ついて細菌が侵入してき

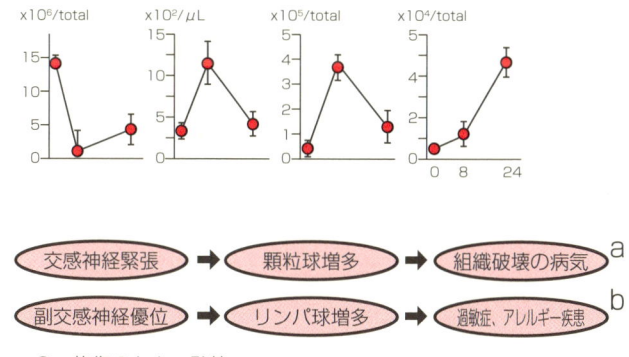

a　修復のとき、発熱
b　アレルギー炎症は抗原を外に排泄するための反応

図13-6　交感神経と顆粒球の連動

Key Point

組織破壊の病気

歯周病、びらん性胃炎
膵炎、痔、突発性難聴

顆粒球増多による組織破壊の病気

歯槽膿漏、胃潰瘍
十二指腸潰瘍（急性）
膵炎（急性）、クローン病
潰瘍性大腸炎、腎炎、痔疾

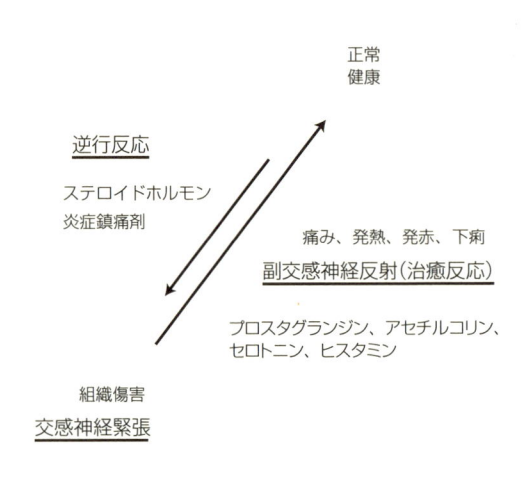

```
        正常
        健康
  逆行反応      ↗
  ステロイドホルモン
  炎症鎮痛剤        痛み、発熱、発赤、下痢
              ↙   副交感神経反射（治癒反応）
                  プロスタグランジン、アセチルコリン、
                  セロトニン、ヒスタミン
        組織傷害
        交感神経緊張
```

図13-7　組織傷害や血流傷害からの回復

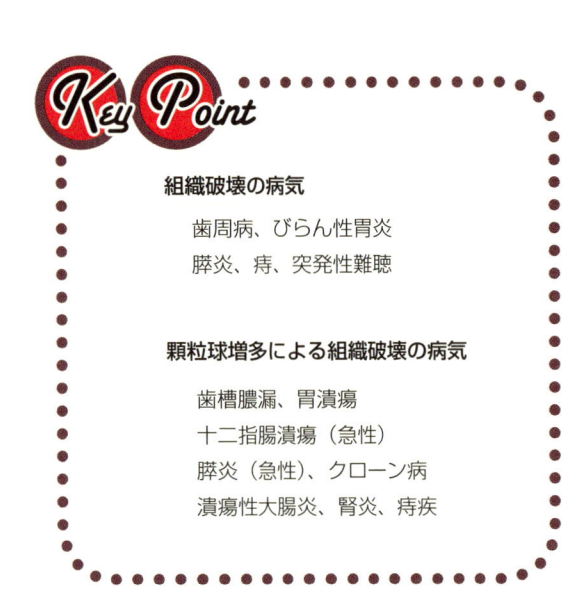

ます。そこで、交感神経を緊張させて細菌を処理する顆粒球を増やしておく必要があるのです。しかしあまりにも顆粒球が多くなると、今度は組織破壊の病気が起こります。顆粒球は骨髄で作られ末梢血に出て、常在菌の住み着いている粘膜や皮膚の毛根で一生を終えます。ですから、大量に顆粒球が増えると歯周病、食道炎、びらん性胃炎、胃潰瘍、十二指腸潰瘍、クローン病、潰瘍性大腸炎、急性膵炎、慢性膵炎、痔、突発性難聴、メニエール病、それから女性の場合は子宮内膜症、卵管炎、卵巣膿腫などの、組織破壊の病気が起こります。これらの病気はみんな交感神経と顆粒球の連動で起こっているのです。

6. 慢性症状

ストレスが続いたときの慢性症状は、体温低下による代謝障害です。一時的には戦うための体調なのですが、長く体温が低下すると、代謝障害、特にミトコンドリアでのエネルギー産生低下、タンパク合成の低下、疲れやすいなどやつれの症状が出てきます。皮膚はケラチンタンパクを作りますが、ストレスの慢性状態では皮膚が弱くなり障害を受け、皮膚の病気が出現します。皮膚の病気は原因不明とされることが多いのですが、本当の原因は体温低下による代謝障害、エネルギー産生低下、タンパク合成の低下です。皮膚が機能を果たせなくなると、尋常性乾癬や乾皮症などと呼ばれる病気が出現します。本当は原因がはっきりしているのです。

次に、高血糖とは何につながるかというと糖尿病です。糖質コルチコイドは血糖値を調節すると同時に、ミトコンドリアの機能を抑制します。短い間ミトコンドリアの機能を抑制するのは、瞬発力の高い解糖系を使って戦うためですが、いつまでもこういう状態が続くと体温下降が起こり、ミトコンドリア側の代謝障害が起こります。

人と同じように魚にも、赤筋、白筋があります。近海魚はミトコンドリアの少ない白筋です。タイやヒラメなどはいつもは泳がないで落ち着いて休んでいて、エサが来るとピュッと瞬発力で捕らえます。これは白筋、解糖系の働きです。しかし、マグロ、イワシ、カツオなど常に泳いでいるものは身が赤いです。つまり、赤筋はミトコンドリアとその中に存在するチトクロームCの赤です。ピルビン酸が入って、クエン酸回路を回しま

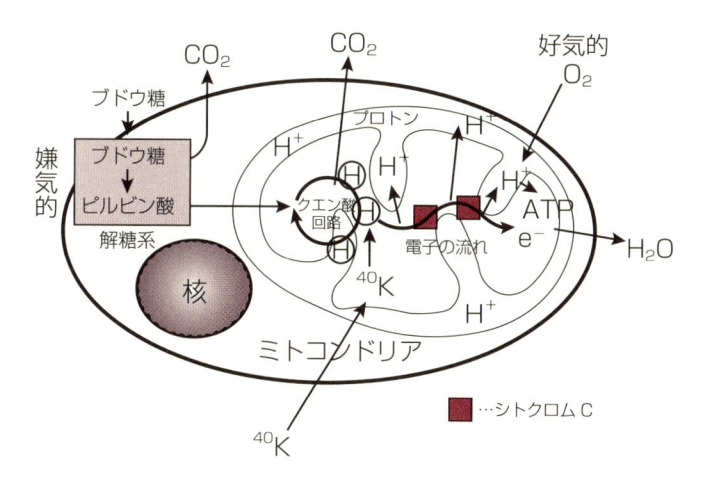

図13-8 細胞のエネルギー産生

す。ピルビン酸から水素を取り出し、その水素をプロトンと電子に分けて流して、そこから炭酸ガスが出て、酸素が入って最後に水ができます。これが好気的ミトコンドリア系です。解糖系を使うのは、瞬発力のためか細胞分裂のためです。ミトコンドリアでエネルギーを作っているのは「いつも動いている」、「分裂のない」ときです。ニューロンはほとんど分裂しません。心筋も分裂しません。骨格筋の赤筋も分裂しません。逆に嫌気的解糖系は、分裂するか瞬発力の世界です。ですから、一時的には解糖系で瞬発力を使うのはプラスになるのですが、いつまでもストレスが取れずに慢性症状になったときは、体温低下を招いて代謝障害、高血糖で糖尿病、ミトコンドリアの機能低下で病気になっているのです。

7. ストレスの要因

私たちは人間に進化したために、プラスのこともありますが、人間の特徴そのものがストレスの要因になることもあります。人間の特徴の1つ目は考える力です。これは悩みの原因にもなります。うつ病の人は顔色が悪く、体温が低いです。

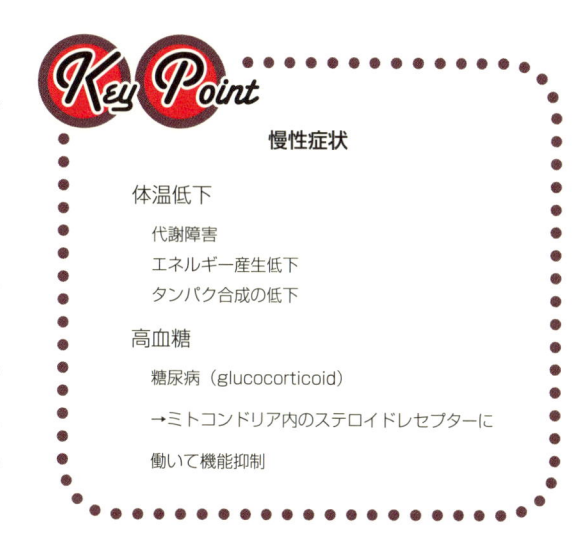

Key Point

慢性症状

体温低下
　代謝障害
　エネルギー産生低下
　タンパク合成の低下

高血糖
　糖尿病（glucocorticoid）
　→ミトコンドリア内のステロイドレセプターに
　働いて機能抑制

悩んで顆粒球が増えて組織破壊の病気になるか、ミトコンドリアの多い場所から傷害を受けていきます。ですから、脳もやられていくのです。ミトコンドリアの多い場所は脳なので、脳が障害されます。

そのほかの人間らしさの特徴には、立つということがあります。立つことで手が使えます。これは重力からの解放です。重力から解放されたということは、間違えると、重力でやられるということです。ですから、立ち仕事はすごく疲れて危険

Key Point

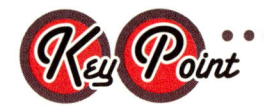

ストレスの要因

人間の特徴
- 考える力→悩み→うつ病、組織破壊の病気
- 重力からの開放→働き過ぎ（重力のストレス）、夜更かし

一般的要因

温度	低温	→凍傷、冷房病
	高温	→熱中症
酸素	低い	→高山病
	高い	→潜水病
水	少ない	→脱水（アルコールの後）、利尿剤
	多い	→冷え
太陽光	紫外線 少ない	→くる病
	多い	→日射病、ガン、膠原病
波動（低周波、騒音）		→低周波過敏症

なのです。

あとは夜更かしです。寝ると重力から解放されますが、起きているということは重力がかかります。働きすぎたり夜更しをしていると、重力のストレスで病気になるのです。病気の原因でもっとも多いのは重力のストレスでしょう。重力のストレスでもやはり低体温になるので、やつれや冷えがあり脳がやられてしまうこともあります。

それから、人間だけの特徴でなく、いろいろな生命現象に普遍的なものもストレスの要因となります。一般的要因の1番目は温度です。私たち人類はだいたい0度から40度くらいの間で生活しています。しかし、いつも0度やいつも40度では耐えられません。私たちは温度の変化、低温、あるいは高温でやられるのです。低温は凍傷、冷房病です。強い冷房に当たるとつらいです。高温だと熱中症になります。このように、日常生きている環境の中にストレスの原因があるのです。

2番目は大気中の酸素です。酸素が薄くなると高山病、酸素濃度が高いのは潜水病です。私の本を読んだおじいさんから病気相談の電話がきました。「思い当たることある？」と聞いたら、そのおじいさんは、昭和10年代に海軍の潜水艦に乗っていたそうです。戦争の最中は1週間や1カ月間ずっと潜りっぱなしでした。仲間がどんどん虫垂炎を発症しても戦争中なので簡単に浮上できず、みんな死んでしまいます。顆粒球が増えて虫垂を攻撃するのが、壊疽性の虫垂炎です。昔は壊疽性の虫垂炎がすごく多かったのですが、今はほとんどありません。私が医者になったころは、新米の医者は手術の練習に虫垂炎手術をさせてもらえました。おなかをちょっと開けて虫垂を摘出するのです。結局、昔なぜあんなに虫垂炎が多かったかというと、寒さ、ひもじさ、重労働など、みんな交感神経緊張が原因で顆粒球が増え、壊疽性の虫垂炎になっていたというわけです。今は寒さも、ひもじさも、重労働もありません。虫垂にはリンパ球がいっぱいあるので、リンパ球の実験をしたくて外科の先生に頼んでも、虫垂炎がなくなってしまったのでもらえません。

こういうありきたりの原因で私たちは病気になります。ところが、程よく空気が薄いと長生きになるのです。沖縄は暖かい上昇気流によって低気圧なので、みんな長生きです。長寿県の長野も高い所にあります。海抜350mくらいで空気がちょっと薄いです。空気が多いとストレス、薄過ぎるとストレス、ちょっと薄いと長生きなのです。

一般的要因の3番目は、身近な水によって起こります。水が少ないと脱水です。意外と脱水で病気になっている人が多いのです。日本は水が豊富なので脱水はあまりないですが、砂漠の国は水が少ないので脱水になります。水は貴重品です。砂漠の宗教では、アルコールが禁止されています。お酒をたくさん飲むと翌日脱水症状になります。砂漠でお酒を飲むと、脱水が強くなって死ん

でしまうので、砂漠の土地の宗教はアルコールを禁止しているのです。生き延びるための知恵なのです。利尿剤でも脱水が起きます。ですから、みんな気楽にいろいろと利尿剤を使っていますが、強制的に利尿をかけることになるので危険です。身体の水分を感知しておしっこが出るのはいいのですが、無理やり出すと脱水が起きます。腎臓の専門病院にかかるとすぐ透析に入るのは今まで謎だったのです。しかし、原因は熱心に利尿剤を使っているからだったのです。

「少ない」の反対、「多い」も問題です。水の飲み過ぎは、身体を冷やします。水分貯留は、冷えとつながります。あんまり熱心に水を飲むと、冷えでやられます。のどが渇いたら程よく水を飲むことが大切です。

温度、酸素、水と、そのほかに4番目、太陽光、特に紫外線もストレスの要因です。これも少ないとくる病になります。ビタミンDが作られないと骨ができません。赤ちゃんなどでもお陽さまに当たらないとビタミンD欠乏症になります。逆に多いと日射病になります。それから紫外線はDNAを破壊するので、遺伝子の突然変異でガンや膠原病のリスクが高まります。ですから、紫外線過剰で日射病、ガン、膠原病になり、太陽の光にあまり当たらないとくる病になります。水も太陽の光も、その加減は自分の感性で判断しないといけません。じりじり熱くてつらいなあと思ったら、日傘をささないといけません。「このごろなんだか、青っちょろいなあ」と思ったら太陽の光に当たらないといけません。このように温度も、酸素も、水も、太陽の光も、全部身近なものが多かったり少な過ぎたりして病気になるのです。

8. ミトコンドリアへの負担

ミトコンドリアの多い細胞は、脳、心臓、筋肉です。ミトコンドリアの機能低下は低体温と低酸

太陽光による電子伝達系への働き：
水素分子（H_2）を、陽子と電子へと解離を促す[a]。

太陽光（電磁波）
ガンマ線]
X線   ] 電解作用（エネルギーが高い）
紫外線 ： 励起作用
可視光線： 視神経を介して自律神経刺激[b]
赤外線 ： 温熱作用
電波 ： 波長が長くエネルギーが低い

[a] 細胞内へのKの取り込みの謎：太陽光の他、^{40}K（カリウム全体の0.012％）がβ崩壊して放射線（電子）を放出してミトコンドリアを活性化している

[b] 暗い　―副交感神経優位
   明るい　―交感神経優位
   まぶしい―副交感神経反射（縮瞳）

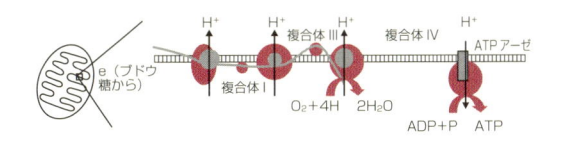

図13-9　ミトコンドリアの活性化
（出典）『ミトコンドリアが進化を決めた』ニック・レーン著／斉藤隆央訳、みすず書房、2007年

Key Point

ミトコンドリアへの負担

機能低下（低体温、低酸素）
負担ストレス全般
　脳：うつ病
　心臓：狭心症、不整脈、心筋梗塞
　筋肉：血流障害、腰痛、膝痛、
　　　　椎間板ヘルニア、腰椎すべり症

素によって起こります。脳は悩むことでうつ病になり、心臓では狭心症、不整脈、心筋梗塞が起ります。筋肉では血流障害、具体的には腰痛・膝痛が起こります。筋肉、関節、骨は同じ血管支配を受けているので、椎間板ヘルニア、腰椎すべり症も現れます。これらがミトコンドリアへの負担で現れる症状です。あまり激しく仕事をしたり、介

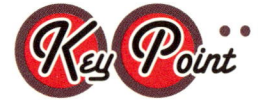

> **Key Point**
>
> ミトコンドリアとステロイドレセプター
>
> ステロイド治療→ミトコンドリアの機能抑制
> ・消炎作用
> ・低体温、寿命短縮

> **Key Point**
>
> ストレスと免疫抑制
>
> T細胞、B細胞の抑制
> ・胸腺萎縮
> ・リンパ球のアポトーシス
>
> 胸腺外分化細胞、B-1細胞は活性化
> ・自己抗体産生

護の負担があったり、長く散歩したりすると、血流障害が起きてミトコンドリアが悲鳴をあげます。腰痛、膝痛、椎間板ヘルニア、腰椎すべり症という運動器の障害が軒並み出現するのは、ミトコンドリアへの過剰な負担で起こっているのです。

9. ミトコンドリアとステロイドレセプター

　ミトコンドリアの中にはステロイドホルモンに対するレセプターがあって、糖質コルチコイドが直接入っていってミトコンドリアの機能を抑制します。ですから、ステロイド治療をするとミトコンドリアの機能が抑制されてエネルギーを作ることができなくなり、消炎作用が現れます。炎症はエネルギー発揮の極限作用です。それが押さえられるので消炎作用が出るのです。あまり長くステロイドを使っていると低体温、寿命短縮が起こります。ステロイドを使うと、だいたい使い始めてから生き続けられる平均が15年くらいです。ミトコンドリアの機能低下なので、結局寿命が途絶えてしまうのです。

10. ストレスと免疫抑制

　ストレスで胸腺萎縮やリンパ球のアポトーシスが起こり、T細胞とB細胞の分化や成熟抑制も起こります。一方、胸腺外分化細胞とB-1細胞は活性化し、自己抗体産生が出現します。ストレスによる組織破壊が強いときに、自己抗体が出るのです。ストレスを受けやすい人、特に色白な人は、紫外線にも過敏ですが心のつらさにも過敏になるので、ほかの人と同じような心のストレスを受けても、組織破壊まで一気に進んで、自己抗体を産生することがあります。

11. 解糖系でエネルギーを作る細胞（ミトコンドリアの少ない細胞）

　解糖系を働かせるには、低酸素か低体温の状況が必要です。解糖系でエネルギーを作っている細胞は、前述のとおり、骨格筋のうちの白筋、そして精子です。精子はわざと陰嚢に包んで外に出すことによって、冷やして分裂を促すのです。これは低体温による分裂促進です。ですから、男性はあまりここを暖めると精子が少なくなるので、時々冷やしてあげる必要があります。冬の寒い時期に、年ごろの男性たちが裸祭りをするのは、冷やして子孫繁栄させるためなのです。ほかに分裂する場所は皮膚細胞です。皮膚も冷やすと分裂し、暖めると分裂が止まります。ですから、子供は風の子、皮膚を丈夫にするには乾布摩擦で冷や

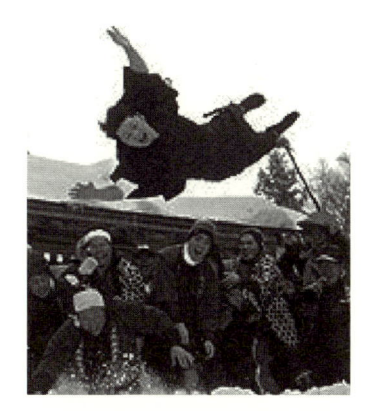

図13-10 300年の伝統を誇る新潟松之山の婿投げ
(出典) 新潟県公式観光情報サイト 新潟観光ナビ
http://www.niigata-kankou.or.jp/index.html

せばいいのです。あまり暖めていると、皮膚は薄くなります。

さらに腸上皮細胞、骨髄細胞も分裂します。例えば、骨髄で赤血球は作られますが、赤血球を増やすには酸素濃度の薄いところでトレーニングして、低酸素にすると解糖系が働き分裂します。

胎児細胞も分裂します。なぜ胎児細胞は分裂できるかというと、胎盤を介して母体の動脈の酸素分圧を間接的に受け入れているので、酸素分圧は1/4まで下がり、低酸素で胎児細胞は分裂できるのです。

Key Point

解糖系優位の生態反応

1 精子産生[a]　　低体温
2 皮膚細胞　　　低温化（30℃）
3 胎児増殖[b]　　低酸素（母体の1/4）
4 ガンの増殖[c]　低体温、低酸素

a　ミトコンドリア遺伝子の母系遺伝へ
b　胎児細胞とα-fetoprotein（ガン細胞も）、
　　胎児型ヘモグロビン（低酸素対応など）
C　ミトコンドリア呼吸の対応

ミトコンドリアの少ない細胞

→解糖系を働かせるには、低酸素か低体温

　　骨格筋（白筋）
　　精子
　　皮膚細胞
　　腸上皮細胞
　　骨髄細胞
　　胎児細胞
　　ガン細胞（解糖系優位）

正常細胞
（体温37℃）

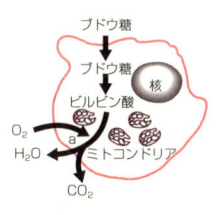

a. TAC回路と電子伝達系
（ミトコンドリア呼吸）
→エネルギー（ATP）の産生

慢性病・糖尿病
（体温35℃台）

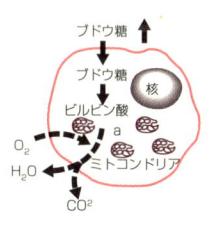

a. 低体温による
ミトコンドリア呼吸の低下
→血糖の上昇と
エネルギーの低下

ガン細胞
（体温35℃台あるいはそれ以下）

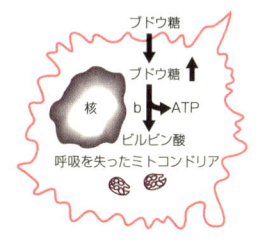

b. 嫌気性呼吸（解糖系）
ミトコンドリア支配の
増殖調節遺伝子からの解放
→分裂

図13-11　低体温と病気

第13章　神経・内分泌・免疫

その次は、ガン細胞です。ガン細胞を増殖させるには、身体を冷やせばいいのです。冷やせば低体温、低酸素になって分裂します。逆にお風呂に入って暖めると、ガン細胞は分裂するのをやめて退縮を始めます。これが全部ミトコンドリアの少ない細胞、解糖系優位な細胞の特徴です。ガン細胞も解糖系優位で、ミトコンドリアが少なく低酸素で分裂です。ですから、ガンは無理して低体温にさらされて低酸素に適応した病気と考えればいいのです。

▊ 12. 受精とは何か

今から20億年前というのは、酸素がだんだん増えてきた時期です。シアノバクテリアが光合成で酸素を作り出していき、地球の酸素が2%くらいまでだんだん増えていきました。私たちの先祖である解糖系生命体は、酸素が増えて生きづらくなったときに、今度は酸素を使ってエネルギーを作り出すミトコンドリア生命体が出現し、これと合体したのです。ところが、合体したのと同時に老化が進みました。老化は酸素による分子酸化です。歳を取って死んでしまうと子孫を残せないので、受精をして精子（解糖系生命体、ミトコンドリア100個以下）と卵子（ミトコンドリア生命体、約10万個）が20億年前の合体をやり直すのです。しかし、合体したものはまた老化して死

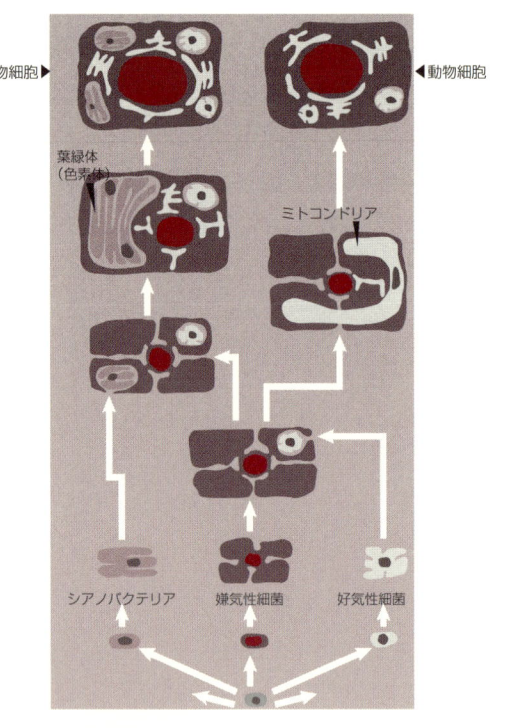

図13-12　動植物の成り立ち
（出典）『生命40億年はるかな旅―― NHKサイエンス・スペシャル1』、NHK出版、1994年

んでしまいます。それでまた合体して老化する、これを繰り返すことが受精です。

▊ 13. ヒトの一生

胎児はまだ母親から胎盤を介して酸素を受け取るため血中の酸素分圧が少ないので、分裂してミトコンドリアの数を少なくできます。ですから、

Key Point

受精

・解糖系生命体とミトコンドリア生命体が合体（20億年前）
・老化（酸素による酸化）
・精子（解糖系生命体）　　ミトコンドリア100個以下
・卵子（ミトコンドリア生命体）ミトコンドリア10万個

Key Point

ヒトの一生

・胎児―分裂
・子供―分裂抑制、成長
・大人（少食者）―ミトコンドリア系優位
・老人

卵子	ミトコンドリア（成熟）
精子	解糖系　　　（分裂）
↓	
胎児	解糖系優位（分裂、成長）
↓	
子供	解糖系優位（成長と瞬発力）
↓	
大人（肥満）	解糖系優位（脂肪細胞）
大人[a]	解糖系とミトコンドリア系の調和
↓	
少食者	ミトコンドリア系優位
超小食者	ミトコンドリア系

[a]大人で無理して血流傷害、これは解糖系優位
そして発ガン

図13-13　ヒトの一生とエネルギー生成の移り変わり

> **Key Point**
>
> **調和の時代にストレスを受ける**
>
> 解糖系　↑増
> ミトコンドリア系　↓減
> →結果、発ガンする
>
> 発ガンは低体温、低酸素で生き続けるための先祖がえり

胎児は分裂が盛んです。子供は酸素を肺呼吸で取り入れるようになりますが、ミトコンドリアはまだ少ないので、多少分裂は抑制されてもまだ成長します。大人は成長が止まります。これは解糖系とミトコンドリア系の調和の時代に入ったからです。ミトコンドリアが増えてくると成長が止まり始め、酸素で酸化して老化が始まるのです。大人でも少食者は、ミトコンドリア系が優位の世界です。食べる量が少なくても、ミトコンドリアはエネルギーをたくさん作ります。エネルギー効率が良いからです。こうして、老人になり歳を取ったら食べる量が少なくなるのです。

14. 調和の時代にストレスを受け続ける

大人の時代（調和の時代）にストレスを受け続けると、解糖系の働きが増えて、ミトコンドリア系が低下して発ガンします。ですから発ガンは、低体温、低酸素で生き続けるための先祖がえりなのです。20億年前の先祖に戻り分裂するのです。私たちの先祖は解糖系で分裂し続けていました。今でもバクテリアは温度の低いところでも分裂し続けています。分裂の世界は老化のない世界です。ですからガンになりたくなければ調和の時代のまま生きることが大事です。

15. 生体の治癒反応

私たちは風邪をひいても、やけどしても、怪我しても発熱します。心筋梗塞を起こした後も発熱し、潰瘍性大腸炎になっても、クローン病になっても、ガンになっても発熱します。結局、発熱が低体温と低酸素からの脱却で、代謝を亢進させて病気から治るための反応なのです。こういうことが分からないと、消炎鎮痛剤、ステロイド、あるいは免疫抑制剤を使って炎症を止めてしまいます。すると病気から逃れられなくなります。このとき、炎症に関与する物質がプロスタグランジン、アセチルコリン、ヒスタミン、セロトニン、ロイコトリエン、ブラデイキニンです。ヒスタミ

> **Key Point**
>
> **治癒反応**
>
> ・副交感神経反射で発熱する
> ・低体温と低酸素からの脱却
> ・プロスタグランジン、アセチルコリン
> 　ヒスタミン、セロトニン、ロイコトリエン
> 　ブラデイキニン

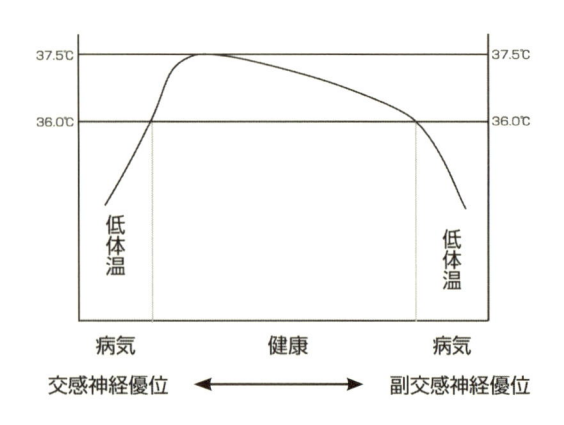

図13-14 脇下温と健康と自律神経レベル

Key Point

副交感神経優位による病気

・能力低下
・過敏（リンパ球増多）症
・アレルギー
・ストレスにも過敏、敗北
・寿命短縮

ンが出るとかゆく、腫れます。これは病気から逃れるため、いろいろな組織を修復したり異物を排出したりするためのステップなのです。

16. 副交感神経優位（楽をして生きる）でも病気

多くの人はストレスで糖質コルチコイド、TNFαなどが出て、たいていは交感神経緊張になり、血圧が上がったり血糖が上がったりするのですが、中には副交感神経側に偏る人もいます。副交感神経優位でも能力低下によって病気になります。能力低下には、リンパ球が増える過敏症、アレルギーがあります。ストレスにも過敏になり、ときには敗北します。私たちはスポーツをしたりして身体を鍛えますが、能力を高めるにはやはり身体を使ったり頭を使わないといけません。こういう努力をほとんどしない人が副交感神経側に偏って能力低下で病気になります。ですから、無理をしても病気、あまり楽をしても病気になるということです。

安保徹の免疫学講義

第14章
免疫系（防御系）と自律神経の関係 part 1

第 1 章　免疫学総論　part 1
第 2 章　免疫学総論　part 2
第 3 章　免疫担当細胞
第 4 章　B細胞の分化と成熟
第 5 章　T細胞の種類　part 1
第 6 章　T細胞の種類　part 2
第 7 章　主要組織適合抗原　part 1
第 8 章　主要組織適合抗原　part 2
第 9 章　サイトカインの働きと受容体
第10章　自然免疫
第11章　膠原病　part 1
第12章　膠原病　part 2
第13章　神経・内分泌・免疫

第15章　免疫系（防御系）と自律神経の関係　part 2
第16章　移植免疫
第17章　免疫不全症
第18章　腫瘍免疫学

第14章 免疫系（防御系）と自律神経の関係 part 1

1. 白血球の自律神経支配

　私たちには生体防御システムがあるのに、どうして病気になるのでしょうか。それは免疫システムや防御システムがうまく働かないからです。例えば、遺伝子に異常があってシステムがうまく働かないから病気になるという考え方があります。大体一般のドクターも研究者もそのように考えていますが、私はそのような流れで起きる病気は、すごく少ないと思います。私たち人間は、進化して今まで繁栄し続けてきた生命体です。その生命体の巧妙なシステムが頻繁に壊れて、大量の病人が出るというのはちょっと考えにくいと思います。私の考える医学はそうではありません。病気というのは今まで進化してきた人間の能力を超えるような過酷な環境に曝されたり、あるいは過酷な生き方をしたりした結果ではないかと私は気がついたのです。猛烈に仕事をしてみたり夜更かしして勉強してみたり、過酷な生き方をすることは日常的にもあります。「もうそろそろ寝なさい」といいたくなるほど勉強しても、それでもまだ勉強したりします。そういった限界を超えるような生き方をすると、私たちはやはり身体を壊すのだと思います。そのときに、ただ漠然と無理して身体を壊すというような言い方をすると医学になりません。その生き方の無理と免疫システムをつなぐものが自律神経なのです。自律神経が働くおかげで、私たちは内部環境を調節することもできるし、免疫系をうまく動かすことができるのです。

　しかし、やはりこういう巧妙なシステムも、私たちがあまりにも過酷な生き方をして自律神経のレベルが偏ると、うまく動かなくなり病気になってしまいます。日中活動するときは、私たちは交感神経が刺激されて、脈を増やしたり、血圧を上げたり、血糖値を上げたりして活動しています。しかし、活動ばかりしていると疲弊してしまうので、夜には副交感神経が働いて脈を少なくしたり、血圧を下げたり、血糖値を下げたりして休息の体調を作ります。この交互のリズムがうまくいった場合、私たちは病気にならずに生き続けられるのです。長時間労働では自律神経が交感神経側に偏ります。人間は本来動物なので身体を動かして生き方のバランスを取るのですが、逆に不活発でいつもだらだらしてほとんど動かないような楽しすぎる生き方もまた、自律神経のレベルが偏ってしまいます。

　特に自律神経で知っておきたいことは、私たちは不安やおびえ、恐怖などの心理的に深い悩みを抱えていると交感神経緊張になることです。悩みによって具合が悪くなったときは脈、血圧、血糖

```
         AdrR         マクロファージ        AchR

     アドレナリンレセプター                    アセチルコリンレセプター
     交感神経刺激で活性化                       副交感神経刺激で活性化


         AdrR          顆粒球   リンパ球      AchR
```

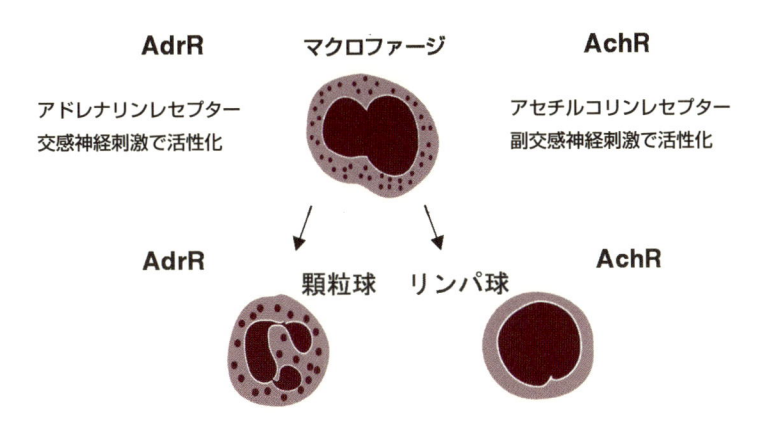

図14-1　白血球の自律神経支配

値などが上昇しています。暑さや寒さなど肉体的に過酷な環境もつらいですが、心理的な悩みも大変なのです。現在、日本では血圧が高い患者や血糖値が高くて糖尿病になっている患者がたくさんいます。これらはみな原因不明といわれていますが、交感神経緊張状態になって、本来活動に大切な高血圧で血糖値の高い状態が慢性的に続いていると考えなければいけないのです。

また、私たちの消化管活動も副交感神経支配下にあると認識することが大切です。ものを食べたり飲んだりするとき私たちはとてもゆったりした気持ちになれます。逆に、走りながらものを食べるというのはほとんど不可能です。休むことと眠ること以外に消化管活動（飲み食いした後の体調）が副交感神経支配です。副交感神経側に偏る生活というのは、美味しいものを食べてめったなことでは動かないというような怠惰な生き方です。これも結構危険な生き方です。無理をすると身体を壊しますが、楽をしても能力低下で無気力になったり、筋力が低下して病気になります。「無理しても、楽しても」危険で、私たちはちょうどよく頑張って、エネルギー補給のためにほどよく食べてほどよく休むといつまでも健康を維持できます。

自律神経は全身に影響を与えます。自律神経のネットワークは全身の細胞にほとんど例外なく分布していて神経末端が届いているからです。例えば甲状腺の細胞の場合、副交感神経の刺激が細胞に入るといろいろな分泌物を作り始めます。交感神経緊張が強くなると、分泌現象は逆に抑えられます。私たちはゆったりしたり、ものを食べたりすると唾液が出ますが、興奮すると唾液が出なくなります。このようにして、私たちの身体の全細胞が自律神経の支配を受けているのですが、驚いたことに身体を守るシステムの白血球も自律神経支配を受けていたのです。

2. 日内リズム、年内リズム

細菌を処理して化膿性の炎症を起こし治癒にもっていく顆粒球と、小さな異物を抗体で凝集して無毒化するリンパ球が、マクロファージから進化をしました。顆粒球は膜上にアドレナリンレセプターを持ち、交感神経刺激で働きが高まり、また、骨髄での産生が高まる法則を私たちの研究室が見つけました。一方、リンパ球の方は膜上にアセチルコリンレセプターを持って副交感神経支配で働きが高まり、数が増えるというような法則があったのです。私たちの血液中では大体マクロファージが5％、顆粒球が60％、リンパ球が

第14章　免疫系（防御系）と自律神経の関係　part1

図14-2 自律神経日内リズム

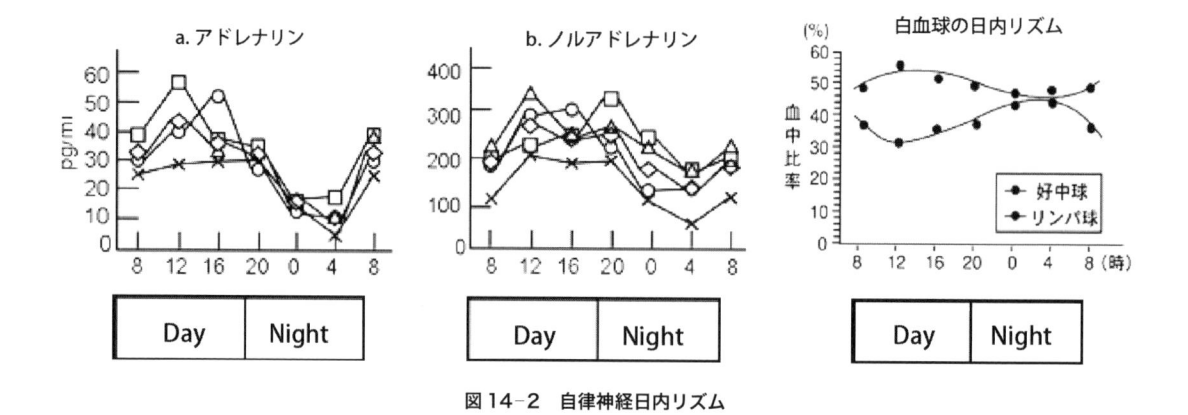

　35％ぐらい分布していますが、私たちの生き方が変わるとこの分布が変わる現象があったのです。

　自律神経活動は日内リズムによって変動し、昼と夜とで変わります。アドレナリンは副腎髄質から脳下垂体（前葉）のACTHの刺激で分泌され、日中は多くて夜は少ない、ノルアドレアンリンも同じで日中は多くて夜は少ない、（図14-2）のようなきれいなサインカーブを描いて私たちは生きています。夜更かしする人はこのカーブが夜の方にシフトします。顆粒球とリンパ球の比率を、4時間おきに健康な人の血液を何人も採取して調べたのですが、同じ人の顆粒球でも朝方は60％くらいあるのが、昼にかけて5％くらい上昇するのです。そして夜になると下がります。これは交感神経優位のときに顆粒球の比率が増える日内リズムです。顆粒球は骨髄で作られ末梢血に出て粘膜で死ぬまで、寿命は大体2日です。ですから、1日で50％が新しく作られて置き換わっているのです。この作られる速さは、こうして日内リズムに現れます。リンパ球の方は朝方35％くらいであったのが、日中少しずつ少なくなって夜に上がるリズムがあったのです。これは私たちが初めて報告したのですが、白血球の日内リズム、サーカディアンリズムといいます。現代の子供はアトピー性皮膚炎や気管支喘息になる子がとても多いです。気管支喘息で「ぜーぜー、ぜーぜー」喘鳴発作が出る時間帯やアトピー性皮膚炎がすごくかゆくなって発疹が出やすい時間は決まっていて、大体夜中の2時ごろなのです。夜中の2時ごろというと副交感神経優位の時間、リンパ球数がもっとも増える時間なので、リンパ球の過剰反応が出ているのです。30年前、私は卒業してすぐ当直をしましたが、ちょうど、仮眠をとって気持ちよく寝ている2時くらいに喘息の子が、「ぜーぜー」いいながらやって来るので「何でわざと眠いときに、寝ているときに来るのだろう」と不思議に思っていたのですが、研究したらやっとその謎が解けたのです。

　喘息やアトピー性皮膚炎の子は、台風のときすごく激しい発作を出すことが多いです。これも私が20代のときに内科にいて経験したのですが、理由が分かりませんでした。それは結局気圧の問題だったのです。

　私たちの周囲の大気圧というのはいつも1気圧ではありません。1気圧は1014hPaですが、それよりも高くなったり低くなったりすることもあります。特に発生したての台風は、気圧がとても低くて950hPaくらいまで下がります。気圧が低いということは、空気が薄いということなのです。

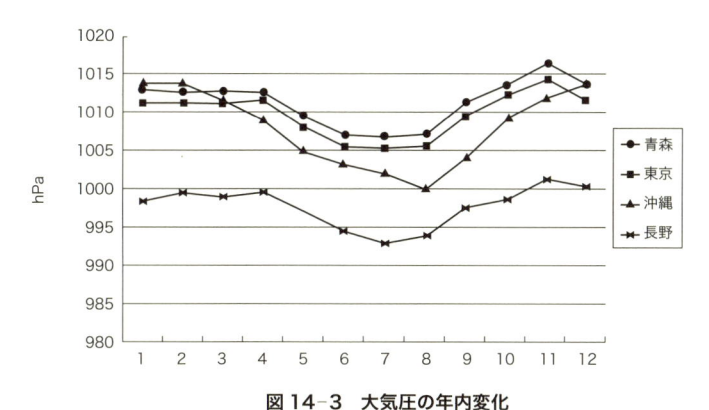

図14-3 大気圧の年内変化
（出典）『自律神経と免疫の法則』安保徹、三和書籍、2004年

低気圧というのは、天気が悪いということだけではなく、空気が薄いということです。台風の発生で分かるように暖かい地方で低気圧が生まれて上昇気流を生みます。とても強いと渦を巻きますが、普通の低気圧の場合、上昇気流で空気が薄くなり、雲ができて雨が降ります。

ところが高気圧の場合は1気圧よりも空気が多くなるので、濃い酸素を吸って私たちは元気になります。天気でいうと空気が重いので下に押しつけられて晴れるわけです。そして重い空気が低気圧の方に流れます。このように私たちは空気（酸素）の濃さ・薄さに曝されているのですが、私は高気圧のときに、頻脈が起きていることに気がつきました。頻脈が起きているということは、交感神経優位です。すると頻脈に続いて、顆粒球増多が起こります。

（図14-4）のグラフは、1月から3月くらいまで新潟で1014hPaのとき、高気圧のとき、低気圧のときに、リンパ球の割合を自分の血液をずっと採って調べた結果です。すると、2-3日のずれはありますが、高気圧がくるとリンパ球が減る、低気圧がくるとリンパ球が増えるという変化が出たのです。

昔から低気圧がくると喘息の発作が出たり、古傷が痛んだり、リウマチの患者さんの関節が痛

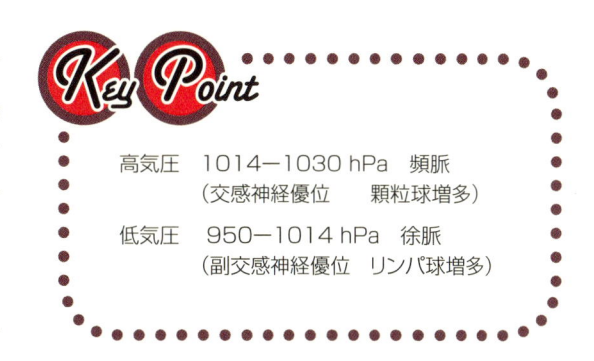

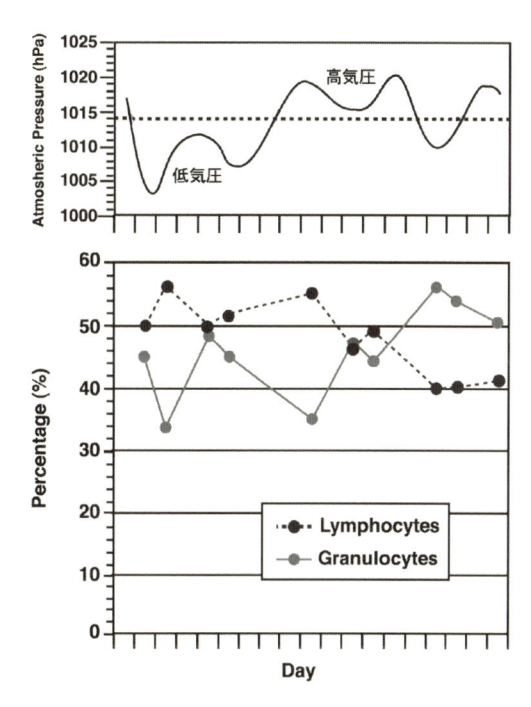

Key Point

高気圧　1014－1030 hPa　頻脈
　　　（交感神経優位　顆粒球増多）

低気圧　950－1014 hPa　徐脈
　　　（副交感神経優位　リンパ球増多）

図14-4 気圧と白血球の変化の運動

第14章　免疫系（防御系）と自律神経の関係　part1

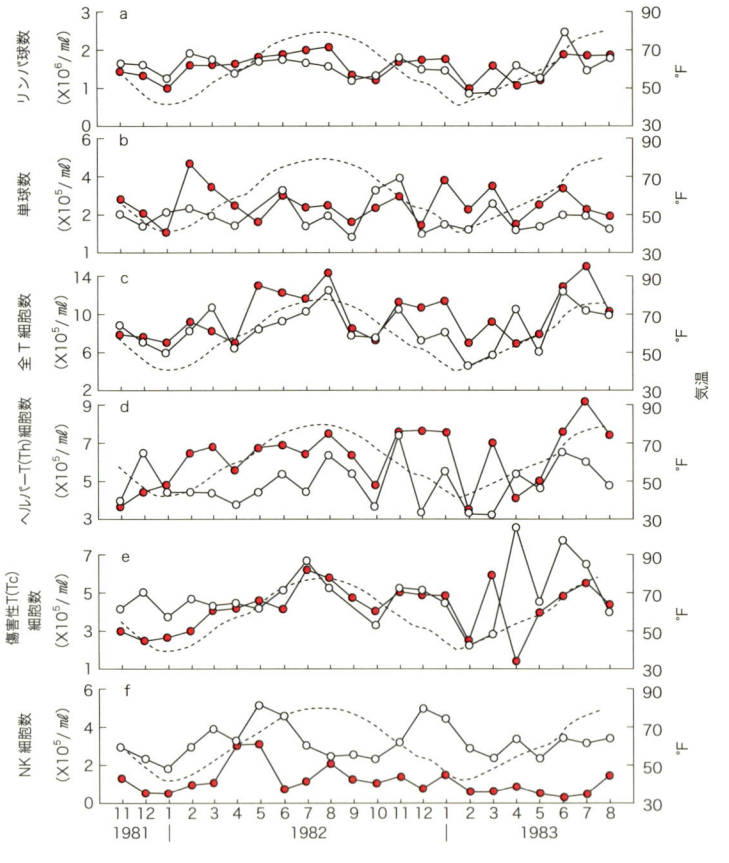

図14-5　リンパ球、単球、リンパ球サブセットの年内変動
(出典)『自律神経と免疫の法則』安保徹、三和書籍、2004年

リンパ球のサブセットはモノクローナル抗体を用い、蛍光抗体法によって同定している。2人で検索している。

なるといわれてきました。副交感神経優位で知覚が過敏になるのです。また、柔道の試合などのとき、捻挫しても試合の最中は興奮していて気がつかず、終わってから痛みで気がつくというような具合に、交感神経優位だと知覚鈍磨になります。なぜかというと、神経と神経の伝達は副交感神経で起こる分泌現象に支配されているからです。よって、私たちは興奮すると神経伝達がブロックされます。

年内リズムも調べようと思って、2年間自分の血液を採って観察しました。その結果（図14-5）のようなグラフになりました。細かいレベルでも変化していますが、リンパ球の割合全体を見るともっとも高くなるのは夏で、もっとも低くなるのは冬だったのです。

冬はシベリアに巨大な高気圧ができます。よって、冬は交感神経優位です。一方、夏は低気圧です。のんびりして、夏休みも取りたくなります。これは副交感神経優位だからで、そのときはリンパ球が高いです。ですから免疫が高いのは夏です。

一方、冬には乾燥する特徴があり、ウイルスも飛びやすいのですが、私たちは皆寒さに曝されて免疫能が下がっているという、受け手側の問題もあるのです。冬に薄い布団で寝ると風邪をひきます。寒くなってリンパ球が減り、また、その機能も下がります。こうして、私たちが冬に風邪を引きやすい謎も、交感神経緊張でリンパ球や免疫力が下がるということで説明できます。

リンパ球が上昇する時期が、春から夏です。そもそも体質的にリンパ球が多い人が、春から夏にリンパ球が増えてきて、もっとも花粉と出会う時期がまさに春なのです。

ですから、冬に風邪が流行るとか春に花粉症が多いというのは、単に環境の問題だけではなく、環境に揺さぶられている私たちの免疫系も考えないと謎が解けません。

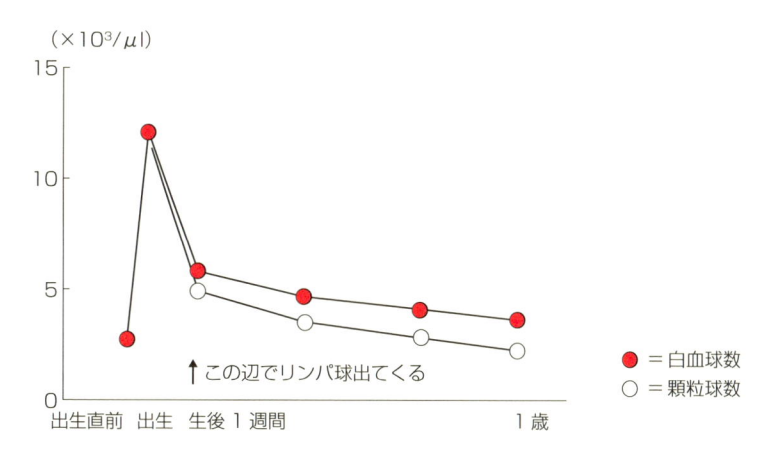

図14-6　新生児の顆粒球増多

3. 新生児の顆粒球増多

　ところが、もっと驚くべき揺さぶりが人生のスタートにおいてあったのです。（図14-6）のデータは私たちが見つけた感動のデータです。生まれたばかりの赤ちゃんのリンパ球と顆粒球と、出生直前の臍帯血のリンパ球と顆粒球を調べました。白血球総数が、生まれる前はたった3000μlくらいしかなかったのに、生まれた直後に12000μlくらいに上がっており、これは全部顆粒球でした。生後1週間になるとリンパ球が出てきますが、ほとんどは顆粒球です。この現象は私たちが発表する前から知られていて、新生児顆粒球増多症（neonatal granulocytosis）といわれています。

　赤ちゃんはすごく顆粒球が多く、大人はせいぜい5000μlくらいですが、赤ちゃんは12000μlもあります。どんな小児科の教科書にも載っているのに、なぜこういう現象が起こるかという理由については誰も書いていません。出生直前のものを調べていないから、現象は分かっても謎は解けなかったのです。出生直前には顆粒球増多はないので、生まれた刺激（ストレス）で起こった、いわゆる交感神経緊張が原因です。

　赤ちゃんは生まれたとき、突然、おギャーと肺呼吸を開始します。私たちがこの世でもっともつらいストレスは酸素の吸い始めです。それまで、ほそぼそと胎盤を通じて、母親からもらっていた酸素を、新生児は自分の肺で呼吸するようになります。新生児顆粒球増多症は結局は肺呼吸開始による酸素ストレスということが分かりました。その後、帝王切開で生まれた赤ちゃんと普通に生まれた赤ちゃんを比較したところ、帝王切開しても同じ現象が起こっていることも分かったのです。つまり産道を通るストレスではなくて、肺呼吸開始による酸素ストレスが原因です。生命現象としてもっとも重大な反応が、新生児顆粒球増多症として起こっています。これは、生物が上陸するときとちょうど同じような反応です。両生類の場合、おたまじゃくしがかえるになるとき、大変なストレスで死ぬこともあります。これも、肺呼吸開始による酸素ストレスが原因です。

　これは新生児黄疸とつながるという点でも重要です。赤ちゃんは大体生後10日目に黄疸が出ますが、これを新生児黄疸（neonatal jaundice）といいます。胎児は肝臓で造血しています（胎児型ヘモグロビン）。これが出生時の酸素ストレス、顆粒球の出す活性酸素で破壊されます。肝臓に激

> **Key Point**
>
> 新生児黄疸（neonatal jaundice）
>
> 胎児は肝臓造血　　　（胎児型ヘモグロビン）
> ↓　酸素ストレス → 骨髄造血を刺激
> 破壊　　　　　　　（成人型ヘモグロビン）
> ↓
> 新生児黄疸

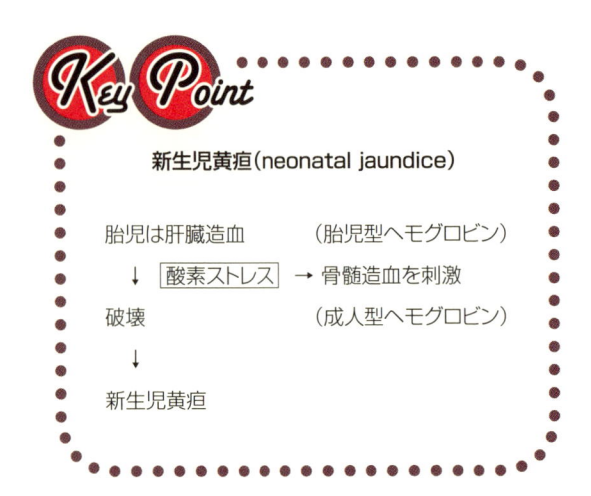

しい脂肪肝ができて、顆粒球が集まって造血作用を壊します。破壊された胎児型ヘモグロビンが組織に沈着するのが新生児黄疸です。同時に酸素ストレスは、骨髄造血（成人型ヘモグロビン）を刺激します。

私たちのこのような研究が発表されるまで、肝臓の造血と骨髄の造血は胎生期に自然に置き換わるのではないかと考えられていました。しかし、体重1000g、1500gの未熟児で生まれても、やはり生まれた10日後には新生児黄疸を発症し、肝造血が破壊され、骨髄造血に移ります。やはりこのスイッチは酸素ストレスによって起こると結論づけなければいけなかったのです。今まで造血学者が考えていたように自然に移るという感じではありません。出生して酸素を吸うかどうかが、胎児造血を止めるか成人型赤血球を作るかの決定にかかわっているのです。

4. 消炎鎮痛剤

老人で腰が痛い人はみな湿布を貼っています。そういう人はみな胃の調子が悪くなって胃薬を処方されています。この謎を誰も解りませんでした。どうして痛み止め、消炎鎮痛剤を処方されて胃をやられるのでしょうか。投与経路に関係なく、坐薬を使っても、湿布を使っても、飲み薬を使っても胃がやられるのです。やはりこの謎も白血球の自律神経支配の理解で解けます。

顆粒球は細菌を処理するのにとても大切な細胞です。しかし、あまりに増え過ぎると活性酸素を出して造血組織を破壊したり粘膜を破壊したりする力を持っているのです。また、ストレスによる低体温が続くと、顆粒球によって貪食された細胞が処理されずに、顆粒球の中で増殖し感染を増幅する現象も知られています。インドメタシン（indomethacin）は、もっとも強い消炎鎮痛剤ですが、これをジェル状にして使いやすくして入れている消炎鎮痛剤が、今、運動選手を使って広告されています。消炎鎮痛剤はNSAIDs（non-steroidal anti-inflammatory drugs：エヌセイズ）とも呼ばれています。

消炎鎮痛剤は、プロスタグランジン（prostaglandin）の産生阻害剤です。シクロオキシゲナーゼ（cyclooxygenase：COX）という酵素でプロスタグランジンがアラキドン酸から作られるのですが、消炎鎮痛剤はその過程でプロスタグランジンの産生を阻害します。アドレナリン、ノルアドレナリン、ドーパミンが血管収縮作用、交感神経緊張作用がある物質です。プロスタグランジンは血管拡張作用、発熱作用、痛み作用があり、副交感神経刺激物質です。ですから、これを阻害するということは交感神経緊張状態になります。私たちの脈は1分間にせいぜい60〜70台ですが、痛み止めを飲んだり貼ったりしている人の脈は80くらいにまで上がっています。脈が増えると興奮して夜寝つけなくなるので、たいてい睡眠薬ももらっています。

前述のように、プロスタグランジンの生理作用の1つは血管拡張作用で、もう1つは発熱作用です。炎症性のIL-1にも発熱作用があるが、プロスタグランジン、特にプロスタグランジンE2に発熱作用があり、これは痛み物質でもありま

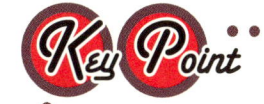

> **Key Point**
>
> **消炎鎮痛剤 NSAIDs (non-stroidal anti-inflammatory drugs)**
>
> インドメタシン（indomethacin)
> プロスタグランジン（prostaglandin）産生阻害剤　→　交感神経緊張
> シクロオキシゲナーゼ（cyclooxygenase: COX)　　　　↑
> プロスタグランジン（prostaglandin）E2　［血管拡張（血流上昇）
> 　　　　　　　　　　　　　　　　　　　　発熱
> 　　　　　　　　　　　　　　　　　　　　痛み　　　　　　］

す。

　私たちは火傷したり怪我したりすると、血管拡張して腫れて、熱が出て、痛みます。これは身体が間違いを起こしているわけではなく、組織修復・代謝亢進のために血流増多しているのです。また代謝亢進させるには熱を上げる必要があるので、発熱します。痛み作用は同じ火傷を繰り返さないように危険を察知させます。痛みがなくなった人はストーブにやたら近づいて低温火傷したりして大変です。だから痛みというものは悪者扱いばかりはできません。痛みがあるから危険な行為を避けられるのです。プロスタグランジンの産生阻害剤はこの３つの作用を止めて交感神経緊張という形にさせるのです。

　インドメタシンが白血球にどういう作用を及ぼすかについて、私は研究しました。マウスにインドメタシン 0.2mg をゾンデ（探針）で１週間飲ませ続け、１週間後にモノクローナル抗体で同定したのです。（図14-8）は投与前後の画像です。顆粒球はどうやって同定するかというと、蛍光抗体染色で Gr-1 抗体と Mac-1 抗体の両方プラスに出てくるものです。FACS（フローサイトメトリー）を使って同定するのです。

　酸素ストレスによっても交感神経緊張となり、

アラキドン酸カスケード

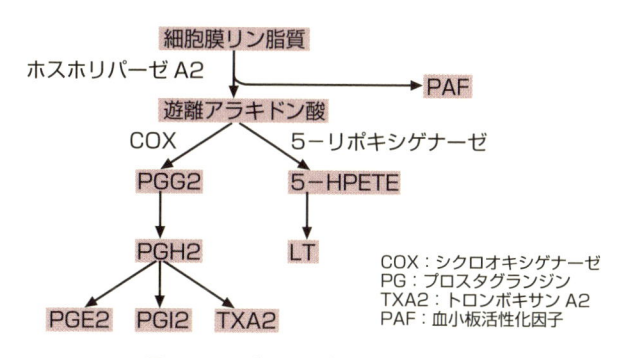

細胞膜リン脂質
ホスホリパーゼ A2 　→　PAF
遊離アラキドン酸
COX　　　５-リポキシゲナーゼ
PGG2　　　5-HPETE
PGH2　　　LT
PGE2　PGI2　TXA2

COX：シクロオキシゲナーゼ
PG：プロスタグランジン
TXA2：トロンボキサン A2
PAF：血小板活性化因子

図 14-7　プロスタグランジンの生合成

末梢血

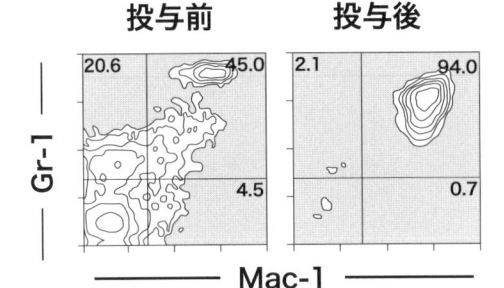

投与前　　投与後

Gr-1 / Mac-1

20.6　45.0
　　　4.5

2.1　94.0
　　　0.7

顆粒球　↑　胃の粘膜破壊
そのほか全身の組織にも障害が及ぶ

図14-8　インドメタシンが白血球に及ぼす作用

(出典)Yamagiwa S, et al: Mechanisms Involved in Enteropathy Induced by Administration of Nonsteroidal Antiinflammatory Drugs (NSAIDS). Digest Dis Sci, 46:192-199, 2001. から改変

顆粒球は増えますが、消炎鎮痛剤でもこのように顆粒球が増えてきます。これは末梢血で調べたものですが、胃の粘膜を調べても肝臓を調べてもすべての臓器でこういう現象が起こっているのです。例えば、激しいスポーツをしている最中は無我夢中なので、交感神経優位で知覚が低下します。ところが、スポーツを終えて休んだり家に帰ってゆっくりすると、疲労した筋肉に血流を送って乳酸のような疲労物質を洗い流します。また多少起こった筋線維断裂を修復するために血流を増やすのです。ですから、とても激しい運動をした後、野良仕事が激しかった後、あるいは散歩が長かったときなど、筋疲労を起こした後や、休んだときに痛みが出るのです。これは大怪我や大火傷と同じように、痛みと腫れは筋疲労からの脱却反応と考えなければなりません。

例えば、激しいスキーをして、夕方旅館に帰ると足はガタガタ、筋肉痛でひどいです。しかし、温泉のお風呂に入れば、また翌日も滑れるくらいに一気に回復した経験を持つ人もいるでしょう。

私たちの身体の中では血流が増えて、痛んだ組織修復・疲労回復が起こっているのです。このような考え方がないと、運動選手のCMに影響されて、消炎鎮痛剤である湿布薬を使って冷やしてしまいます。プロスタグランジンは血管を拡張させますが、消炎鎮痛剤はそれを止めるので血管収縮して冷やす世界です。一時的には楽になるけれど、疲労が回復できなくなるという状態です。

スポーツ医学の方でも冷やしてばかりいてはだめだということがだんだん分かってきたので、野球選手は一時的にせいぜい10分くらい冷やして、普段は暖めるようにしています。

痛み止めを貼って熱心に冷やすと、このような作用も加わって、胃の障害や組織の障害になり、全身がやられるのでやつれます。ただ長く痛み止めの湿布薬を貼った人たちが急に止めると、それまで抑えられていた血流が一気に回復するので、2、3日はびっくりするくらい腰が痛くなったり膝が腫れたりして大変です。しかし、やはり最終的には痛み止めを脱却しないと腰痛や膝痛などからは回復できません。

健康な人たちの間でも白血球の分布はすごく差があります。ある60歳の会社社長の方は高血圧症と糖尿病でした。いかにも無理して1日に6時間くらいしか睡眠を取らないで一生懸命頑張っていたのに、バブル経済がはじけて会社が傾いてしまいました。社長はすごく具合が悪くなったのですが、採血したところ、血液は単球が3％、リ

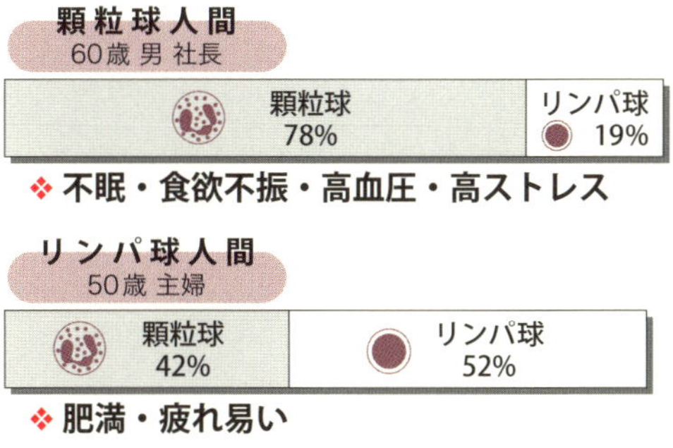

顆粒球人間 60歳 男 社長
- 顆粒球 78%
- リンパ球 19%
❖ 不眠・食欲不振・高血圧・高ストレス

リンパ球人間 50歳 主婦
- 顆粒球 42%
- リンパ球 52%
❖ 肥満・疲れ易い

図14-9　顆粒球人間とリンパ球人間

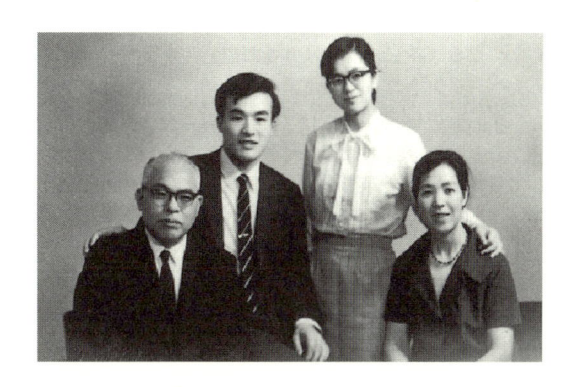

斉藤章先生（左端）（1908-1983）、ご家族と
（出典）「ミクロスコピア」冬、考古堂書店、1994年

ンパ球が19％、残り78％が顆粒球で、顆粒球増多になっていました。ですから、私たちは過酷な生き方をしたり心配事を抱えたりすると、交感神経緊張がこのような白血球パターンを作るということを知っておかないといけません。白血球の分画がせっかく血液像で出ても、パターンを読む力がないと「えー、リンパ球、多少、少ないけど、まぁいいか」それで終わってしまいます。やはりこれは生き方の無理であり破綻なのです。

　また、50歳の主婦の方で、色白・小太り、美味しいご馳走を食べるのが大好きで、「このごろ何か気力が湧かなくて疲れやすい」といっている方にも採血させてもらいました。この方は単球が6％、顆粒球が42％、リンパ球がもっとも多くて52％でした。人は生き方の違いで、血液中ではこれだけ差があります。

5. 生物学的二進法

　私がなぜ、このように自律神経や白血球の自律神経支配を研究したかというと、学生の時にこのような考え方の基本を出していた斉藤章先生（元東北大学医学部講師）がいらしたからです。その理論とは生物学的二進法です。斉藤先生は戦前・戦中のまだ抗生物質がなかった時代に感染症内科をしていた先生でした。グラム陽性球菌に感染したときは、ほとんどが顆粒球になる一方、グラム陰性の桿菌に感染したときは、多少顆粒球が残っても、ほとんどがリンパ球であるという法則を見つけたのです。このように結核菌の感染、サルモネラとかリケッチア、ウイルス、異種タンパクというような刺激で、顆粒球とリンパ球の血液中の分布が変わることを斉藤先生は見つけました。顆粒球を刺激するのは化膿菌です。そして実際、化膿して治ります。リンパ球を刺激するのは異種タンパク、ウイルス、リケッチアで、こちらはリンパ球を刺激して、小さいので抗体で凝集させます。

　斉藤先生の発見はこれだけではありません。顆粒球が増えるような状態の患者は頻脈と胃液の分泌低下、つまり交感神経刺激反応が起こり、逆にリンパ球が増えるような状態になった人は徐脈、胃液分泌上昇などが起こり、副交感神経優位状態であることを見つけたのです。ですから私たちは感染症にかかったときや、化膿が強くなったときなど、交感神経優位状態ではすごく脈が速くなって、熱はスパイク状に出ることがほとんどです。

　ところが副交感神経優位状態のときは徐脈がきて、けだるくて熱は持続する熱になります。ちょうど風邪を引いたときにずっと高熱が続くような状態です。かつては、この熱を繋留熱や持続熱と、交感神経優位の熱を間歇熱と呼んでいまし

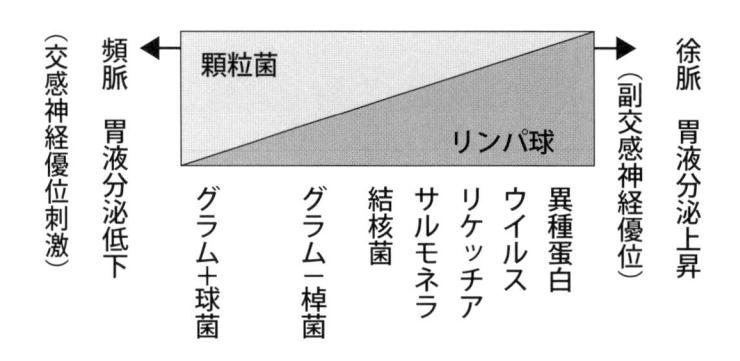

```
頻脈 ← 顆粒球          徐脈
(交感神経優位刺激)      (副交感神経優位)
胃液分泌低下           胃液分泌上昇
グラム＋球菌   リンパ球
グラム－桿菌
結核菌
サルモネラ
リケッチア
ウイルス
異種蛋白
```

図14-10　斉藤章先生の生物学的二進法

た。このような状態が起こるのを見て、斉藤先生は生物学的二進法といったのです。こうした講義を私は東北大学で受けて、ずっと心に留めていたのです。教授になって自分で研究のテーマを好きに決められるようになってから、アイソトープと蛍光抗体を使って、顆粒球にはアドレナリンレセプターがあって交感神経刺激で活性化すること、リンパ球にはアセチルコリンレセプターが発現していて副交感神経優位になると増殖することを研究しました。

　基本的に白血球の自律神経支配というのは、行き過ぎたときは病気になりますが、定常的には身体を守る反応だと思うのです。顆粒球は交感神経刺激で数が増えます。私たちが活発に活動して、例えば動物だったら餌を探して活動します。すると、手足が傷ついて細菌が入ってくることに対し、交感神経優位で備えます。あるいは実際に入ってきたら顆粒球を活性化して早く細菌を処理します。そういう合目的なシステムだったのです。

　逆に、リンパ球は消化管で進化を始めているので（消化管は副交感神経刺激で蠕動運動、消化液の分泌、消化吸収、排泄が起こる）、やはり食べ物と一緒に入ってくる異種タンパクやウイルス・リケッチアを効率よく処理します。ですからリンパ球が刺激を受けるのは副交感神経優位に入ったときです。しかし、私たちがあまりにも無理して生きたり、逆に極端に楽して生きたりすると、顆粒球やリンパ球過剰を引き起こします。顆粒球過剰の場合は、組織破壊の病気につながり、リンパ球が多くなるとちょっとしたハウスダストなどに出会って、ぜーぜーしたり、くしゃみが出たり、過敏症やアレルギー疾患と結びつきます。

　本来はいかに効率よく自分自身を守るのかが白血球の自律神経支配ですが、生き方が偏ると病気になるのです。特に最近、アレルギー性皮膚炎とか気管支喘息の子供がどんどん増えて、都会の子供の3人に1人はアトピー性皮膚炎か気管支喘息になっています。こんなに急に病気が増えたのにはちゃんと理由があって、やはり副交感神経優位が原因です。今の子供たちは外で遊ぶ時間が少なく、お菓子でもスナック菓子でもジュースでも好きなだけ食べます。私が子供のとき、アトピー性皮膚炎にかかっている子供はいませんでしたし、名前も口に上ることはありませんでした。実際、厚生労働省の統計でも、1984年以前は患者の実態調査もされていないほど、少ない病気だったのです。しかし、今、爆発的に増えているのは、白血球の自律神経支配が関係していたのです。

安保徹の免疫学講義

第 **15** 章
免疫系（防御系）と
自律神経の関係 part 2

第 1 章　免疫学総論　part 1
第 2 章　免疫学総論　part 2
第 3 章　免疫担当細胞
第 4 章　B細胞の分化と成熟
第 5 章　T細胞の種類　part 1
第 6 章　T細胞の種類　part 2
第 7 章　主要組織適合抗原　part 1
第 8 章　主要組織適合抗原　part 2
第 9 章　サイトカインの働きと受容体
第 10 章　自然免疫
第 11 章　膠原病　part 1
第 12 章　膠原病　part 2
第 13 章　神経・内分泌・免疫
第 14 章　免疫系（防御系）と自律神経の関係 part 1

第 16 章　移植免疫
第 17 章　免疫不全症）
第 18 章　腫瘍免疫学

第15章 免疫系（防御系）と自律神経の関係 part 2

1. アレルギー疾患

アレルギー疾患にどういうものがあるかを挙げてみます。

①アナフィラキシーショック

アナフィラキシーショックとは、強く感作された状態で大量の抗原がもう一度入ってくると免疫反応が起こることです。免疫反応はリンパ球と副交感神経刺激が反応の主体です。副交感神経は血圧を下げるので、その血圧を下げた極限がショックなのです。血圧が下がって意識を失って倒れてしまいます。例えば、クラゲに刺されて相当期間あけてもう一度刺されたとき、ショック状態になってしまいます。あるいは、薬物アレルギーのある人が大量に薬物を注射されると数分単位でショック状態が起きます。

②アトピー性皮膚炎、気管支喘息、通年性鼻アレルギー

子供の場合、アトピー性皮膚炎、気管支喘息が多いです。あるいは大人だったら通年性鼻アレルギーで、いつも鼻がぐずぐずしてくしゃみをしている人です。

③食物アレルギー

食物には、抗原性の強いものがたくさんあります。今の若いお母さんは、子供があまり小さいと嫌だと思って、早く子供を成長させようと5カ月や6カ月で離乳食をしようとしますが、少し早すぎます。消化管の防御システムがしっかりする前に離乳食をしてはいけません。なるべく1カ月でも2カ月でも遅くするという考え方でないと感作されてしまいます。IgE抗体はいったん感作されてしまうと消すのがなかなか大変です。

④花粉症、蕁麻疹

花粉症、蕁麻疹も食物アレルギーと一緒です。花粉症だったらアレルゲン（抗原）は花粉ですし、蕁麻疹もアレルギーの症状の1つです。この場合は精神的なストレスが引き金になります。

⑤化学物質過敏症

新建材では、有機溶剤で木を接着してあります。壁紙もホルムアルデヒドやトルエンなどの有機溶剤を使って接着しています。模型飛行機を作るとき、セメダインで鼻がスースーしていい匂いがします。私も子供のころ、熱心にセメダインを嗅ぎながら模型飛行機を作っていました。どうして、みんなトルエン遊びなどをするかというと、

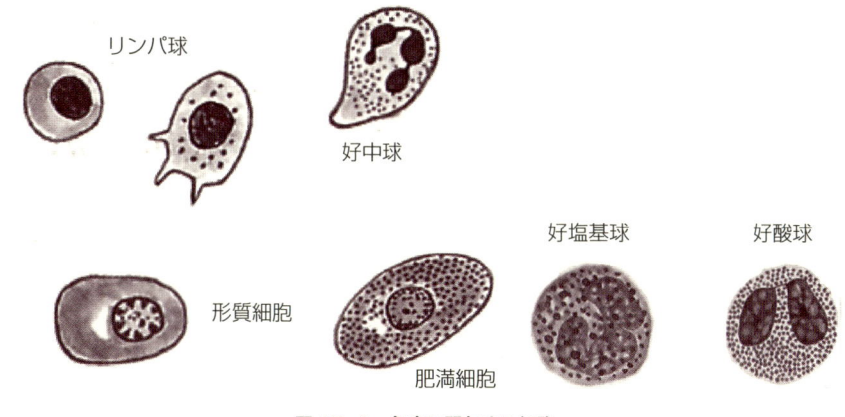

図15-1　免疫に関与する細胞
（出典）『入門人体解剖学（改訂第4版）』藤田恒夫、南江堂、1999年（改）

身体に入ったとき、酸素を奪われてゆったり感じるからです。そのゆったりした感じがアレルギーを起こす体質につながります。

⑥寄生虫感染

　寄生虫が腸にへばりついた場合、下痢するのが寄生虫を排除する1番の力になります。激しい下痢を起こして身を守る寄生虫感染もアレルギー反応です。

⑦寒冷アレルギー、薬物アレルギー、紫外線アレルギー、金属アレルギー

　アレルギーは危険なものを外に出す反応です。しょっちゅう「ムカつく」人がいるでしょう。「ムカつく」のはアレルギー反射です。「ムカつく」という人は大体リンパ球が多く、副交感反射で排泄反射です。私たち世代が子供のときは「ムカつく」とは誰もいわなかったのは、リンパ球が多くなかったからです。今はリンパ球が多い子供がたくさんいて、すぐ嫌なものを排泄しようとする「ムカつき」反射が起こるのです。

⑧乳児アトピー

　乳児アトピーは、離乳食を食べる前から全身真っ赤に腫れ上がるという形で出てきます。母乳しか飲んでいないのに不思議です。お母さんがケーキ大好き、アイスクリーム大好きなことがあります。ケーキやアイスクリームは、ヨーロッパやアメリカからきたおいしい食べ物ですが、アレルギーの原因になることも多いのです。ケーキとアイスクリームというのは、抗原性の高い3大抗原（玉子、牛乳、小麦）が全部入っています。つまり、玉子の卵白アルブミン、牛乳のカゼイン、小麦のグルテン、この抗原の強い3大食品の食物アレルギーが乳児アトピーの原因なのです。これらをたくさん摂ると、お母さんの身体だけで処理しきれないで母乳に入り、乳児が乳児アトピーになります。ですから、1カ月や2カ月の赤ちゃんが乳児アレルギーを起こしたら、お母さんの食生活を見直さないといけません。抗原性の高いものをあまり摂らない方がいいです。

　このようなアレルギーを引き起こすにはどのような細胞が関与しているかというと、先ず、IgE産生B細胞です。それからT細胞ではTh2細胞です（同じヘルパー細胞でもcytotoxic T細胞を刺激するのはTh1細胞）。ヒスタミンを出す肥満細胞と、これに似た好塩基球もアレルギーに関与

第15章　免疫系（防御系）と自律神経の関係　part2

```
抗原
IgE
FcεR I
肥満細胞
```

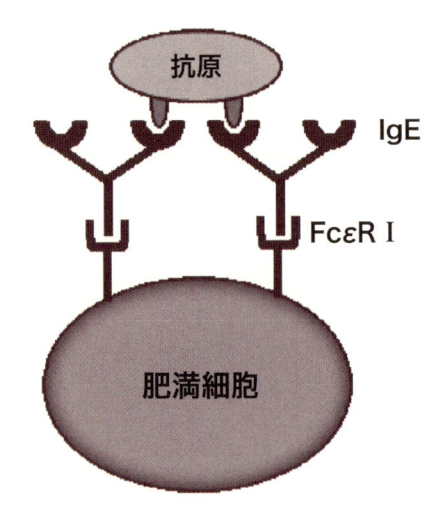

アレルゲン（ハウスダスト）
補体―アナフィラトキシン6アレルゲン（ハウスダスト）
肥満細胞 ┐ ヒスタミン、セロトニン、アセチルコリン、
好塩基球 ┘ ロイコトリエン

＜副交感神経反射＞
血圧下降
分泌促進
発疹、かゆみ
平滑筋収縮
血管通過性亢進
下痢

図15-2　肥満細胞の活性化

しています。肥満細胞は組織中に、好塩基球は血液中にいます。アレルギーの炎症が起こり続けると出てくるのが、掃除係の好酸球です。この4つの細胞集団が出てきます。臨床で調べて最初に出てくるのがIgE産生B細胞による血液中のIgEです。また好酸球は、健康な人は白血球中に5％以下しかありませんが、重症のアトピー性皮膚炎をいつも抱えていたり、花粉症が激しいときなど、白血球の20％や30％が好酸球のこともあるのです。

アレルゲンにはIgE抗体がつきます。こういうimmune complexに次に関与するものは補体と肥満細胞です（図15-2）。肥満細胞からは、ヒスタミン、セロトニン、アセチルコリン、ロイコトリエンが出ます。補体からはアナフィラトキシンが出ます。補体のアナフィラトキシンも、肥満細胞や好塩基球から出るものも、大きな目で見れば全部副交感神経反射で、血圧下降、分泌促進で鼻水が出たり、下痢したり、発疹、痒みなどの反応がでます。平滑筋の収縮や血管通過性亢進も副交感神経反射です。

副交感神経は夜の世界なので、布団に入って温まったときや真夜中に痒くなります。低気圧がきたりすると蕁麻疹が出ます。副交感神経反射は副交感神経が優位になると強く出ます。ですから、前述のように台風のときに喘息がひどくなったり、真夜中にアトピー性皮膚炎で痒くて、子供だったら泣き出したりするのです。いろいろな症状だけ漠然と考えるのではなく、これらが副交感神経反射だと統一して考える必要があります。

続いて、炎症が終わったものを洗い流すために好酸球が出てきています。IgE産生B細胞、肥満細胞、好塩基球は炎症を起こすため、好酸球は炎症を阻止するために出てきます。

アトピー性皮膚炎は子供たちあるいは乳児、母親の生活の問題です。副交感神経優位の生き方が原因となっています。甘いものを食べると幸せです。外で遊ばないのも楽です。それから一人っ子で兄弟がいないと過保護に育てられます。これらは、皆、副交感神経優位の楽な生き方です。

驚いたことに排気ガスの問題もあります。私たちがもっとも交感神経緊張になるのは酸素のストレスです。hyperventilation症候群で過呼吸になると白目を剥いて倒れますが、酸素は私たちを興奮させるのです。一方、炭酸ガスは私たちをリラックスさせます。すべて炭酸ガスでは窒息して

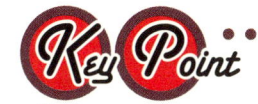

> **Key Point**
>
> アレルギーを引き起こす細胞
>
> IgE 産生 B 細胞　↑　血液中 IgE の出現
> Th2 細胞
> 肥満細胞 (組織中)、好塩基球 (血液中)　↑
> 好酸球

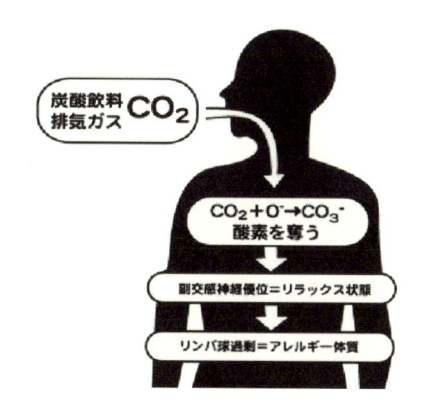

図 15-3　アレルギー体質の形成

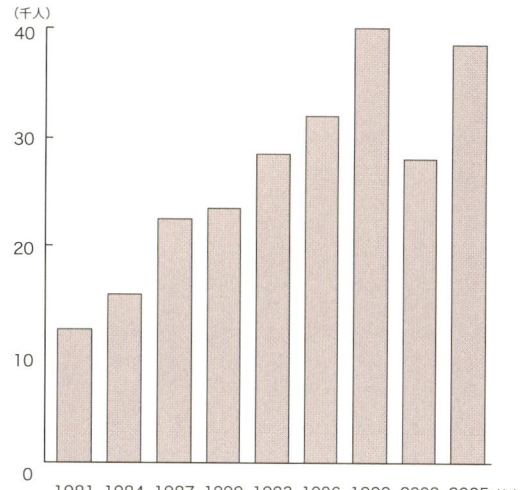

しまいますが、ほどほどの炭酸ガスだと私たちはリラックスします。皆さんは炭酸飲料が大好きでしょう。コーラ、サイダー、ラムネにビール、こういう炭酸ガス系のものがリンパ球を増やします。排気ガスも炭酸ガスです。都会の幹線道路で裁判を起こしていますが、その場所の住民がまとめて気管支喘息になっています。排気ガスがリンパ球を増やすからです。今は車だらけなので、排気ガスなんて嬉しくありませんが、私が小さいとき、村では乗り合いバスが1日2回来る以外、車を見たことがないので、バスが来ると子供たちが皆車の後ろを追いかけるのです。すると排気ガスを吸えるので、リラックスして倒れます。それが私が生まれた竜飛岬三厩の子供たちの楽しみでした。結局、リラックスが副交感神経を優位にしてリンパ球過剰体質を作るのです。

　アトピー性皮膚炎の患者が増えるまでは、ずっと、アトピー性皮膚炎というのは遺伝傾向があるといわれていました。確かに色が白い人は紫外線に過敏であるなどリンパ球が多いのです。色が黒い人はリンパ球が少ないです。このように体質が密接に関係しているのですが、たった20年くらいでこんなに患者数が増えてくると体質遺伝だけでは説明しきれません。やはり、このような副交感神経優位にする生き方や、排気ガス (CO_2) の問題を考えないと患者の増加を説明できません。

図 15-4　アトピー性皮膚炎患者数の推移
(出典) 厚生労働省「患者調査報告」

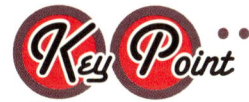

> **Key Point**
>
> アレルギー疾患
>
> 特にアトピー性皮膚炎、気管支喘息の増加
> ⇒子供たち　乳児 (母親) の生活の問題
>
> CO_2　リラックス作用
> コーラ・サイダー・ビール
> 排気ガス (CO_2)
> 　副交感神経を優位にしてリンパ球過剰体質を作る

第 15 章　免疫系 (防御系) と自律神経の関係　part2

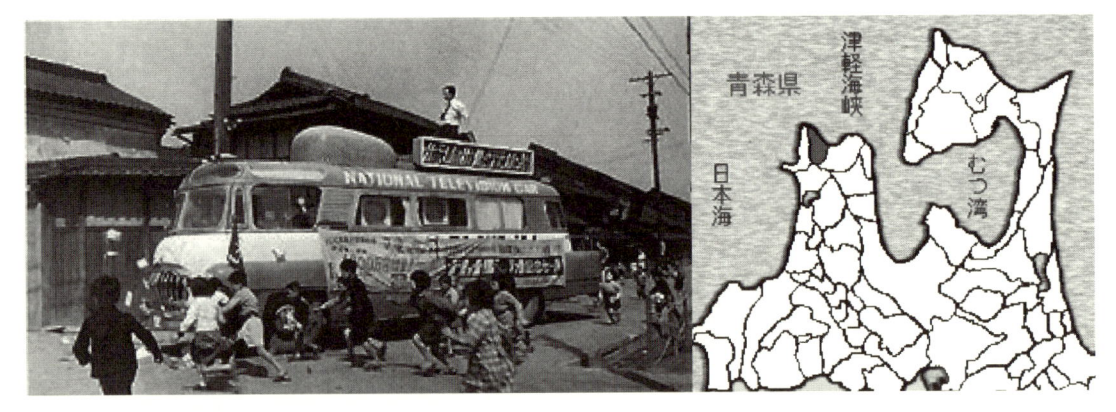

図15-5　右：東津軽郡　三厩村（現、外ヶ浜町）
地勢は、津軽半島中央部を南北に連なる中山山脈から、東側の海岸線に向けて流れる河川に沿って平地部が形成され、集落と耕地のほとんどは海岸線及び河川の流域に沿って位置しています。総面積の約89％が山林で、その多くは国有林であり、農用地及び宅地の割合はわずかです。
（出典）http://www.town.sotogahama.lg.jp/m_acsessguide.html

左：昭和の子どもたち
（出典）昭和　二万日の全記録 第10巻講談社／平成2年2月24日からＨＰ経由で孫引き写真（このバスは大阪のバス）
http://www.geocities.jp/motorcity_rally7488/yagou/adcar1.htm

発疹では皮膚についたアレルゲンを何とか押し流そうとします。花粉症で鼻水が出るのは鼻粘膜に侵入して来た花粉を早く外に出すためです。喘鳴発作が出るのは強い呼気で抗原を吐き出そうとしているからです。アレルギー反応を悪者扱いばかりにしていると対症療法を行い過ぎます。対症療法は炎症を止めるので、排泄ができなくなります。すると、薬が切れたときまた排泄反応（炎症）が起こります。また赤く腫れ上がりますが、これは血流を増やして局所から抗原を洗い流しているのです。蕁麻疹では水膨れになって水泡ができきます。これも血流を増やして局所からアレルゲンを洗い流すためです。鼻水、くしゃみ、発疹、腫れ、喘鳴発作などは、すべてアレルゲンを洗い流す作用です。ですから対症療法でなかなか患者さんを治せないのは、炎症を止めてしまい根本的な治療になっていないからです。激しい下痢が起こったら入ってきた異種タンパクを洗い流して外に出して助かるための反応、寄生虫が入って来て下痢したら、寄生虫を排除しようとする治るための反応と考えなければいけません。ですから、抗ヒスタミン剤とか抗ロイコトリエン剤などを使うとなかなか治らなくなります。ではどのようにアレルギーを治していかなければいけないかというと、基本的に生き方の改善が必要です。

子供に何でもやってあげないことが大切です。特に効くのは甘いものを止めることです。デザートといってお菓子やケーキを食べたり、ジュースや砂糖が多い缶コーヒーを飲むことをやめると、リンパ球の寿命は平均7日なので、大体1週間でほとんど治ります。乾布摩擦は簡単にできて有

Key Point
アレルギー反応の理解

抗原を外に排泄する ― 鼻水、くしゃみ、喘鳴
血流を増やして局所から洗い流す―発疹、腫れ

Key Point

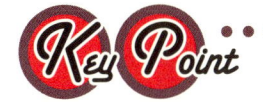

副交感神経優位の生き方 → 治し方

甘いもの摂取　→　甘いものを止める
外で遊ばない　→　乾布摩擦
過保護　　　　→　一人立ち

効です。喘息の人は擦る場所がありますがアトピーの人で擦る場所がなかったら冷たい水をかぶります。小さい子供は甘いものをやめるのにすごく抵抗します。子供といえども理由もなく「甘いものを止めなさい」というと怒ります。甘いものとか炭酸飲料がリンパ球を増やして過敏体質を増やすという仕組みを説明しないということを聞きません。

（図15-6）はリンパ球の年齢変化を書いてアレルギーが自然に治りやすい理由を表した図です。顆粒球は、先ず出生でぱっと増えて、その後20歳あたりからゆっくり増えていきます。リンパ球は4歳のときにピークがあります。出生後どんどんリンパ球が出てきて、1、2カ月経つとすごく多くなり4歳あたりまで増え続けます。そして、ゆっくり減って、ちょうど若者（18-25歳）の年代で顆粒球と交差します。その後、顆粒球は多くなり、リンパ球は減ります。顆粒球よりもリンパ球が多い時期にアレルギーが好発します。よって大抵、高校生から大学生になったころにアレルギーは自然に消失します。しかしステロイド剤などをあまりたくさん塗ると、ステロイドはコルステロール骨格で組織に沈着するので、沈着したステロイドがまた刺激になって、アトピー性皮膚炎が悪化します。そういう人はリンパ球の減る時期になっても治りません。アレルギーには好発年齢があるのです。

2. 顆粒球増多と組織破壊の病気

次は、顆粒球増多による組織破壊の病気です。ストレス性潰瘍といわれているようにマウスを金網に挟んで恐怖を与えると、以下の現象が起こります。

（図15-7）は顆粒球の実数です。骨髄には顆粒球がたくさんあります。最初に1番数が多くて、8時間後にもっとも下がり、24時間後にまた作り始めます。末梢血では8時間後に増えます。肝臓も血液が豊富なので末梢血に良く似てい

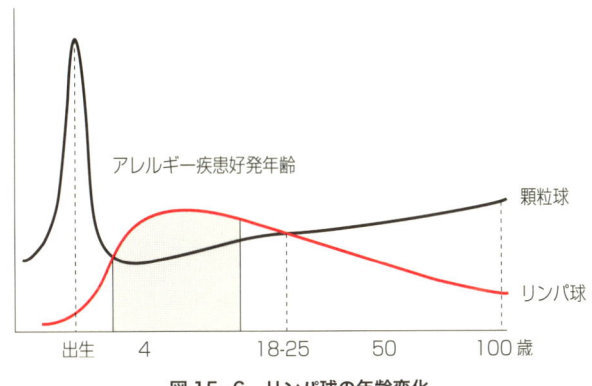

図15-6　リンパ球の年齢変化

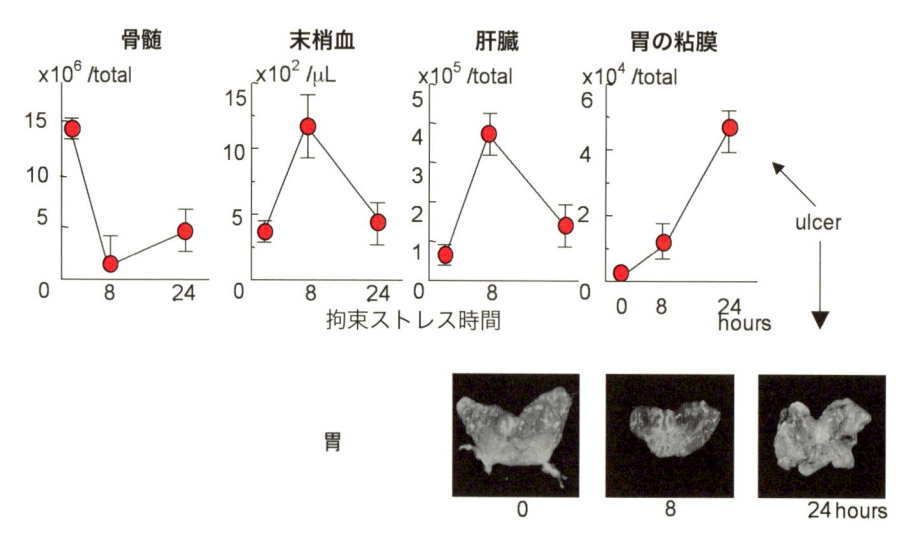

図15-7 ストレスと顆粒球の動態

ます。胃粘膜にはそもそも顆粒球はほとんどありません。マウスにストレス負荷をかけて交感神経緊張状態にすると普段作ってためておいた顆粒球が、骨髄で急激に減少します。これは急性ストレスの反応です。そして顆粒球が末梢血や肝臓に出ているのです。胃の粘膜には顆粒球は常時押しかけていますが、ストレス負荷がかかり一気に駆けつけて来ます。顆粒球は膿を作る細胞なので、1カ所に集められ最後に放出されると、粘膜にピンホール様の潰瘍形成を起こすのです。

拘束8時間目の胃を摘って見てみると、ストレス負荷をかける前の胃と比べてすごく小さくなっているのです。恐怖感で交感神経緊張になると、血管収縮が強くなって血流が止まるので組織がすごく萎縮した状態になります。試験の前や試合の前など緊張するとすぐトイレに行きたくなるのは、すごく緊張が強くなり血流が悪くなって、内腔臓器が縮まるからです。24時間経つと小さくなった胃の大きさは回復しますが、今度は潰瘍が形成されるのです。こうした反応はいろいろな粘膜で起こっています。

潰瘍や組織傷害の病気の原因は、長時間労働や恐怖などの精神的なストレス、NSAIDsの使用などによる交感神経緊張です。NSAIDsを使っている人は、みんな、胃をやられています。さらに冷えも組織を傷害します。冷蔵庫から取り出した2℃とか4℃に冷えたものをがぶ飲みすると危険です。強いアルコールも組織傷害の力があります。最近は水割りやチューハイが飲まれています。これは強いアルコールではないので粘膜破壊を起こさずに飲めます。

組織破壊が原因の病気を以下に挙げます。

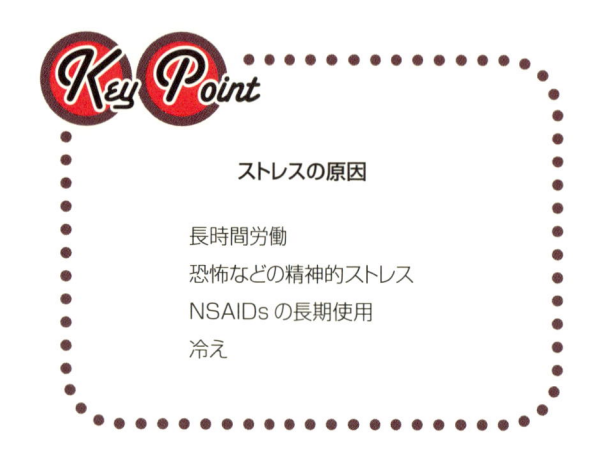

Key Point

ストレスの原因

長時間労働
恐怖などの精神的ストレス
NSAIDsの長期使用
冷え

①突発性難聴［内耳］（idiopathic sudden sensorineural、sudden deafness）

すごく激しい夫婦喧嘩をして、突然奥さんの耳が聞こえなくなるというようなことがあります。歌手の人が毎日ステージで忙しく、ステージ上で盛り上がっていると、突然耳が聞こえなくなることがあります。これは増えた顆粒球が内耳を破壊したときに起こります。常在菌があるところがもっとも顆粒球を刺激するのですが、とてもストレス負荷が強いと常在菌がほとんどいない場所でも組織破壊の病気が起こります。

②メニエール病［三半規管］（Ménière disease）

内耳をやられると突発性難聴になり、三半規管をやられるとメニエール病になります。これは三半規管が傷害されて、吐き気やめまいがする病気です。

③歯周病（periodontitis）

これはやはり顆粒球の病気なので膿が出てくるため、歯槽膿漏と呼ばれていました。しかし最近では、歯科の先生は歯槽膿漏という言葉を使わなくなりました。アメリカの命名法が歯周病といい始めたら日本人が皆真似をしてしまったので、歯科の先生は歯周病といっています。50代、60代でまだ歯もしっかりしている年代で、歯茎の色が悪く炎症を起こしています。歯科の先生たちは皆、ストレプトコッカス・ミュータンス（Streptococcus mutans）の感染症だといっていましたが、これも常在菌が原因です。結局は増えた顆粒球が口の常在菌と反応して炎症を起こしています。

④食道炎（esophagitis）

食道炎は胃液が逆流して食道の粘膜を破壊するのでほとんど逆流性食道炎だと、皆いっていますが、胃全摘した人でも食道炎になります。すると、酸（胃酸）で起こるという話と合いません。やはり顆粒球による粘膜破壊が食道炎なのです。

⑤びらん性胃炎（erosive gastritis）
　→胃潰瘍（gastric ulcer）

前述のマウスの拘束実験で、24時間拘束をかけると胃潰瘍が起こりましたが、12時間で拘束を止めておくとびらん性の胃炎になっているのです。ですから、初めは粘膜全体に顆粒球があって炎症を起こして、症状が進んだときに胃潰瘍になるのです。

⑥十二指腸潰瘍（duodenal ulcer）

胃潰瘍の患者さんと十二指腸潰瘍の患者さんの発症年齢を比べると十二指腸潰瘍の人の方が10歳くらい若いのです。まだリンパ球が多い若い時代でストレスが激しいとき、パンチで切り抜いたようなスパッとした穴が十二指腸潰瘍にあきます。

⑦クローン病（Crohn's disease）

組織破壊が小腸にいくとクローン病です。クローン病の患者さんは末梢血に顆粒球、特に好中球がすごく増えています。クローン病は顆粒球が増えているので顆粒球除去療法などを行っていますが、原因はストレスなのです。受験のストレスとか学校でのいじめとか、そういう根本的な原因をつかめず、患者さんやご両親に難病といって脅かし、その病気の怖さでまたストレスがきて、なかなか病気が治らないのです。ですから、きちんと原因となるストレスを聞き出して原因を取ってあげるとすぐ治ります。

⑧潰瘍性大腸炎（ulcerous colitis）

小腸がやられるのがクローン病で、大腸がやられるのが潰瘍性大腸炎です。

⑨ 痔疾（hemorrhoid）

下に下がると痔疾です。若い人には痔疾はありませんが、私も今はほとんど平気ですが、研究に明け暮れて頑張っていたときはちょっと大変でした。

⑩ 子宮内膜症（endometriosis）

子宮内膜症はストレスで分泌現象が抑制されて起こります。月経も分泌現象です。ところが、ストレス状態になると本来の月経がきちんと外に出ないで、出るべきものが腹腔の方に逆流します。子宮内膜の残存が性周期と一緒に増殖して脱落して腹腔でも内膜の増殖、脱落が起こります。それが子宮内膜症です。

⑪ 不妊症（infertilitas）[子宮内膜症（endometriosis）、卵管炎（salpingitis）、卵巣嚢腫（ovarian cyst）]

卵巣嚢腫もとても悪化すると膿がたまってきます。この３つが重なって何が起こるかというと不妊症です。不妊症の共通点は「冷え」です。交感神経緊張で血管収縮による血流障害が起こるので「冷え」が起こります。

⑫ 膵炎［急性・慢性］（pancreatitis [acute・chronic]）

急性にストレスが起これば急性膵炎になり、いつも忙しくて、例えば看護師の人で夜勤が週に１回以上あるなどの場合だと、慢性膵炎になることがあります。みんな原因不明にしていますが、結局忙しさ（ストレス）で顆粒球を増やして病気を作っているのです。やはり会社の社長なども、忙しすぎて末梢血に顆粒球が多いパターンです。

⑬ 腎炎・腎盂炎（nephritis・pyelitis）

腎障害も原因不明にされていますが、みんな原因はストレスです。

⑭ 膀胱炎（cystitis）

膀胱炎も細菌感染によって引き起こされると思われていますが、そうではなくて膀胱にもある程度の常在菌がいるので、増えてきた顆粒球との反応です。

⑮ 骨髄炎（myelitis）

顆粒球を作る場所で自壊作用を起こしたのが骨髄炎です。骨髄炎は意外と20代の若者に多く、そのほとんどの原因はコンビニでの夜のアルバイトです。夜通し起きているので激しい交感神経緊張で、骨髄炎を起こします。これは顆粒球を作る場所で自壊作用を起こし骨髄の中に膿ができます。

⑯ 間質性肺炎（interstitial pneumonia）

間質性肺炎も原因不明にされていますが、これも血流障害と顆粒球増多です。結局、原因は忙しすぎが多いのです。女性だったら熱心に家族の介護をし過ぎたりして発症します。あまり真面目に生きすぎると、身体を壊すので危険です。

大事なのは、こういう組織破壊の病気が起こったときの生体反応を理解することです。アレルギーの炎症は抗原を外に出すため、洗い流すためでした。では、組織破壊の病気の生体反応は何かというと、プロスタグランディン、ヒスタミン、アセチルコリンなどにより、血流を増やして発熱します。プロスタグランディンが出ることにより痛みも出ます。これらはすべて、組織の修復反応なのです。大火傷すると炎症して腫れて痛みます。しもやけになっても腫れて痛みます。組織破壊も同じで、クローン病でも潰瘍性大腸炎でも内視鏡で粘膜を見ると、炎症を起こして腫れています。それから下痢は副交感神経反射です。

間違えやすいのは潰瘍性大腸炎の人です。下痢しておなかが痛い、そこで内視鏡で見ると腫れて

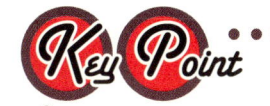

> **Key Point**
>
> **組織破壊の生体反応**
>
> プロスタグランディン ┐
> ヒスタミン   │ などにより血流を増やし発熱を起こす反応：痛み、下痢
> アセチルコリン   ┘
>
> 組織修復反応：消炎鎮痛剤の使いすぎは修復を遅らせる
> 例：腸溶性アミノサリチル酸

います。すると結局、消炎鎮痛剤を「患者さんがかわいそうだから」といって使います。すると修復過程を止めることになるわけです。腰痛でも頭痛でも同様です。職場でつらいことがあって家に帰ってきたとき、血流障害からの開放でズキンズキン、血流（拍動）に合わせて患部が痛みます。月経痛もそうです。月経痛が強い人はストレスで血流が少なくなっています。月経のときは副交感神経反射で排泄しますので、そういうときに痛みが増幅して出ます。それが月経痛です。そうしたら、同じ反射が出ます。血流を増やし、熱を起こし、痛み・下痢を起こします。例えば、潰瘍性大腸炎で使う薬剤は消炎鎮痛剤、腸溶性のアミノサリチル酸です。これは痛み止めです。ですからあまり熱心に使うと治らなくなるから注意しないといけません。

最後に組織破壊でない病気で痛みのある病気です。交感神経緊張から起こる病気です。これも血流障害からの回復反応です。痛む病気は、血流障害から回復して血管が開いたときになります。それが頭痛、腰痛、膝痛、月経痛です。

自律神経と知覚には関係があります。神経と神経の伝達はほとんど神経終末からアセチルコリンが出ることにより行います。神経伝導は電気現象です。分泌現象は副交感神経支配なので知覚、味覚、聴覚などの感覚は全部交感神経緊張でブロック（低下）されます。落ち着いたときは味がわかりますが、興奮しているときは味がわからなくなります。同様に、痛みもブロック（低下）されます。感覚は、副交感神経優位で亢進します。

自律神経は心の動きにも関係します。交感神経優位ではウキウキしますが、感覚が鈍って周囲が見えなくなります。忙しくて交感神経緊張になると過労自殺の世界です。無我夢中で周囲が見えなくて突き進んで過労自殺してしまいます。これと逆に、梅雨のころ、身体がけだるくて何か淋しくて泣けてくるのはとても感覚が過敏になっている

> **Key Point**
>
> **交感神経緊張と顆粒球増多で起こる病気**
>
> 痛む病気―血流障害からの回復反応
> 　頭痛
> 　腰痛
> 　膝痛
> 　月経痛

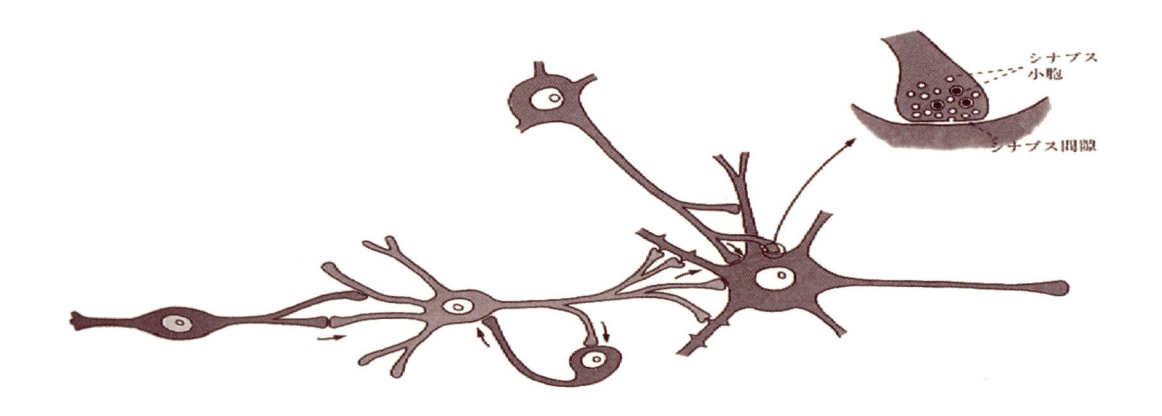

図15-8 神経細胞のネットワーク
(出典)『入門人体解剖学（改訂第4版）』藤田恒夫、南江堂、1999年

		交感神経優位	副交感神経優位
知覚 味覚 聴覚	感覚	ブロック（低下）	亢進
心の働き		ウキウキ	良く気がつく・泣けてくる
忙しさ		過労自殺	ゆったりし過ぎ・迷い

図表15-9 感覚と自律神経の働き

からです。ですから、悲しいことを思い出して、ますます泣けるわけです。ゆったりし過ぎはいろいろ気がつくけれど、堂々巡りで決断できなくなってきます。交感神経は決断の世界です。副交感神経優位は決断力を失って迷いの世界です。

安保徹の免疫学講義

第 16 章
移植免疫

第 1 章　免疫学総論　part 1
第 2 章　免疫学総論　part 2
第 3 章　免疫担当細胞
第 4 章　B 細胞の分化と成熟
第 5 章　T 細胞の種類　part 1
第 6 章　T 細胞の種類　part 2
第 7 章　主要組織適合抗原　part 1
第 8 章　主要組織適合抗原　part 2
第 9 章　サイトカインの働きと受容体
第 10 章　自然免疫
第 11 章　膠原病　part 1
第 12 章　膠原病　part 2
第 13 章　神経・内分泌・免疫
第 14 章　免疫系（防御系）と自律神経の関係　part 1
第 15 章　免疫系（防御系）と自律神経の関係　part 2

第 17 章　免疫不全症
第 18 章　腫瘍免疫学

第16章 移植免疫

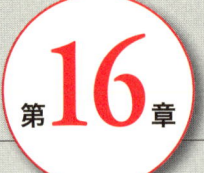

1. 移植（transplantation）と拒絶（rejection）

　移植は自然界にはない現象で、人為的な行いです。いろいろな動物やヒトで移植を行ってみてもほとんど拒絶（rejection）されてしまいます。どうして拒絶が起こるかというと、移植された方の免疫（リンパ球）が移植片を異物と見なしてしまうからです。拒絶はリンパ球の働きなので、免疫と関係があります。

　拒絶が免疫現象であるといえるのは、先ず第1に、リンパ球の遊走があるからです。第2には、一度rejectionした動物にまた同じ移植をすると、拒絶反応が早くなる二次反応が出るからです。さらに、移植に関係しているタンパク質MHCには特異性があるからです。移植における拒絶は免疫現象そのものなのです。

2. MHC

　拒絶に関係するMHCは主要組織適合抗原といわれるように、組織適合の研究で見つかりました。MHCは移植のためのタンパク質というより、本来はT細胞がT細胞レセプターで抗原を認識するときの抗原提示分子です。しかし、MHCが個人間で多様化したために、拒絶を起こす仕組みになってしまいました。

　MHCはヒトではHLA、マウスではH-2です。ヒトの場合HLA-A、-B、-Cがあり、この3つはMHC ClassⅠです。もう1つHLA-DはClassⅡで、-DP、-DQ、-DRがあります。ClassⅠもClassⅡも同じように拒絶タンパクになります。マウスの場合はH-2K、H-2D、I-A、I-Eです。H-2KとH-2DがClassⅠで、I-A、I-EがClassⅡです。これらが拒絶されるタンパクになります。MHCは父親の遺伝子と母親の遺伝子をもらって作るのですが、優性、劣性ではなく、父親からもらった遺伝子も母親からもらった遺伝子も発現します。これが、共優性（codominant）[1]です。

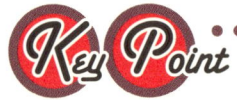

Key Point

拒絶が免疫現象である理由

①リンパ球遊走
②二次反応
③MHCの特異性

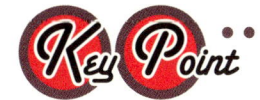

> **Key Point**
>
> **MHC**
> - 個人間で多様化 ─ 拒絶
> - マウス H-2：K、D、I-A、I-E
> - ヒト　　HLA：HLA-A、-B、-C、-D(-DP、-DQ、-DR)
> - 共優性(codominant)

> **Key Point**
>
> 移植
>
> 授与者 donor　受容者 recipient
>
> 移植片 graft

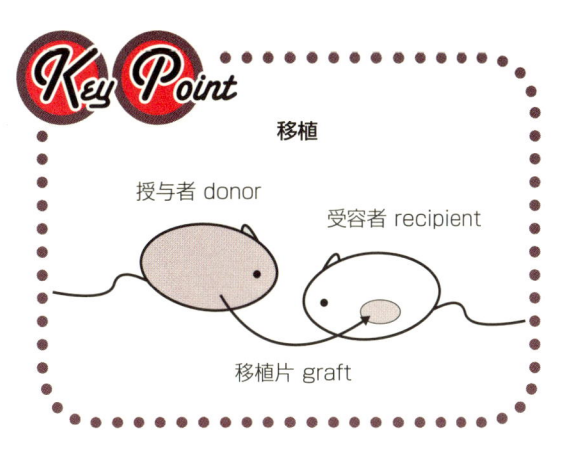

さらに、HLA-Aにたくさんの種類があって、-Bにも、-Cにも、-Dにも同様にたくさんの種類があります。それぞれ多数の種類のいずれかを父親側と母親側からもらってきます。それぞれの組み合わせがランダムに入るので兄弟でも全部MHCは違ってしまうわけです。ですから普通の自然界にある私たち動物の間での移植は、親子間でも兄弟間でもできません。

3. 移植

しかし、実際に行われている移植では、拒絶をあらかじめ想定して免疫抑制剤を使っています。ですから、受け入れた方は免疫抑制ですごく不利な状態で生き続けることを強いられるのです。移植片（graft）、授与者（donor）、受容者（recipient）という関係で移植をしていますが、拒絶の仕組みを調べるにはやはり動物を使った純系の実験をしないと本当の仕組みは分かりません。

4. 純系

例えばC57BL/6（B6）マウスの場合、$H-2^b$（$H-2^{b/b}$）、$K^{b/b}$、$I-A^{b/b}$、$I-E^{b/b}$、$D^{b/b}$というような純系のマウスを使って実験すると拒絶の仕組みが分かってきます。$H-2^b$は、父親からも母親からもb（$H-2^b$）の遺伝子を受け取ったマウスで、$H-2^b$（$H-2^{b/b}$）と書きます。こういうB6マウスの臓器を別のB6マウスに移植すると、これは遺伝子がまったく一緒なので拒絶は起こりません。これをisograft（同系移植）といいます。ヒトでは一卵性双生児同士で行うような移植です。一卵性双生児同士は他人（別個体）であっても、遺伝子的には同じです。また、自分の皮膚を自分に移植するのはautograft（自家移植）です。isograftとautograftは拒絶のない系です。

B6マウスのものをDBAマウスに移植すると、これはネズミ同士の組み合わせなので、allograft（同種移植）です。これはマウスという同じ種（同種）ですが、遺伝型が違う（異系）ため拒絶されます。

〈参考〉
1) **codominant**
遺伝学において，2つの遺伝子の優性度が等しいことを示し，ともに個体の表現型に表れる．例えば，ABO血液型のAとBの遺伝子は相互優性であり，両方を持つ個体はAB型である．
　　（出典）ステッドマン医学大事典

Key Point

C57BL/6 (B6) ……………… H-2^b (H-2$^{b/b}$) K$^{b/b}$ I-A$^{b/b}$ I-E$^{b/b}$ D$^{b/b}$
DBA ……………………… H-2^d (H-2$^{d/d}$) K$^{d/d}$ I-A$^{d/d}$ I-E$^{d/d}$ D$^{d/d}$

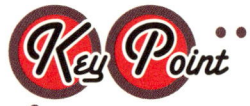

B6 → B6　isograft（同系移植），autograft（自家移植）　　拒絶なし
B6 → DBA　allograft（同種移植）　　　　　　　　　　　拒絶あり
ヒト → カエル　xenograft（異種移植）　　　　　　　　　拒絶あり
　　　　　　　　　　　　　　　　　　　　　　　　　　　凝固系、補体系

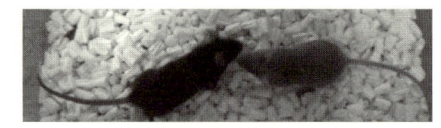

（左）C57BL/6（黒色）（右）DBA（灰色）

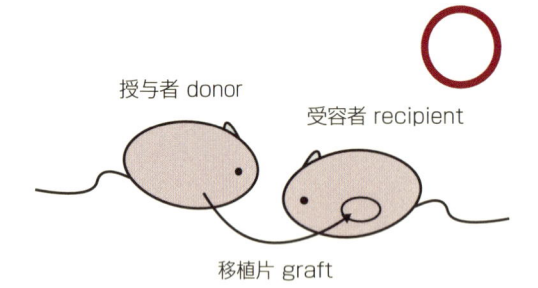

図16-1　isograft（同系移植）

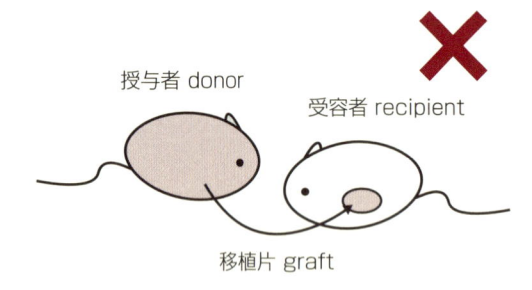

図16-2　allograft（同種移植）

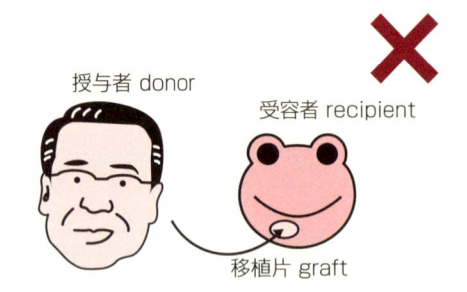

図16-3　xenograft（異種移植）

まったく関係のない動物の間、例えばヒトの移植片をカエルなどかけ離れたものに移植することを、xenograft（異種移植）といっています。火傷であまりにも皮膚が破壊された場合に、ブタの皮膚を移植して浸出液の漏出を防ぐことがあります。1週間後には拒絶されるのですが、その間体液の漏出を防ぐことができます。これはxenograftです。

allograft、zenograftでは、免疫反応だけではなくて凝固系、補体系なども加わって拒絶されてしまいます。特に種が離れると一瞬の間に「これは自分ではない！」と凝固系が働いて血液を止めてしまうのです。だから移植片が剥がれます。

5. 拒絶の速さ

移植して翌日には拒絶されてしまうような極端な反応が、超急性拒絶（hyper-acute rejection）です。これは異種の移植、あるいは同種でもすでに免疫ができていて二次反応が起こって、あっという間に拒絶される反応です。

普通の同種移植の拒絶は、急性拒絶（acute rejection）です。T細胞やB細胞がクローン拡大するには1週間くらいかかるので、大体1週

> **Key Point**
>
> **拒絶の速さ**
>
> - ①超急性拒絶：hyper-acute rejection……1日
> - ②急性拒絶：acute rejection……1週間
> - ③慢性拒絶：chronic rejection……1カ月

> **Key Point**
>
> **純系と拒絶**
>
> - F_0　　　H-$2^{b/b}$ × H-$2^{d/d}$
> - F_1　　　H-$2^{b/d}$
> - $F_1 × F_1$　H-$2^{b/d}$ × H-$2^{b/d}$
> - F_2　　　H-$2^{b/b}$　H-$2^{b/d}$　H-$2^{b/d}$　H-$2^{d/d}$
>
> ※F_1（H-$2^{b/d}$）とF_2のH-$2^{b/d}$は移植可能

間で起こる反応です。T細胞やB細胞が感作されて拒絶されるのが急性拒絶です。急性拒絶はステロイドや免疫抑制剤を使って抑えることができます。

このほかに慢性拒絶（chronic rejection）があります。大体1カ月前後で出てくる反応で、T細胞やB細胞に加えて、胸腺外分化T細胞や自己抗体を産生するB細胞（B-1）の活性化を伴って起こります。

6. 純系と拒絶

例えば、H-$2^{b/b}$のマウスとH-$2^{d/d}$のマウスを掛け合わせると、子供（F_1）はH-$2^{b/d}$となります。

この子供同士（F_1）で掛け合わせる（H-$2^{b/d}$ × H-$2^{b/d}$）と、H-$2^{b/b}$、H-$2^{b/d}$、H-$2^{b/d}$、H-$2^{d/d}$というように、親と同じような子供も、祖父や祖母と同じような遺伝形質の子供もできます。こういう純系からできた子供や孫たちは、F_2になると兄弟同士で移植が可能なマウスが現れます。

ですから、ヒトでも兄弟で偶然父親と母親から同じようなものをもらって、HLAが一部共通するという場合も出てきます。それでもやはりヒトの場合は、HLA-A、-B、-C、-D（Dはさらに3種類ある）、そのすべてが全部合うというのは数字的にありえないのです。

しかし、マウスの純系では兄弟の中で移植ができるグループと移植できないグループが出てきます。そのほかに、この親（F_1）とも移植できる仔（F_2）が出現します。純系の場合は組み合わせが少しずつ複雑になりますが、ある時点で、親子同士で移植できるとか、兄弟同士で移植できるというような流れが生まれてくるのです。

7. 移植のしやすさ―MHCの発現量

移植で関係してくるのはMHCの発現量です。赤血球のMHCは完全にnegativeマイナス（−）です。ですから、赤血球は血液型を合わせれば、移植できます。それが輸血です。neuron（神経）と角膜のMHCもほぼマイナスです。胎盤は新しい個人間で多様化したMHCはマイナスです。neuronも脳では抗原提示できません。グリア細胞ではMHC発現しているので脳炎を起こしますが、neuronはほとんど抗原提示しないので、脳では炎症が起こりにくいのです。角膜もMHC発現しないので角膜移植ができます。胎盤は胎児由来ですが、polymorphic MHCがマイナスでmonomorphic MHCの発現があります。

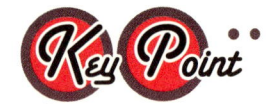

> **Key Point**
>
> **MHC 発現量**
>
> 低　　　　赤血球 (-)、neuron (-)、角膜 (-)、胎盤 (monomorphic MHC-)
> ↓　　　　肝臓、腸、肺、心臓
> 　　　　　腎臓
> 高　　　　皮膚、マクロファージ、樹状細胞、リンパ球

monomorphic MHC は個人間で多様性がない MHC です。胎盤（monomorphic MHC）は個人間で多様化している polymorphic MHC を発現していないので、母親から拒絶されません。

そのほか、MHC の発現量が弱いのは肝臓、腸、肺、心臓です。腎臓は MHC の発現量がかなり強く、腎臓移植の方が肝臓移植よりも免疫抑制剤を使う量が多くないと移植できません。皮膚は MHC の発現量が強く、ほとんど移植不可能です。

皮膚に匹敵するほど MHC の発現量が強いのが、マクロファージ、樹状細胞、リンパ球です。これらは免疫抑制剤を使っても移植は不可能です。

8. HLA タイピング

ヒトの場合、移植の拒絶タンパクである HLA のタイピングが、1970 年ころから始まりました。ちょうど、私が免疫の研究に入ったころ HLA を決定するいろいろな試みをしていました。本来、胎児は胎盤で母親にへばりついていますが、正常に出産すると胎児の父親側の抗原に感作されることはありません。しかし、異常出産した母親は、途中で胎児の組織破壊により血中で父親側の HLA で感作されてしまいます。こういう血清をたくさん使って HLA の分類が始まりました。それでは、どうやってこの抗血清を使うかを考えてみます。今度は移植する donor や recipient からリンパ球を採って、経産婦の血清と補体（complement）を加えると、傷害が起こります。傷害が起こってリンパ球が死ぬと、トリパンブルーという色素を排除しきれなくなって、色素が入ってくることで識別します。この手法によって HLA-A、HLA-B、HLA-C を決めていきました。しかし、その後このような方法だけではなくて、モノクローナル抗体を使って決める、あるいは遺伝子を PCR 法で決定するという形まで進んで決まっていったのです。ここまでは、MHC の Class I を決定する方法だったのですが、それと一緒に行われた方法が MLC (mixed lymphocyte culture) です。HLA-D（いわゆる Class II）が違うと混ぜて培養したときは、相手のリンパ球が刺激されて増えます。そのような反応で分裂したリンパ球を、ラジオアイソトープのトリチウムサイミジン（^{3}H）のようなものでラベルして、リンパ球の増殖を見て、Class II が決まっていきました。1970-1980 年代の 20 年間くらいずっとこのような方法を行っていました。その後 MHC のタイプはモノクローナル抗体や遺伝子ではっきり決まりだしたのです。

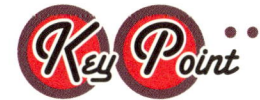

> ### Key Point
>
> **HLA タイピング**
>
> 1) 経産婦の血液中の抗体を利用
>   父親側の HLA で感作される
>   donor or recipient lymphocyte ＋ 血清 ＋ C' → 傷害 or not（トリパンブルーで識別）
> 1)' MLC (mixed lymphocyte culture)
> ^{3}H-thymidine（トリチウムサイミジン）
> 2) モノクローナル抗体
> 3) 遺伝子（PCR）

9. 骨髄移植（bone marrow transplantation）

例えば、再生不良性貧血の治療の際や、慢性・急性白血病で抗ガン剤や放射線治療した後では、骨髄機能抑制されてしまうので、骨髄移植（bone marrow transplantation）をします。そのとき入れた細胞、骨髄の中にはリンパ球があるので、移植片（graft）が host を攻撃します。これを GVH 反応（graft-versus-host reaction）といって、それによって起こる病気が GVH 病です。

骨髄には stem cell があり、これがリンパ球を作ります。host 側に残ったリンパ球も一部移植を拒絶しようとしますが、移植した骨髄の中の stem cell から分化したリンパ球が host を攻撃するのです。

10. GVH 病（GVHD：graft-versus-host disease）

ヒトでは急性白血病の場合、抗ガン剤や放射線照射によって骨髄を弱らせてガン細胞（＝白血病細胞）を除いてから、骨髄移植をします。例えば、F_1（H-$2^{b/d}$）に H-$2^{b/b}$ の骨髄を入れたとき

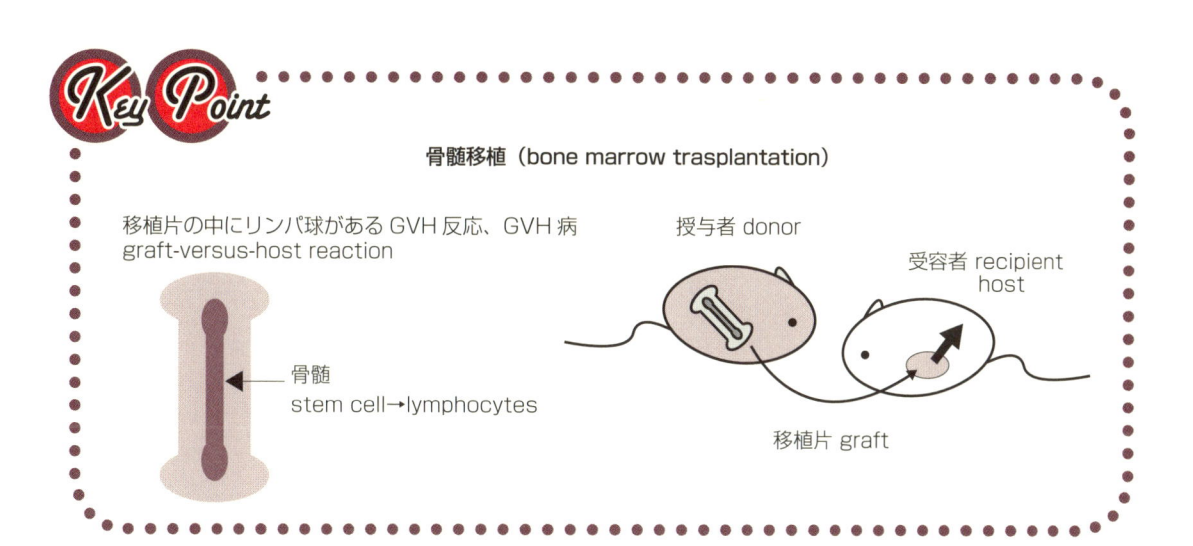

> ### Key Point
>
> **骨髄移植（bone marrow trasplantation）**
>
> 移植片の中にリンパ球がある GVH 反応、GVH 病
> graft-versus-host reaction
>
> 骨髄
> stem cell → lymphocytes
>
> 授与者 donor
> 受容者 recipient host
> 移植片 graft

①H-2$^{b/b}$ の骨髄移植

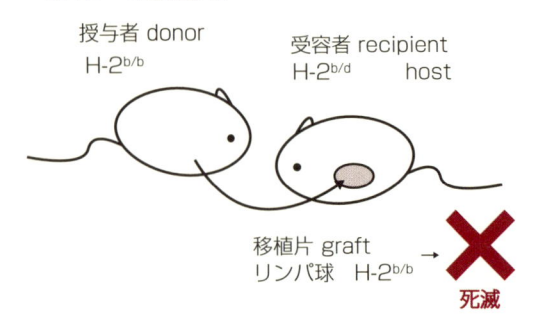

授与者 donor H-2$^{b/b}$
受容者 recipient H-2$^{b/d}$　host
移植片 graft リンパ球　H-2$^{b/b}$ → ✗ 死滅

図16-4　immunosuppresive タイプ

②H-2$^{d/d}$ の骨髄移植

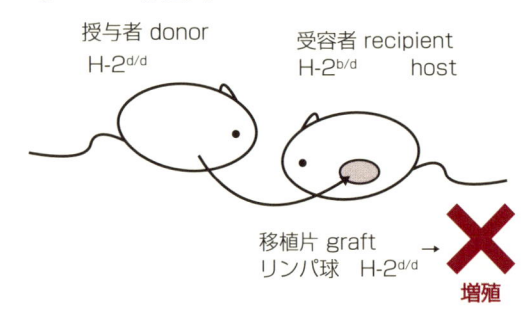

授与者 donor H-2$^{d/d}$
受容者 recipient H-2$^{b/d}$　host
移植片 graft リンパ球　H-2$^{d/d}$ → ✗ 増殖

図16-5　immunoproliferative タイプ

はヒトの場合と同じようにF$_1$を照射します。F$_1$を照射後に、H-2$^{b/b}$（あるいはH-2$^{d/d}$）の骨髄を移入します。これは本当は照射しても照射しなくてもいいのです。なぜかというと、このF$_1$（H-2$^{b/d}$）はbとdを初めから持っているので、自己がH-2^{b}でもありH-2^{d}でもあるからです。H-2^{b}は自分と同じMHCの型を持っているから拒絶しないのです。ですから照射してもしなくても拒絶はされません。

では何の反応も起こらないかというとそうではありません。H-2^{d}は自分ではないので、H-2$^{b/b}$はH-2^{d}を攻撃します。recipientはdonorを攻撃しませんが、donorの骨髄中のリンパ球がhostを攻撃するというような現象が起こります。これがGVH病です。

同じようにH-2$^{d/d}$の骨髄を移入すると、H-2$^{b/d}$はH-2^{b}の遺伝子もH-2^{d}の遺伝子も自己なので、入ってきたH-2$^{d/d}$の移植片を攻撃することはありません。しかし、H-2$^{d/d}$の骨髄はH-2^{b}を攻撃するのです。どちらのモデルも結局はGVH病なのですが、起こってくる病気は違います。

H-2$^{b/b}$の骨髄移植は、攻撃したリンパ球がだんだん弱ってきて死んでしまいます。このGVH病はimmunosuppressiveタイプのGVH病です。このような現象がなぜ研究されたかというと、ヒトの骨髄移植でもある程度HLAタイピングを合わせたのに、移入したリンパ球の元気がなくなって死んでしまう現象があったからです。

一方、H-2$^{d/d}$の骨髄移植はimmunoproliferativeという、移植された骨髄が攻撃しながらどんどん増殖して、あたかも白血病のように増え始めるGVH病です。

同じGVH病ですが、移植片がsuppressiveになって死んでしまうGVH病もあるし、移植片が刺激されて増殖してあちこちでリンパ節が腫れたりリンパ球の浸潤が全身で起こったりするというようなGVH病もあります。これが種類の異なる2つのGVH病のモデルになっています。この実験系は私たちの研究室でも詳しく研究しました。

11. 反応するリンパ球

移植片の拒絶やGVH病が起こるとき、移植の拒絶はMHC Class I に対しての反応が強いので、1番反応してくるリンパ球はCD8$^+$T細胞です。CD8$^+$T細胞はMHC Class I を直接攻撃するので、クローン拡大は広く起こります。T細胞が抗原を認識するときは、1つや2つなどのすごく少ないクローンがMHCに入った異種抗原（異種

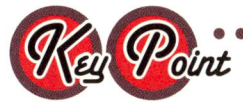

> **Key Point**
>
> **反応するリンパ球**
>
> CD8⁺T 細胞：MHC Class I を直接攻撃
> 　　　　　クローンは広い
> CD4⁺T 細胞：CD8⁺T 細胞や B 細胞の分化を促す
> IL-2、IFNγ(Th1 type)
> IL-1、TNFα

タンパク、ペプチド）を認識して攻撃するので反応するクローンはすごく狭いのです。

ところが MHC の違いを認識するような場合は、「違い自体」がその個人間の MHC のアミノ酸配列なので反応するクローンは広くなります。ですから、移植片の拒絶の場合は特定のクローンが攻撃するというのではなく、CD8 が全部攻撃するというような形を取るところが、普通の免疫反応とは違うところです。

CD4⁺T 細胞は MHC Class II に反応します。CD4⁺T 細胞はヘルパー T 細胞として、CD8⁺T 細胞や B 細胞の分化を促します。サイトカインでいうと、IL-2、IFNγ というような Th1 type のサイトカインが反応してきますが、マクロファージも刺激されるので IL-1 や TNFα もたくさん出てきます。TNFα というような免疫抑制の強いサイトカインが出てきたときは、immunosuppressive な GVH になって、graft も個体（recipient）も死ぬというような形になります。

12. 新生児免疫寛容（neonatal tolerance）

「おギャー」と生まれたとき、マウスの新生仔でもヒトの新生児でも、リンパ球はほとんどありません。生まれて最初の 3 日から 1 週間の時期に新生児顆粒球増多症が起きて、その後それがおさまり、今度はリンパ球が増え始めます。そのときに自己抗原を学ぶのです。ですから例えば、F_1（$H-2^{b/d}$）のマウスの場合、「自分の b や d に対して反応してはいけない」というような免疫反応はこの間に学んでいるのです。このときに $H-2^{b/b}$ 新生仔に大人から採った $H-2^{d/d}$ リンパ球を移入すると、（リンパ球は MHC 発現が強いので）、$H-2^{d/d}$ も自分だと覚えこんでしまうのです。$H-2^{b/b}$ マウスが $H-2^{d/d}$ に対して tolerance を起こします。生まれてたった 3 日から 1 週間の間に、ばぁーっと胸腺から骨髄で自分の抗原と反応して学びます。ですから、そのときに関係ないリンパ球を間違って入れておくと、これも自分だって思ってほとんど一生 $H-2^d$ を拒絶できなくなる

生後 3 日〜1 週間で自己抗原を学ぶ

$H-2^{b/b}$ 新生児に $H-2^{d/d}$ リンパ球を移入
　　↓成長すると
$H-2^{b/b}$ マウスが $H-2^{d/d}$ に対して tolerance

3 日目に $H-2^d$ のリンパ球移入

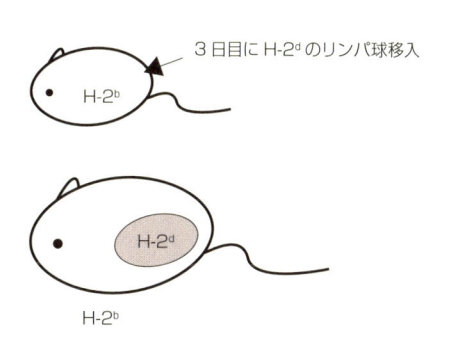

図 16-6　免疫寛容の成立

> **Key Point**
>
> 拒絶に関与するほかの白血球
>
> acute rejection……T細胞、B細胞
> chronic rejection…extrathymic T細胞、
> 　　　　　　　　　B-1細胞、
> 　　　　　　　　　マクロファージ、顆粒球

> **Key Point**
>
> non MHC による拒絶
>
> MHCをすべて合わせても chronic rejection
> chronic GVH 病
> Mls（minor lymphocyte stimulatory）抗原
> レトロウイルスのプロダクト
> H-Y 抗原

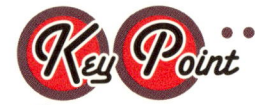

のです。

　生まれて3日目の$H-2^b$の新生仔に$H-2^d$のリンパ球を移入すると、この場合大きくなって、$H-2^d$の皮膚を移植すると生着します。皮膚の移植でも成功するのです。これが新生児免疫寛容（neonatal tolerance）の現象です。ですから、私たちは生まれたとき新生児顆粒球増多症があって、それがおさまったときに自分（自己）を学んでいるのです。

13. 拒絶に関与するほかの白血球

　拒絶に関与するほかの白血球では、マクロファージあるいは顆粒球なども出てきます。特に慢性拒絶の場合に、マクロファージや顆粒球の炎症も加わります。急性拒絶の場合は、T細胞とB細胞が原因ですが、慢性拒絶の場合は extrathymic T細胞と自己抗体産生する B-1 細胞が原因で、これにマクロファージや顆粒球が加わります。慢性拒絶の原因のほとんどは、進化したT細胞、B細胞ではありません。ですから急性拒絶は外来抗原向けのシステムが作動して一気に拒絶しますが、慢性拒絶の場合は自己応答性のものが反応していろいろな細胞を巻き添えにしてゆっくり炎症が起こるのです。これが急性と慢性の違いです。

14. non MHC による拒絶

　ほとんどの拒絶はMHCのClass I、Class II、いわゆるMHCで謎が解けるのですが、研究していくと、MHC（H-2、HLA）を合わせてもまったく解けない例が出てきたのです。それが特に chronic GVH 病の方で出てきました。そこで出てくるのが、non MHC による拒絶です。MHCをすべて合わせても acute GVH 病は起こらないのですが、慢性拒絶あるいは chronic GVH 病が起こるのが non MHC による拒絶です。よく研究されているのは Mls（minor lymphocyte stimulatory）抗原で、これは寄生したレトロウイルスのプロダクトだったのです。ある集団で特定のレトロウイルスに感染していると、そのウイルス抗原がリンパ球の膜に出てMHCのGVHや rejection を起こすことが知られています。Mls についても私たちの研究室で熱心に研究した時期がありました。

　そのほかの chronic GVH 病には、H-Y 抗原（Histocompatibility-Y 抗原）による拒絶があります。これは男性のY染色体で支配するタンパクが chronic GVH を起こします。いわゆる男女差があり、急性拒絶は起こさないのですが慢性拒絶を起こします。

> **Key Point**
>
> 免疫抑制剤
>
> アザチオプリン（イムラン）
> cyclosporine A
> FK506
> ステロイドホルモン

授与者 donor
子 H-2$^{b/d}$

受容者 recipient
親 H-2$^{b/b}$

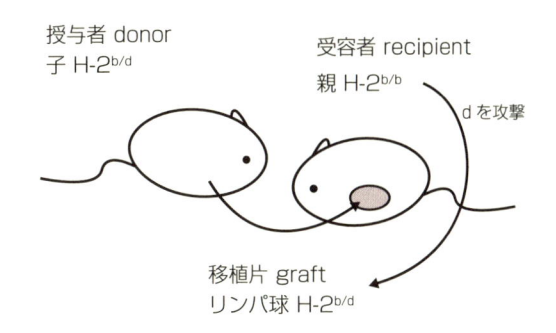

d を攻撃

移植片 graft
リンパ球 H-2$^{b/d}$

図16-7　受容者側からの攻撃

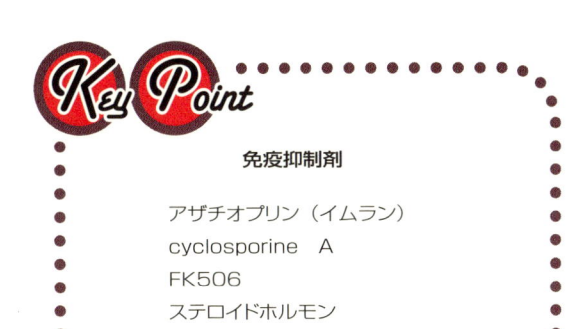

15. 免疫抑制剤（immunosuppressant）

　昔から1番使われている免疫抑制剤は、アザチオプリン（イムラン）です。これは細胞のリンパ球の増殖作用を抑えます。そのほかに cyclosporine A、FK506、ステロイドホルモンがあります。HLA タイピングで donor と recipient の HLA の型をなるべく合わせるのですが、結局、完全に合う人がいません。骨髄移植でも HLA の型を完全に合わせるためには、1人の donor に対して大体10万人の登録者が必要だといわれているくらい巨大なバリエーションがあります。なかなか合った人がいないので免疫抑制剤を使ったり、あとは親子関係で行ったりします。

　純系の場合でも、例えば、仔 F$_1$（H-2$^{b/d}$）から親（H-2$^{b/b}$）に移植する場合は、親は H-2^d を持たないので、H-2^d を攻撃します。

　このような関係で、ヒトの場合でも子が親にあげるというときは、一部合っていても全部は合っていないので、結局は免疫抑制剤を使って移植するという形を取ります。この場合は急性拒絶を必ず抑えなければいけないので、免疫抑制剤を強力に使います。特に腎臓移植などのときには MHC の発現が強いので、たくさん使わないと急性拒絶を抑えられません。

　大体、腎移植して生着して働いている期間は平均して8年といわれています。ですから、移植して「これで一生大丈夫だ」ということはないわけです。8年の間、免疫抑制剤を使って、身体を痛めつけます。マスコミなどはそういうことは報告しないので、「移植すればバラ色」のような雰囲気によって、患者さんが楽しみにしてしまうのです。しかし、現実は激しい免疫抑制剤の作用があり大変です、そんなにバラ色の世界ではありません。

16. hybrid resistance

　hybrid というのは F$_1$ のことです。例えば、H-2$^{b/d}$ は、H-2$^{b/b}$ マウスと H-2$^{d/d}$ マウスの F$_1$ です。H-2$^{b/d}$ に、H-2$^{b/b}$ や H-2$^{d/d}$ を移植します。移植する臓器は、皮膚でも骨髄でもいいです。これは新生仔期に、「H-2^b と H-2^d を自分だ」と

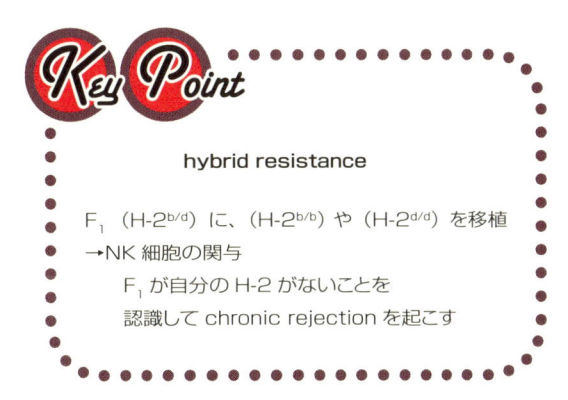

> **Key Point**
>
> hybrid resistance
>
> F$_1$（H-2$^{b/d}$）に、（H-2$^{b/b}$）や（H-2$^{d/d}$）を移植
> →NK 細胞の関与
> 　F$_1$ が自分の H-2 がないことを認識して chronic rejection を起こす

第16章　移植免疫　199

学んだので、H-2^b や H-2^d が入ってきても本来、拒絶しないはずです。

ところが、意外と拒絶するのです。これを hybrid resistance といいます。この現象を調べたら NK 細胞がかかわっていたのです。NK 細胞は MHC の発現がマイナスだと攻撃します。つまり、F$_1$ が自分の H-2 が一部ないことを認識して慢性拒絶を起こすのです。

17. 輸血によって生着率上昇

例えば、移植する donor の血液をあらかじめ recipient に輸血しておくと生着率が上昇することが知られています。これが blocking antibody です。血液中には赤血球のほかに白血球なども入っているので、いろいろ刺激されて抗体ができます。その抗体にむしろ移植片を守るような働きがあるのではないかという研究が一時期すごく流行ったのです。その流れで今でも腎移植のときあらかじめ輸血したり、あるいは肝臓のグループでも同じように輸血を利用して移植しているドクターがいます。

拒絶の主体は T 細胞、B 細胞、胸腺外分化 T 細胞、B-1 細胞なのですが、hybrid resistance では NK 細胞が拒絶の主体であると考えられています。抗体も上記した機序で拒絶に関与しているのではないかと考えられています。

安保徹の免疫学講義

第17章
免疫不全症

第 1 章　免疫学総論　part 1
第 2 章　免疫学総論　part 2
第 3 章　免疫担当細胞
第 4 章　B細胞の分化と成熟
第 5 章　T細胞の種類　part 1
第 6 章　T細胞の種類　part 2
第 7 章　主要組織適合抗原　part 1
第 8 章　主要組織適合抗原　part 2
第 9 章　サイトカインの働きと受容体
第10章　自然免疫
第11章　膠原病　part 1
第12章　膠原病　part 2
第13章　神経・内分泌・免疫
第14章　免疫系（防御系）と自律神経の関係　part 1
第15章　免疫系（防御系）と自律神経の関係　part 2
第16章　移植免疫

第18章　腫瘍免疫学

第17章 免疫不全症

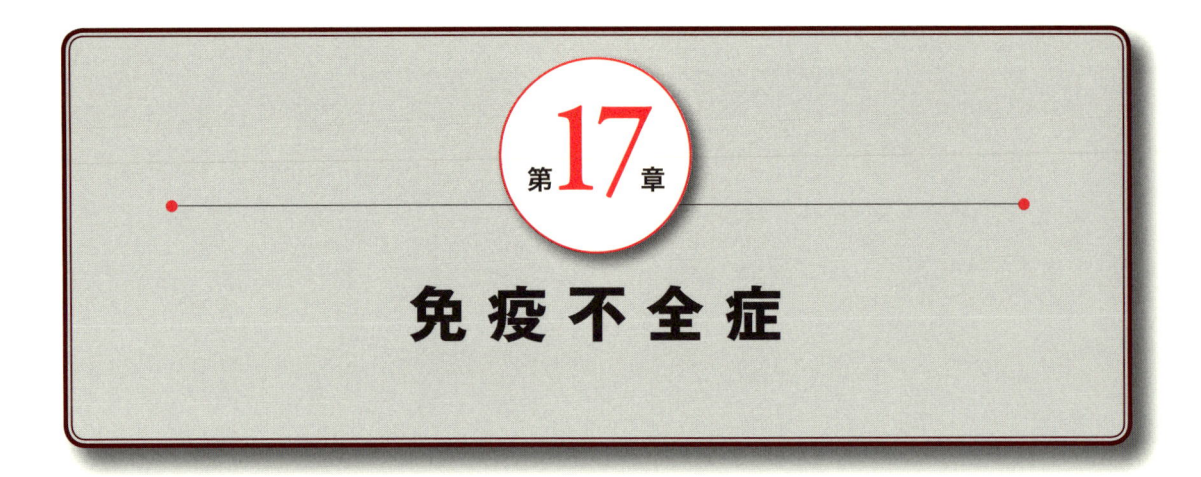

1. 先天性免疫不全症 (primary immunodeficiency)

　先天性免疫不全症（primary immunodeficiency）は、主に小児の段階で見つかります。これは先天性（primary）の免疫不全症です。後天性免疫不全症は、抗ガン剤を使ったりステロイドを使ったりしたのが原因でも現れるのですが、最も有名なのは AIDS（acquired immunodeficiency syndrome）です。

　先天性免疫不全症は、生まれてすぐ気がつくよりも、3カ月や半年くらいしてから気がつくことが多いのです。新生児は母親の母乳から抗体をもらっています。また、胎生期には胎盤を経由して IgG 抗体が入ってきていますが、それらが少しずつ減ってゆく時期が生後3カ月から半年くらいなのです。この時期には自前の免疫系で対応しなくてはならないのに、先天性免疫不全症だとこれができず病気が出てきて、細菌感染や真菌感染などの感染症を繰り返します。普通の人にはあまり害にならないような真菌の場合、私たちに免疫があれば真菌に対して顆粒球もリンパ球も戦います。ところが、先天性免疫不全症の場合は、カンジダみたいな真菌が感染を繰り返してしまうのです。

① wild type（野生型）の血液像（FACS を用いた CD3、IL-2Rβ 二重染色）

　いろいろなマウスの血液を調べると T 細胞が欠損している、B 細胞が欠損している、T 細胞と B 細胞の両方欠損している、あるいは NK 細胞の機能がないという場合が見つかります。1番典型的なフローサイトメトリーでの染色像では、CD3 と IL-2Rβ（Interleukin-2 receptor β chain）で染色すると、NK 細胞、B 細胞、T 細胞、胸腺外分化 T 細胞（extrathymic T 細胞）が区別できます（図17-1A）。

② 胸腺無形成症 (thymic aplasia)

　胸腺がなくて T 細胞ができないことを胸腺無形成症（thymic aplasia）といいますが、マウスだとヌードマウスです。ヌードマウスでは外胚葉の異常のため、毛がなくなります。胸腺も外胚葉の組織を一部取り込んでいるので、外胚葉に異常があると胸腺も完成できないのです。えら（内胚葉）とえら穴（外胚葉）の落ち込みによって胸腺はできているので、胸腺ができなくなったと同時に毛ができなくなります。胸腺が欠損するマウスの血液像では T 細胞領域が欠損します（図17-1B）。

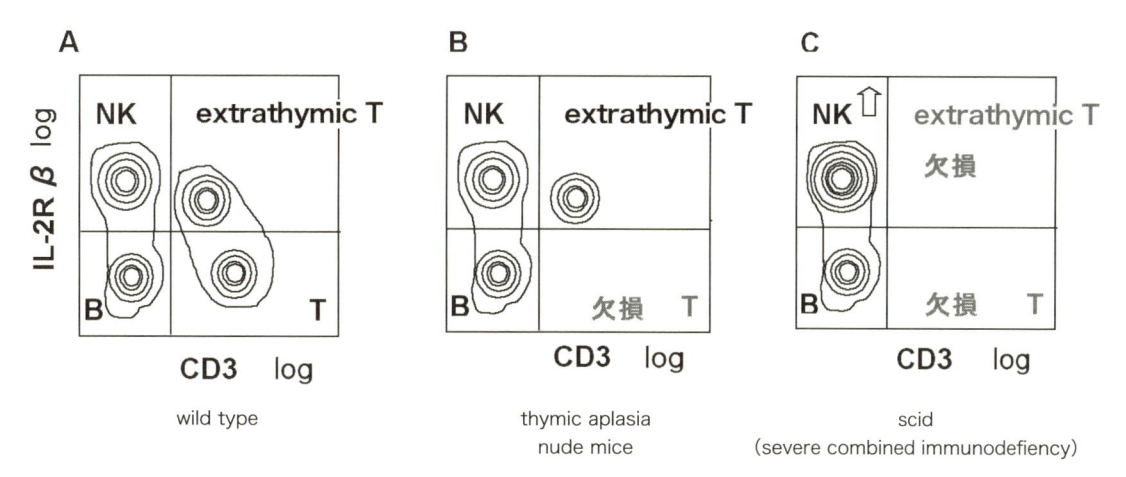

図17-1　FACSを用いたCD3、IL-2Rβ二重染色

A: wild type
B: thymic aplasia nude mice
C: scid (severe combined immunodeficiency)

③重症複合免疫不全症（scid：severe combined immunodeficiency）

　T細胞もB細胞もできないのがscid（severe combined immunodeficiency）です。これはヒトでもありますが、マウスの場合、scid mouseといいます。ヒトにある病気はマウスでもあります。血液像はどうなるかというと、NK細胞はあります。むしろ代償的に増えているくらいです。T細胞は枯渇しています。T細胞もB細胞も痕跡程度にある例もありますが、NK細胞は欠損しないで残っているのです（図17-1C）。

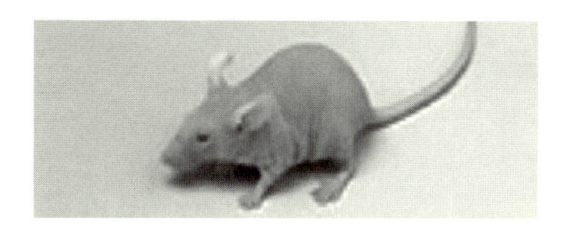

ヌードマウス
（出典）http://www.genostaff.com/crj/index.htm

2. 重症複合免疫不全症（scid：severe combined immunodeficiency）

①X-scid（伴性劣性遺伝）　X連鎖重症複合免疫不全症

　重症複合免疫不全症scidのような先天的なものは遺伝子異常[1]によって起こっています。1番有名なのは、X（エックスリンクド：X連鎖型、伴性劣性遺伝型）-scidです。伴性劣性遺伝なので、XY（♂）の場合、Xに異常があるとYで対応できないので男子が発症するのです。XX（♀）の場合はXが父親からも母親からもくるので、女子は発症しないわけです。どうしてT細胞もB細胞も欠損するかというと、common γ（γc）の遺伝子異常が原因です。IL-2の刺激を細胞内部に伝えるのが、γc鎖です。IL-2やそのほかのサイトカイン（IL-4、IL-7、IL-9、IL-15）がγcという共通のサイトカインレセプターを使っているので、γcができないと結局IL-2やいろいろなサイトカインが細胞に作用できなくなって、T細胞、B細胞分化ができなくなるのです。これが伴性劣性遺伝のscidです。

②常染色体劣性遺伝型-scid

　2番目は、常染色体に異常がある劣性遺伝です。父親側と母親側に1つずつ劣性の遺伝子を持っていても、もう片方の遺伝子が正常な遺伝子のため父親も母親も2人とも発現しません。し

かし、劣性遺伝子が２つ組み合わさると発現して起こります。1950年にスイスの小児科医であるGlanzmann、Riniker[2]により報告された、スイス型無γグロブリン血症は、scidの原型です。

常染色体劣性遺伝型scidの代表は、遺伝子治療などでよく新聞にも出ますが、アデノシンデアミナーゼ（adenosine deaminase）[3]欠損です。1995年に、北海道で遺伝子治療した話を聞いたことあるでしょう。ウイルスの遺伝子にこの遺伝子を入れて子供に感染させて、そのウイルスの感染でこの遺伝子を持ち込ませるのです。この遺伝子はアデノシンなのでプリン体です。DNAやエネルギー系に使われているATP、あるいは、エネルギー産生系にもアデニンなどを使うものがありますが、そこに異常が起きます。結局は、T細胞、B細胞が分裂するとき、DNAやエネルギーも必要ですが、アデノシンデアミナーゼが欠損すると、アデノシンの代謝がうまくできなくなり蓄積して、リンパ球に細胞毒として働くため、分裂できなくなるのです。重症複合免疫不全症で

〈参考〉
1) 遺伝
  人の遺伝子は46本の染色体の上にあり、さまざまな遺伝情報が親から子供へ伝わる．
  46本の染色体は、22対の常染色体（男女の性別に関係がない）と1対の性染色体（男女を決定する）に分かれる．両親から、同じ形の染色体を1本ずつ受け継ぎ、1対となる．
  A型であってもAAとAOがあり、AAは、AとAに分かれ、AOはAとOに分かれる．性染色体は、それぞれ、XY、XXと表記することが多く、XYでは男、XXでは女性となる．

遺伝病の種類について
a) 常染色体優性遺伝について
  常染色体優性遺伝では、病気の遺伝子をもつと必ず病気を発症する．下記の表において、Aが病気を引き起こす遺伝子の場合、4分の2の確立で子供に遺伝する．A>aであり、Aの遺伝子を受け継いだ時点で病気は必ず発症する．常染色体は、男女とも発生率は同じ．（赤字が遺伝病になる組み合わせ）

	A	a
a	Aa	aa
a	Aa	aa

b) 常染色体劣性遺伝：常染色体劣性遺伝型＝scid（Swiss type agammaglobulinemia）
  常染色体劣性遺伝では、病気の遺伝子をもっても、もう片方の遺伝子が正常であれば発症しない．下の表において、両親ともAaという遺伝子を持っていますが、両親とも病気は発症していない．A型とB型の子供にO型が生まれるのと同じ理屈です．A>aなので、健康な遺伝子が1つあれば、病気になりません．しかし、両親とも劣性遺伝子を持っていた場合、子供に4分の1の確立で遺伝病の子供が生まれる．

	A	a
A	AA	Aa
a	Aa	aa

「白子（アルビノ）」は、全身に色素がなく、劣性遺伝の1つで、真白な子供が生まれるのですが、日本の場合この遺伝子を持っている人の確立はだいたい、100人に一人という．お互いが健康で、劣性の遺伝子（a）を持っている人がカップルになる確立は100×100で1万分の1、さらにその4分の1の確立で遺伝する．

c) 伴性遺伝について：X－scid（エックスリンクドＸ連鎖スキッド，伴性劣性遺伝）
  伴性遺伝とは、性染色体における遺伝子に異常がある場合に起こる．人間の染色体でXXの組み合わせは、必ず女性に、XYの組み合わせは必ず男性になる．男女ともがもつX遺伝子に異常がある場合、伴性遺伝と呼ぶ．下の表で、XX'の母親は健康、XYの父親も健康である．しかし、母親はX'の病気の遺伝子をもっている．X遺伝子になんらかの異常があった場合、男性だけに、その病気が伝わる．女性には、Xに異常があっても、それを補うX遺伝子があり、発病しない．

	X	X'
X	XX	XX'
Y	XY	X'Y

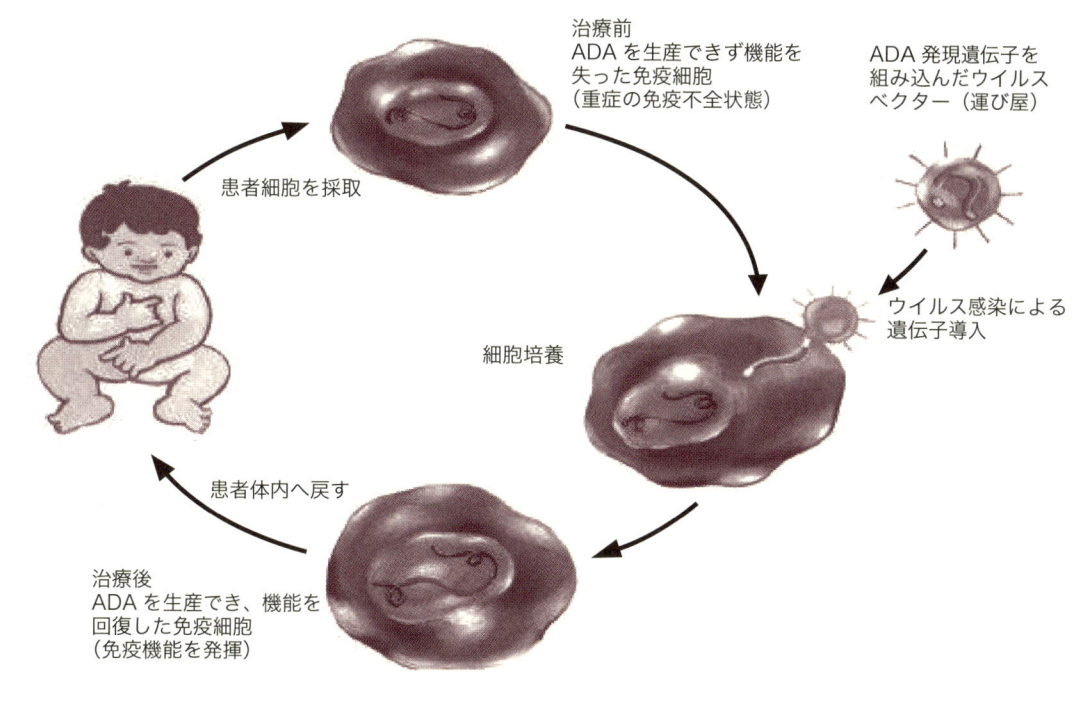

図17-2 ADA欠損症の遺伝子治療
（出典）北海道大学総合博物館ニュース http://museum-sv.museum.hokudai.ac.jp/newsletter/old.html

はX-scid（伴性劣性遺伝型）と常染色体劣性型のアデノシンデアミナーゼ欠損症、この2つが有名です。

③ scidマウス

マウスの場合では、scidマウスと呼ばれています。これはscid遺伝子の異常が原因です。この遺伝子は第16染色体上に位置し劣性に遺伝します。リンパ球の分化・成熟には細胞表面の抗原レセプター（イムノグロブリンおよびT細胞レセプター）の遺伝子が分化過程で組換え再構成されなければなりませんが、scidマウスではこの機構に障害があり、そのため正常な抗原レセプターを発現せず、成熟した機能的なTおよびBリンパ球が出現しません。抗体染色をすると、NK細胞は存在します。NK細胞はTCRもイムノグロブリンも持たない細胞で、リンパ球の一種です。つまり、scidマウスではNK細胞は作ら

〈参考〉

2) Glanzmann、Riniker

　重症複合免疫不全症（SCID）という病名は、本症患児が細胞性免疫および液性免疫に"複合"的に機能異常を呈し、総じて幼児期に死亡する"重症"な疾患であることから、約25年前にイギリス人小児科医John Soothillによって名付けられ、以降広く用いられるようになった。本疾患の最初の報告は1950年にスイスの小児科医GlanzmannとRinikerによってなされた。そのきわだった特徴は、末梢血中のリンパ球がほとんど、存在しないことであった。患児の臨床症状は成長障害、口腔咽頭の真菌症、重症の肺炎、持続性の下痢といったものであり、重症感染症のため、患児は2歳の誕生日を待たずして死亡する。
　（出典）http://medicalfinder.jp/ejournal/1542101149.html「臨床検査」47巻1号（2003.01）

3) アデノシンデアミナーゼ（adenosine deaminase：ADA）

　細胞内で核酸の代謝に関わる酵素、哺乳類の組織中に見出される酵素。アデノシンの脱アミノ触媒能があり、イノシンとアンモニアを生成する。アデノシンデアミナーゼ欠損により、ある種の重篤な複合免疫不全症になる。
　（出典）ステッドマン医学大辞典

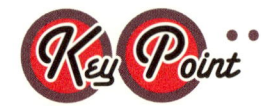

> ## Key Point
>
> **重症複合免疫不全症**
>
> ①X-scid：common γ（γc）の遺伝子異常 ― IL-2R を始めとしたサイトカインレセプターの異常
> →T 細胞、B 細胞分化止まる
> ②常染色体劣勢遺伝型 -scid：アデノシンデアミナーゼ欠損症
> 　　　　　　　　　　　　プリン体代謝異常
> ③scid マウス：scid 遺伝子異常

れていて、もちろんマクロファージや樹状細胞もありますが、T 細胞、B 細胞がありません（前掲図 17-1C）。

④ RAG-1/RAG-2 ノックアウトマウス

人工的に作られた RAG-1/RAG-2 ノックアウトマウスも scid です。（ヒトにも稀ですが、RAG-1/RAG-2 の遺伝子異常による scid が見られます。）RAG とは rearrangement activating gene の略です。いわゆる TCR（T 細胞レセプター）の遺伝子を再構成したり、免疫グロブリンの遺伝子を再構成したりするときに使われる酵素です。それを実験的にノックアウトすると scid になります。ですから（前掲図 17-1C）のように、T 細胞も B 細胞も欠損するのです。

3. 胸腺無形成症（thymic aplasia）

胸腺無形成症（thymic aplasia）にかかった子供の患者は、T 細胞だけが欠損して B 細胞はあります。胸腺も副甲状腺もえらから進化してできたものです。副甲状腺はパラトルモンを産生して、カルシウムの濃度の調節をしています。副甲状腺を上皮小体ともいいます。胸腺欠損症は、こういう異常を伴うことが多くて、カルシウム欠乏症やテタニー[4]が起こります。

4. 無γグロブリン血症（agammaglobinemia：伴性劣性遺伝）

無γグロブリン血症（agammagloblinemia）のほとんどは、伴性劣性遺伝です。X の遺伝子に異常があって、X がやられるので父親（XY）か母親（XX）のどちらかが正常であれば発現しません。しかし、Y 遺伝子が入ってきて補完の効かない男子が発症するのが、伴性劣性遺伝の特徴です。代表的なものを以下に示します。

〈参考〉
　　マウス抗原に対する抗体（CD 抗体）
　　CD117 は、c-kit として知られている、クラスⅢ膜貫通型チロシンキナーゼタンパクです．IL-3, GM-CSF, M-CSF に反応するコロニー形成細胞など，造血前駆細胞のほとんどに発現しますが，IL-7 に反応する B 細胞系統の前駆細胞には発現していません．CD117 は，肥満細胞，メラニン細胞，精原細胞，卵原細胞にも発現しています．CD117 とそのカウンターレセプタである c-kit リガンド（stem cell growth factor, steel factor, mast cell growth factor としても知られている）との相互作用は，造血，生殖腺，色素幹細胞の発生に重要です．
　　（出典）Beckman Coulter http://www.bc-cytometry.com/Data/db_search/animal/mouse/CD117_c-kit.html

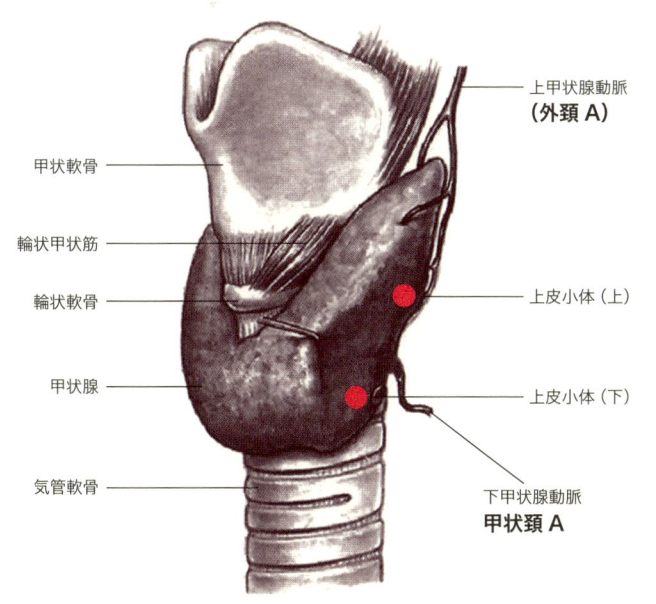

上皮小体は甲状腺の背面にくっていている小豆ないし米粒ぐらいの小さな内分泌腺で、別名を**副甲状腺**と呼ぶ。ふつう上下の1対、つまり全部で4個ある。典型的な立方体状の上皮細胞の集団と、それを灌漑する毛細血管の網からなる。分泌物は**パラトルモン**と呼ばれるホルモンで、**血液中のカルシウムの濃度を高める**働きがある。

このホルモンの分泌が異常に高まると、骨や歯のカルシウムが大量に血中にとけだし、**全身性の骨軟化症**が起こる。また、ホルモンの分泌低下によって毛中のカルシウム濃度が一定のレベルを割ると、全身の筋のけいれんを起こす（**テタニー**）。甲状腺の手術などで、あやまってすべての上皮小体を取りさると、たちまちテタニーに続く死を招く。

図17-3　甲状腺と上皮小体
(出典)『入門人体解剖学（改訂第4版）』藤田恒夫、南江堂、1999年（改）

① Bruton X‐linked agammagloblinemia
（XLA：X連鎖（ブルトン型）無γグロブリン血症）

Bruton X-linked agammagloblinemia は原因が分かってきています。B細胞の抗体産生に必須な酵素であるブルトンタイプのチロシンキナーゼ（Btk）[5]は、チロシンをリン酸化する酵素です。B細胞に発現しているブルトンタイプのチロシンキナーゼの欠損がこの病気の原因です。この酵素の欠損により、pre B細胞までは分化するのですが、末梢血B細胞への移行が起こりません。ですから、IgMもIgAもIgGも全部できてこないわけです。

これによってどういう病気が引き起こされてくるかというと、肺炎、髄膜炎、骨髄炎という感染

〈参考〉
4)　tetany（テタニー）
強直，筋肉のぴくつき，痙攣，手足痙攣を特徴とする臨床的神経症候群．重症の場合は喉頭痙攣と痙攣を呈する．これらの所見は中枢と末梢神経系の興奮性を反映している．イオン化カルシウムの血清レベルの低下によるのが普通であるが，まれにマグネシウムの低下による．過換気，副甲状腺機能低下症，くる病，尿毒症などが原因となる．
(出典) ステッドマン医学大辞典

プロテインキナーゼ
プロテインキナーゼ（Protein kinase；プロテインカイネース）は，タンパク質分子にリン酸基を付加する（リン酸化する）酵素である．タンパク質キナーゼあるいは英語風にプロテインカイネースとも呼ぶ．キナーゼ（リン酸基転移酵素）の中でタンパク質をリン酸化するキナーゼをプロテインキナーゼと呼ぶが，このプロテインキナーゼのことを特にキナーゼと呼ぶことが多い
(出典) フリー百科事典『ウィキペディア（Wikipedia）』

5)　チロシンキナーゼ
チロシンキナーゼ（あるいはタンパク質チロシンキナーゼ，Protein Tyrosine Kinase；PTK）はタンパク質のチロシン残基を特異的にリン酸化する酵素である．多細胞生物のみに存在し，細胞の分化，増殖，接着，あるいは免疫反応などに関わるシグナル伝達に関与する．増殖因子が結合することによって活性化する受容体型と，増殖因子が結合しない非受容体型の2型に大別される．チロシンキナーゼが活性化されると，受容体自身，あるいは標的とするタンパクを特異的にリン酸化する．受容体自身の自己リン酸化により，このリン酸化部位を認識するさまざまなシグナル伝達因子が受容体に結合し，シグナル伝達が始まる．また標的タンパクのリン酸化により，細胞内のさまざまなタンパクが次々と活性化し，シグナル伝達が始まる．
(出典) フリー百科事典『ウィキペディア（Wikipedia）』

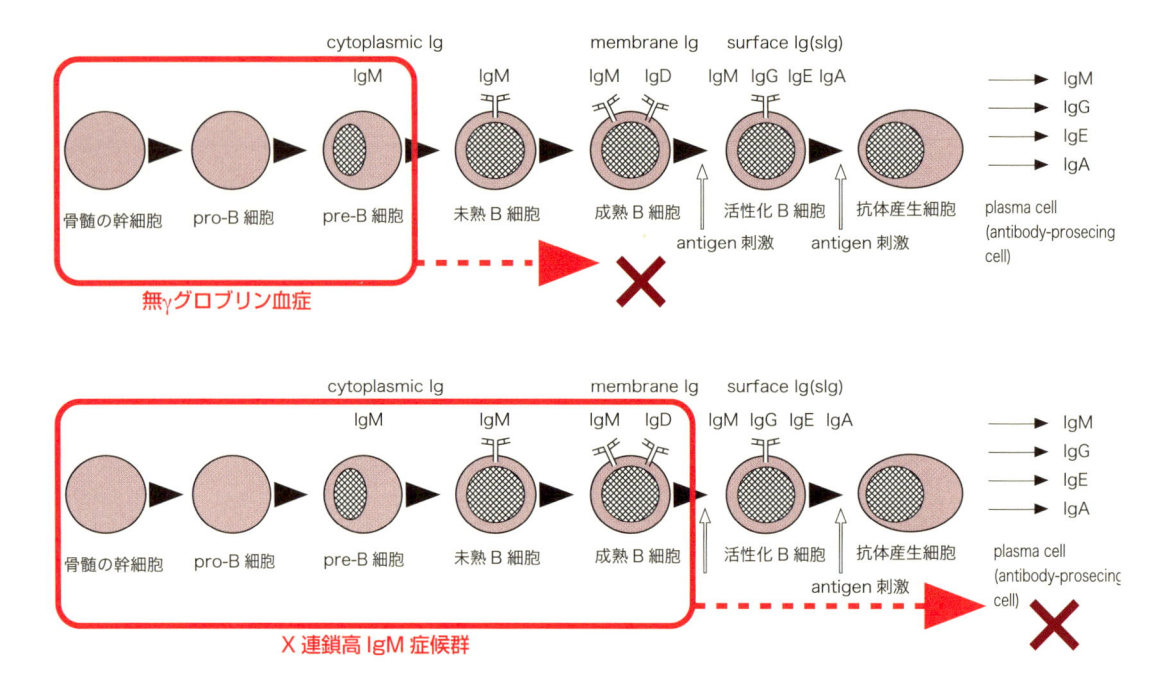

図17-4 伴性劣勢遺伝におけるB細胞の分化

症です．健康な人であれば常在細菌が身体の中に多少入ってきても処理できるのですが，Bruton X-linked agammaglobulinemia の場合は，常在細菌が身体の中に入ってきて肺炎，髄膜炎，骨髄炎を起こすのです．

② IgA 欠損症（selective IgA deficiency）

このほかの無γグロブリン血症には，IgA のみが欠損する IgA 欠損症が知られています．IgA は分泌型の抗体なので，消化管や唾液などの分泌物で守られているところに炎症が起こって，発症します．

③ X 連鎖高 IgM 症候群（hyper IgM syndrome）

IgM が高くなってほかの抗体が全部産生されないのが hyper IgM syndrome です．これは，抗体のクラススイッチが IgM までいっても，それ以上先までは進まないという形の無γグロブリン血症です．病因は，X 連鎖型では，T 細胞上の CD40 リガンド遺伝子の変異，常染色体劣性性の一部は，AID（activation-induced cytidine deaminase）[6] の異常によるといわれています．

〈参考〉
6) AID（activation-induced cytidine deaminase，活性化誘導シチジンデアミナーゼ）
　1999年，本庶らにより単離され，リンパ球の中でも二次リンパ組織のB細胞領域（胚中心）のみに発現する．AIDは，免疫グロブリン遺伝子で生じるクラススイッチ組み換えなどの誘導に必須のマスター分子である．
　（出典）『分子生物学イラストレイテッド（改訂第3版）』田村隆明，山本雅編，羊土社，2009年

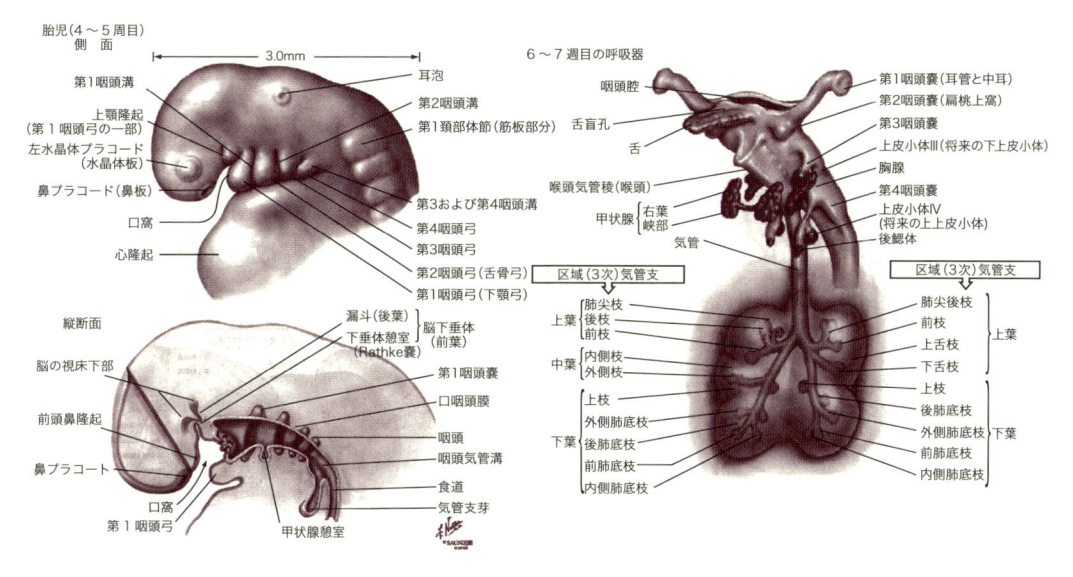

図17-5 副甲状腺や胸腺、そして関連する多くの感覚器の成り立ち
(出典)『ネッター発生学アトラス（Netter's Atlas of Human Embryology）日本語版』Larry R. Cochard、南江堂、2008年

④ウイスコット-アルドリッチ症候群（WAS：Wiskott-Aldrich syndrome）

いろいろな合併症を伴ってくる無γグロブリン血症では、血小板減少を伴ってくるウイスコット-アルドリッチ症候群（Wiskott-Aldrich syndrome）が有名です。この疾患は原因が分かってきていて、WASP（Wiskott-Aldrich syndrome protein）遺伝子の異常が原因です。WASPは主に造血細胞に発現していて、さまざまな細胞刺激、特にT細胞受容体シグナル伝達系刺激に反応してアクチン細胞骨格系を司る分子です。この分子は膜糖タンパクの１つであるCD43の調節に関与していると考えられています。CD43は、抗原提示細胞との接着に必要とされるため、この分子の異常によってT細胞の機能異常が生じると考えられています。CD43はリンパ球の分化と血小板の分化に必要な分子です。この病気では、免疫不全症と血小板減少を伴います。

⑤毛細血管拡張性運動失調症（AT：ataxia telangiectasia）

毛細血管拡張性運動失調症（AT：ataxia telangiectasia）の、アタキシアとは運動失調、テレとは遠い（テレホンのテレ）、アンギエクタジアが血管拡張という意味です。この頭文字をとってATと省略して、さらにその異常で起こっている遺伝子にAT遺伝子という名前をつけたのです。毛細血管拡張性運動失調症の場合は運動失調、血管拡張、免疫不全が起こります。

毛細血管拡張性運動失調症も原因が分かってきています。血管内皮、小脳神経細胞、リンパ球の３つの分化に共通する遺伝子としてAT遺伝子が見つかったので、ヒトでは運動失調、血管拡張、免疫不全という現象が起こるのです。

⑥ディ・ジョルジ症候群（Di George症候群）

ディ・ジョルジ症候群（Di George症候群）では、やはり副甲状腺、胸腺に影響が出ます。胸腺無形成症でも副甲状腺、胸腺がやられますが、こ

第17章 免疫不全症

のほかに、目、耳、あご、唇にも異常が出てくるのです。副甲状腺も胸腺も、目、耳、あご、唇も、これらはみなえらから進化した臓器です。えらから進化したほかの臓器にも異常が起こって、免疫不全症を起こすのが、ディ・ジョルジ症候群です。胸腺内でのT細胞分化が傷害されT細胞数が少なく、B細胞と免疫グロブリン値は正常です。

これら①-⑥の病気が小児の代表的な原発性免疫不全症として知られています。

5. T細胞 B細胞以外の異常症

そのほかに、T細胞 B細胞の免疫不全症ではないのですが、マクロファージやNK細胞の異常による免疫不全症が知られています。

①慢性肉芽腫症（CGD：chronic granulomatous disease）

慢性肉芽腫症（CGD：chronic granulomatous disease）には、貪食系の細胞が共通して障害される特徴があります。マクロファージや顆粒球の細胞はあるのですが、機能異常が起こります。これは、NADPH（nicotinamide adenine dinucleotide phosphate）オキシダーゼ遺伝子の異常が原因です。NADPHオキシダーゼというのはO_2^-（スーパーオキサイド）産生に使われている酵素で、細菌を処理するときに活性酸素[7]を使ってマクロファージや顆粒球は攻撃しているのですが、これが欠損しているために処理しきれないで細菌と顆粒球、細菌とマクロファージが肉芽腫[8]を形成していく病気です。

②Chédiak-東症候群（CHS）

もう1つ有名なのが、Chédiak-東（CHS）症候群[9]です。「東」とは日本人の名前で、この方は秋田大学の寄生虫の教授です。すでに退官した先生ですが、20年くらい前に、私は「1回、一緒に研究しよう」と電話をもらったことがあります。Chédiakが1952年に、東が1954年に、日本とキューバからほぼ同時にこの症例を報告したのです。

白血球やメラニン細胞の中には普通、顆粒があります。ところが、この病気の人たちは顆粒が全部固まっています（図17-6）。たまに1つだっ

Key Point

慢性肉芽腫症

マクロファージ・顆粒球の機能異常
NADPHオキシダーゼ遺伝子の異常
O_2^-産生

〈参考〉
7) 活性酸素（かっせいさんそ）
　これは酸素が化学的に活性になった化学種を指す用語で，一般に非常に不安定で強い酸化力を示す．活性酸素のうちスーパーオキシドアニオンラジカルおよび一重項酸素は，酸素原子のみできており，その分子構造は普通の酸素分子とそれほど大きく違わないが電子配置が異なっている．

　活性酸素の種類
　一般に活性酸素とフリーラジカルは混同されることが多いが，活性酸素にはフリーラジカルとそうでないものがある．スーパーオキシドアニオンラジカルやヒドロキシルラジカルはフリーラジカルである．過酸化水素や一重項酸素はフリーラジカルではない．広義の活性酸素には一酸化窒素，二酸化窒素，オゾン，過酸化脂質などを含む．
　　（出典）フリー百科事典『ウィキペディア（Wikipedia）』

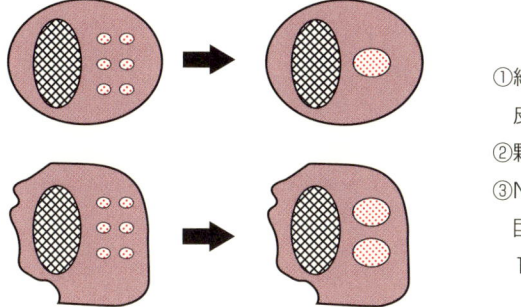

① 細胞内顆粒の融合
　皮膚の色素が抜ける
② 顆粒球が細菌処理できない
③ NK活性 (-)
　巨大顆粒（giant granules）
　10-15歳までに発ガン

図17-6　Chédiak-東症候群

たり、2つだったりするのですが、細胞内色素の、細胞内顆粒の融合です。結果として、皮膚の色素が抜けてきます。そして顆粒球が細菌処理できません。ですから子供のときに感染を繰り返して、皮膚の色が抜けてきて少し色白になる病気です。

この病気では、NK細胞活性がありません。顆粒球も顆粒がありますが、NK細胞にも顆粒があるので、その異常でNK細胞活性がないのです。私は20年くらい前、NK細胞のモノクローナル抗体を作ったので、この細胞だけを集めてきてNK活性がないのを確かめたのです。それから、巨大顆粒（giant granules）という形態を持っているのも確かめました。

こうして子供が感染を起こすのですが、もう1つ注目すべき点は、この子供たちが10歳から15歳までに発ガンすることです。ほとんど例外なく10歳から15歳までにガンになってしまいます。NK細胞はガンを攻撃する細胞です。ですから私は、やはりNK細胞が身体の中で役に立っているということを『Journal of Clinical

---

〈参考〉
8）肉芽腫（にくがしゅ，慣習的に「にくげしゅ」とも，granuloma)
　結節性炎症性病変をさす用語．通常，小さいか顆粒状の，硬い，変化した食細胞（例えば，持続性の病変で，類上皮細胞，巨細胞，のほかのマクロファージ）がグループをなして密集している．
　　（出典）ステッドマン医学大辞典

　granulomatosis
　炎症反応による病変の1つであり，顕微鏡的に類上皮細胞，マクロファージ，組織球，巨細胞などの炎症細胞が集合し，この周囲をリンパ球，形質細胞と線維組織が取り囲んでいる巣状病変のことである．免疫刺激の少ない異物により惹起される異物性肉芽腫と免疫反応を引き起こす不溶性粒子により惹起される免疫性肉芽腫に分類される．
　生体内に異物（それは感染源をはじめとして，有害であることが多い）が入り込んだ際に，それに対する防御反応として炎症が起きる．その結果異物の有害性（生体にとって不利益な刺激）そのものをうまく弱体化できればよいが，それができない場合には，刺激を和らげるために異物を「隔離」してしまえばよい．この「隔離」によって最大の効果を得ようとする活動が肉芽腫形成である．このように異物を分解や除去できるのか，それとも「隔離」するしかないのかは，宿主の免疫能と異物の性質の相互関係にかかっている．十分な免疫力があれば肉芽腫は，細胞内に感染して殺すことのできない病原体を終生無症状のままコントロールすることも可能である．また肉芽腫性反応は，異物だけでなく腫瘍細胞に対しても有効なコントロールをできることがある．
　　（出典）フリー百科事典『ウィキペディア（Wikipedia）』

9）Chédiak・東症候群（チェディアック・ひがししょうこうぐん ,Chédiak-Higashi syndrome）
　遺伝性免疫疾患の1つ．白血球のうち主に好中球の機能異常を認める非常に稀な疾患である．
　キューバの医師モイゼス・チェディアック（Moises Chédiak）と，日本の医師東音高によりヒトの病気として報告された（チェディアックは1954年，東は1956年に報告）．遺伝形式は常染色体性劣性遺伝であり，原因遺伝子は1番染色体上に存在し，この遺伝子は細胞内輸送に関わる情報をコードしていると考えられている．ヒト以外では牛，ミンク，猫，マウスなどで発症する．本症では，好中球の遊走能と消化能の低下を認める．好中球が貪食した病原体を消化できず，好中球のリソソーム内に巨大な顆粒が蓄積する．このため病原体の処理能力が低下し，種々の感染症への抵抗性の低下（易感染性）を示す．
　　（出典）フリー百科事典『ウィキペディア（Wikipedia）』

NK cells

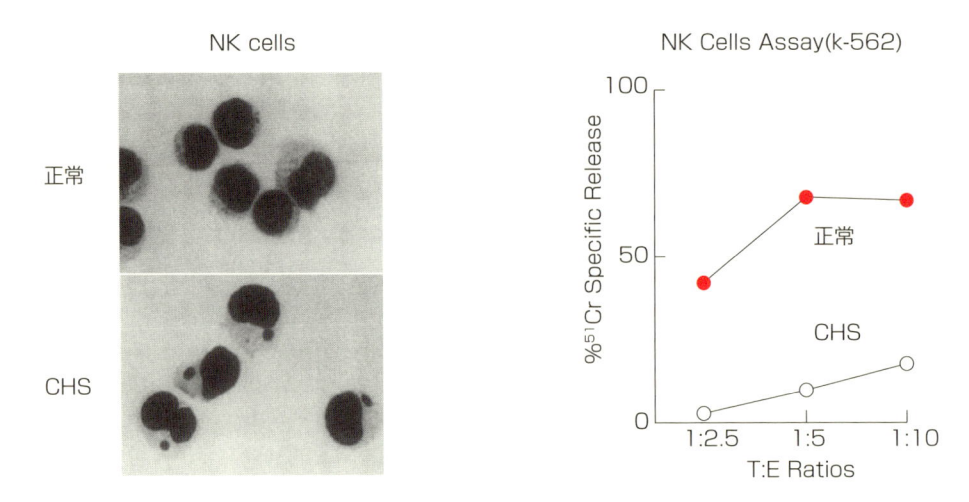

正常

CHS

NK Cells Assay(k-562)

図17-7　Chédiak-東症候群のNK細胞

Investigation」という雑誌に発表しました。

この病気の特徴は3つです。①皮膚の色素が抜ける、②顆粒球が細菌処理できない、③giant granuleを作ってNK活性がなくなって、15歳までにガンになってしまうことです。

③ **beige mice（ベージュマウス）**

Chédiak-東症候群と同じ病気がマウスでも見つかりました。それがベージュマウスです。色素が抜けて薄茶色（ベージュ）に見えます。本当は親の遺伝子の半分が正常だと黒になるはずなのに、茶色になってしまいます。やはりベージュマウスでも、NK活性がありません。それと、巨大顆粒もあり、ベージュという色から分かるように色素が抜けてしまいます。そして、顆粒球の異常も見られます。

mice　NK Cell (YAC-1)

beige mice

NK Cells Assay

C57BL/6

beige mice

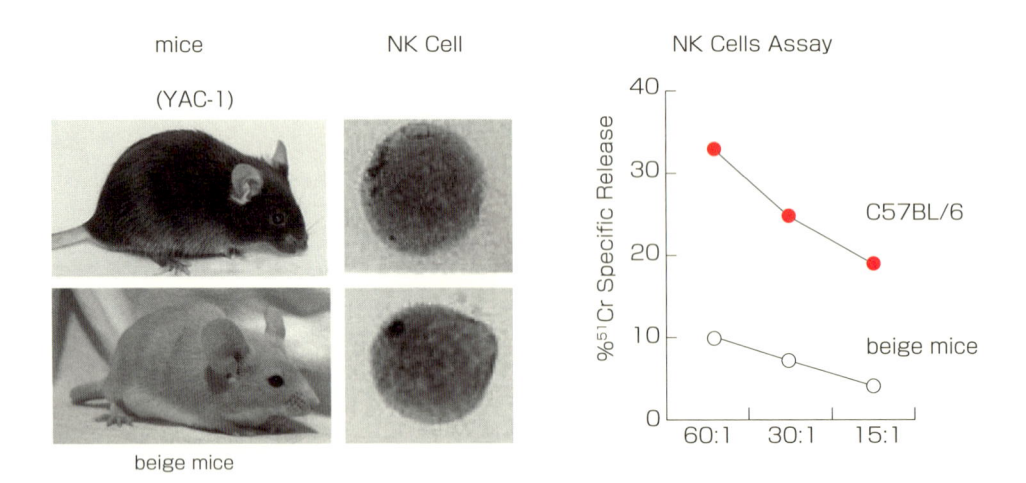

図17-8　ベージュマウスのNK細胞

（出典）マウス：http://www.nirs.go.jp/research/group/animal/pdf/kagaku_3.pdf　グラフ：Bannai et al. Disparate effect of beige mutation on cytotoxic function between natural killer and natural killer T cells.Immunology. 2000 Jun;100（2）:165-9.

> **Key Point**
>
> beige mice
>
> ① NK 活性（-）
>   Giant granule
> ② 色素が抜ける
> ③ granulocytes
>   cell skeleton の異常
>   assembly（集合してしまう）

　その後、細胞骨格（cell skeleton）異常があることが分かります。細胞骨格とは、マイクロフィラメントやマイクロチューブロスなどのことですが、それが集合（assembly）してしまいます。本当は、細胞内でそれぞれを離してしまわないといけないのに集合してしまうのが細胞骨格異常です。Chédiak−東症候群と同じ症状が見られるベージュマウスにも、免疫不全症なみに感染症を繰り返すのが、仔のうちに見つかります。

6. 後天的免疫不全症（acquired immunodeficiency）

　後天的な免疫不全症の1つは、AIDS です。これはヒト免疫不全ウイルスが原因です。このウイルスが $CD4^+T$ 細胞に感染して増殖します。時間が経つとだんだん $CD4^+T$ 細胞がアポトーシスで死ぬ、つまり、$CD4^+T$ 細胞が減少します。$CD4^+T$ 細胞は Th1、Th2 として $CD8^+T$ 細胞や B 細胞の分化を助けているので、$CD4^+T$ 細胞が減少してくると、最終的に $CD8^+T$ 細胞も B 細胞も減少が始まります。こうして、免疫不全症になるのです。

　免疫不全症ウイルスの仲間であるヒト T 細胞白血病ウイルス（HTLV）は、逆に $CD4^+T$ 細胞に感染して白血病を作る（腫瘍化させる）ので

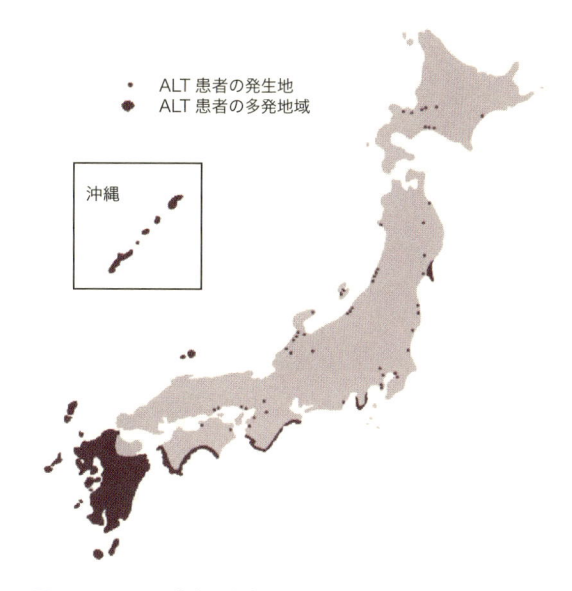

図 17-9　ATL 患者の分布
(出典)『ATL ──病態・治療・予防』木下研一郎、新興医学出版社、1992 年

す。ヒト免疫不全ウイルスは HIV、ヒト T 細胞白血病ウイルスは HTLV で、同じレトロウイルスの仲間です。AIDS ウイルスは $CD4^+T$ 細胞の減少ですが、ATL（Adult T cell leukemia）ウイルスは $CD4^+T$ 細胞が増えて白血病を起こします。ATL の感染者は全員 ATL になるわけではないのですが、ぽつぽつとなるのです。これは縄文ウイルスといわれています。縄文時代に日本に住み着いていたヒトがキャリアになっているからです。その後、弥生時代に入ってきたヒトはキャリアではありません。

　縄文時代に入ってきた1番古い民族は、九州南岸部、紀伊半島南岸部、三陸海岸、沖縄、粟島、佐渡にいました。初め日本海の離れ小島に住み着いて、日本列島に渡ったのですが、三陸、紀伊半島、九州、沖縄に移動して生き延びました。その後、次の波で入ってきた縄文人と弥生人は ATL のキャリアではなかったのでどんどん希釈されていったのです。

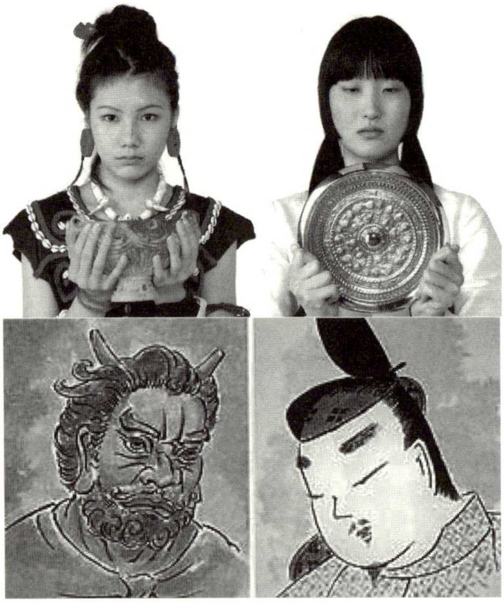

	南方系縄文顔	北方系弥生顔
顔形	四角／長方形	丸／楕円
造作の線構成	直線	曲線
プロフィール	凹凸	なめらか
彫りの深さ	立体的	平坦
眉	太い／濃い／直線	細い／薄い／半円
髭	濃い／多い	薄い／少ない
瞼	二重	一重
頬骨	小さい	大きい
耳たぶ	大きい／福耳	小さい／貧乏耳
耳垢	湿る／猫耳	乾く／粉耳
鼻骨	広い／高い	狭い／低い
唇	厚い	薄い
歯	小さい	大きい
口元	引き締まる	出っぱり気味

図17-10　南方系縄文顔 vs 北方系弥生顔
左下　平安時代の鬼の顔と貴族の顔（イラスト・須貝　稔）　支配者（貴族）になった弥生人の北方系の顔は、日本的あるいは人相のよい顔とされ、被支配者として虐げられた縄文人の南方系の顔は、甚だしい場合は鬼の顔にさせられてしまった。
（出典）左下　http://www.kahaku.go.jp/special/past/kao-ten/kao/jomon/jomon-f.html　国立科学博物館
　　　　左上　国立科学博物館特別展「縄文ｖｓ弥生」カタログ p19,p101,2005 より

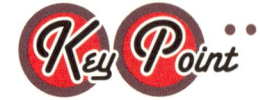

Key Point

後発的免疫不全症

AIDS（HIV: human immunodeficiency virus、HIV-1 と HIV-2 がある）
ヒト免疫不全症ウイルスによる $CD4^+T$ 細胞のアポトーシス
$CD4^+T$ 細胞が減少 ⇒ $CD8^+T$ 細胞↓　B細胞↓

ATL（Adult T cell leukemia）（HTLV-1: human T-cell leukemia virus-1）
$CD4^+T$ 細胞を白血病化する

---

7. 免疫抑制剤（immunosuppressive drug）

　AIDS 以外にもこういう状態を作るのは、アザチオプリン（イムラン）[10]、シクロスポリン A（CsA：cyclosporine A）[11]、FK506[12] などの免疫抑制剤です。これらの特徴は、意外と骨髄抑制が少ないことです。骨髄抑制（いわゆる、赤血球を作る、血小板を作る、顆粒球を作るというような骨髄の働きの抑制）の少なさを求めて、アザチオプリン（イムラン）、シクロスポリンA、FK506 とだんだん薬の選択が変わります。なるべく骨髄抑制しないで免疫系だけを抑制したいというのが免疫抑制剤です。

Key Point

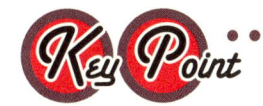

```
免疫抑制剤 ……………… アザチオプリン    CsA    FK506
                      ←――――――――――――――→
                              骨髄抑制少ない
抗ガン剤 ………………… 免疫抑制、骨髄抑制
ステロイドホルモン …… ミトコンドリアのエネルギー生成を抑制
```

8. 抗ガン剤（anticancer drug）

　完全に免疫抑制と骨髄抑制を作ってしまうのが抗ガン剤です。これは免疫抑制だけではなくて骨髄抑制も起こります。抗ガン剤で起こるのは後天的な免疫不全症です。ですから、ガンのサイズは少しだけ縮んでも、免疫能が低下し、ガン細胞が抗ガン剤に耐性を獲得してしまうことがあります。

9. ステロイドホルモン（SH：steroid hormone）

　ステロイドホルモンはミトコンドリアのエネルギー生成を抑制します。ですからステロイドを使っていると、炎症も止まるけれど、すごく身体が冷えてくるのです。エネルギーを使っていろいろな細胞の分化・分裂が起こるわけですが、エネルギー生成をステロイドホルモンは抑制してしまうので、結局ステロイドホルモンは免疫も抑制し

〈参考〉
　イムノフィリン（Immunophilins）
　　免疫抑制剤と高い親和性をもつ，細胞質内の受容体タンパク．ロータマーゼ阻害作用をもち，T細胞の活性化が抑制される．
　　（出典）ステッドマン医学大辞典

10）イムラン（Imuran）
　　薬剤アザチオプリン（AZA: azathioprine）の製品にイムラン，アザニンがある．細胞の核酸合成を阻害する「代謝拮抗薬（プリン拮抗薬）」．略号は AZA．免疫を担当するリンパ球だけでなく，ほかの細胞にも強く作用し，骨髄抑制や肝障害などの副作用がでやすい．製造会社 グラクソ・スミスクライン
　　（出典）ステッドマン医学大辞典

11）シクロスポリン（CsA）
　　シクロスポリンはタクロリムスとともにカルシニューリン阻害剤（calcineurin inhibitor）である．1976 年，シクロスポリンがT細胞を介する免疫の特異的阻害物質であるということが発見された．1983 年から用いられており，最も広く使われている免疫抑制剤の1つである．これは 11 残基からなる真菌ペプチドである．
　　シクロスポリンは免疫応答性リンパ球（特に T 細胞）の細胞質タンパク質であるシクロフィリン（イムノフィリンの一種）に結合すると考えられている．シクロスポリンとシクロフィリンの複合体は，通常条件では IL-2 の転写を誘導する転写因子である NFAT を活性化させるカルシニューリンとカルモジュリン，カルシウムイオンの相互作用を阻害する．その結果，IL-2 の産出を阻害する．またリンフォカイン産生やインターロイキン放出を抑制し，エフェクター T 細胞の機能を抑える．シクロスポリンは急性拒絶反応への処置に用いられるが，腎毒性があるため長期間の使用には注意を要する．そのほかの副作用として神経毒，肝毒性がある．
　　（出典）フリー百科事典『ウィキペディア（Wikipedia）』

12）FK506
　　タクロリムス（Tacrolimus）は，筑波で発見された Tsukuba macrolide immunosapplesant より命名され，開発コードナンバーが FK506．1984 年，藤沢薬品工業（現・アステラス製薬）の研究により筑波山の土壌細菌（Streptomyces tsukubaensis ストレプトマイセス・ツクバエンシス）より分離された．タクロリムスは細胞内でまず FKBP（FK506 binding protein）と複合体を形成し，これがさらにカルシニューリンに結合する．そしてその NFAT 脱リン酸化反応を阻害することにより，IL-2 に代表される種々のサイトカインの発現を抑制する．これにより，細胞傷害性 T 細胞の分化増殖を抑制，細胞性免疫・体液性免疫の両方を抑制する．
　　（出典）フリー百科事典『ウィキペディア（Wikipedia）』

> **Key Point**
>
> **NSAIDS**
>
> cyclooxygenase（COX）に働いて、
> プロスタグランジンの産生阻害
> ミトコンドリアでのエネルギー産生阻害
> T 細胞、B 細胞の減少

> **Key Point**
>
> **常在菌による感染症**
>
> 真菌症（肺炎）　健康なヒトの常在菌
> カンジダ症（舌）（肺）
> 乳児一過性低ガンマグロブリン血症

て、後天的な免疫不全症を作ります。

10. NSAIDs（nonsteroidal anti-inflammatory drugs）

そのほかに、免疫抑制が強いのは NSAIDs（nonsteroidal anti-inflammatory drugs）です。これはシクロオキシゲナーゼに働いてプロスタグランジンの産生阻害をします。

最近、面白いことが分かってきました。ステロイドはコルステロール、プロスタグランジンはプロスタン酸骨格といって独特の構造をしています。これらはみんなミトコンドリアで作られています。ですから NSAIDs がミトコンドリアに直接働いて、ミトコンドリアでのエネルギー産生阻害をしているのです。

痛み止めの湿布などを長く貼っている人は、ミトコンドリアの働きを阻害され「冷え」に苦しみます。それが目的で湿布薬に使われているのですが、同時に免疫抑制が起きます。特にリンパ球、T 細胞、B 細胞の減少が起きます。患者に湿布薬を処方して継続使用すると、免疫抑制が起きるので注意しないといけません。痛いときには一時的に使ってもいいのですが、2 カ月、1 年、2 年も使うと発ガンしてくることもあるのです。

11. 常在菌による感染症

すべての免疫不全症の共通点は、真菌[13]やカンジダのような普通の健康の人がかからないような細菌による感染症に苦しむことです。例えば、真菌症が肺で起きれば、肺炎が起きます。カンジダ症では舌や頬の内側に厚い白いコケみたいなものが生えることがあり、これは鵞口瘡[14]といわれます。そのほか、肺でも起こります。真菌やカンジダなどは健康なヒトの常在菌です。ガンの末期にも真菌症やカンジダ症が起きるのは、抗ガン剤で免疫が落ちるからです。ですから、「ガン患者の 8 割はガンが原因で死んでいるのではなく、抗ガン剤で死んでいるのではないか」といわれるのは、このような感染症で命を落としている場合が多いからです。ガンを小さくしようとして、熱心に抗ガン剤を使い過ぎた結果、多くの人々が感染症で死んでいるといえるでしょう。このように健康な人の常在菌が病気を起こすという現象に免疫不全症がかかわっているということを知っておくことが大事です。

12. 乳児一過性低ガンマグロブリン血症
(transient hypogammaglobulinemia)

　乳児一過性低ガンマグロブリン血症[15]という病気もあり、経過を観察すると結構後になって正常化する子供もいます。これを知っておくと、乳児一過性低ガンマグロブリン血症の患者全員に「先天的でもう予後が悪い」と診断するばかりでもなく、「経過を観察しましょう」と励ますこともできます。

〈参考〉
13) 真菌（fungus, pl. fungi）
多様な形態をもつ酵母およびカビを包含するのに用いる一般用語．真菌類は細菌とともに，ほとんどあらゆる種類の複雑な有機物（セルロースなど）を分解するうえで重要な役割を果たし，生命サイクルにおいて，炭素やほかの元素の再利用に必須である．真菌類は食物として，また，工業的・医薬的に重要な物質（例えば，アルコール，抗生物質，ほかの薬剤，抗毒素など）の製造における発酵過程にとっても重要である．ヒトに対し病原性をもつものは比較的少数であるが，植物疾病の大多数は真菌が原因となる．
　　（出典）ステッドマン医学大辞典

　　真菌症（mycosis）
真菌がヒトや動物の体の障壁を越えて定着することに起因する感染症．代表的な真菌症として白癬菌による白癬（水虫，たむし，およびしらくも）やカンジダによるカンジダ症，クリプトコックスによるクリプトコックス症，アスペルギルスによるアスペルギルス症などが知られている．
　　（出典）フリー百科事典『ウィキペディア（Wikipedia）』

14) 鵞口瘡
口の中に発症するカンジダ症です．この感染症に典型的なクリームのような白い皮疹が舌やほおの内側に付着し，痛みを伴うこともあります．この皮疹は，指や先の丸いものでは容易にははがせません．健康な子供に鵞口瘡が発症するのは珍しくありませんが，成人の場合は免疫システムが衰えているサインであり，糖尿病やエイズの可能性があります．抗生物質の使用により競合する細菌が死ぬと，鵞口瘡にかかりやすくなります．
　　（出典）メルクマニュアル医学百科家庭版　http://mmh.banyu.co.jp/mmhe2j/sec18/ch212/ch212c.html

15) 乳児期の一過性低ガンマグロブリン血症
乳児期の一過性低ガンマグロブリン血症は，血清IgGの一時的な減少であり，ときにIgAやほかのIgアイソタイプが年齢に応じた正常値を下回るレベルまで減少する．
　乳児期の一過性低ガンマグロブリン血症では，3〜6カ月齢ころに母親のIgGが生理的に減少した後もIgGレベルが低い状態が続く．この病態が重大な感染を引き起こすことはまれであり，真の免疫不全症ではないと考えられている．診断は，血清Igの測定，ワクチン抗原（例：破傷風，ジフテリア）に対する抗体産生が正常であることの証明によってなされる．したがってこの病態は，ワクチン抗原に対する特異的抗体が産生されない，永久的な型の低ガンマグロブリン血症とは区別できる．IVIG補充療法は必要なく，この病態は数カ月から数年持続することがあるが，通常回復する．
　　（出典）『メルクマニュアル　第18版　日本語版』Mark H.Beers 他著／福島雅典　総監修，日経BP社，2006年

安保徹の免疫学講義

第18章
腫瘍免疫学

- 第 1 章　免疫学総論　part 1
- 第 2 章　免疫学総論　part 2
- 第 3 章　免疫担当細胞
- 第 4 章　B細胞の分化と成熟
- 第 5 章　T細胞の種類　part 1
- 第 6 章　T細胞の種類　part 2
- 第 7 章　主要組織適合抗原　part 1
- 第 8 章　主要組織適合抗原　part 2
- 第 9 章　サイトカインの働きと受容体
- 第10章　自然免疫
- 第11章　膠原病　part 1
- 第12章　膠原病　part 2
- 第13章　神経・内分泌・免疫
- 第14章　免疫系（防御系）と自律神経の関係　part 1
- 第15章　免疫系（防御系）と自律神経の関係　part 2
- 第16章　移植免疫
- 第17章　免疫不全症

第18章 腫瘍免疫学

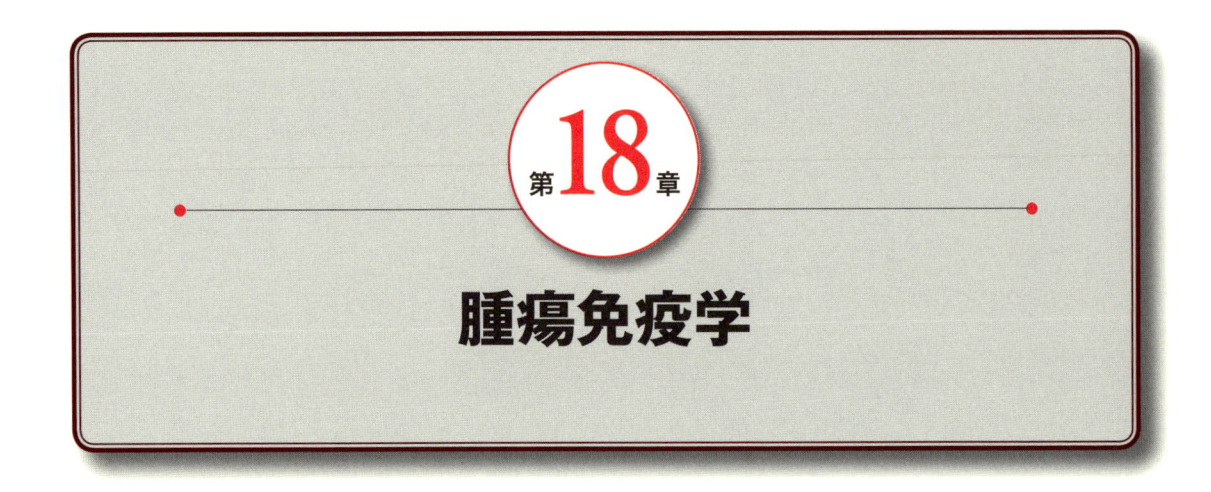

1. 免疫系の二層構造

　私たちの免疫系は二層構造になっています。生物が上陸する前の消化管中心の免疫系から、生物が上陸した後には、えらから胸腺ができ、造血が前腎から骨髄に移りました。したがって、リンパ球を作る場所は、古い時代の場所と新しい場所の2種類あるのです。

　新しい免疫系ができた後、古い免疫系がすべて失われたというわけではありません。細々ながら続いています。胸腺や骨髄のような新しい免疫系はT細胞やB細胞を作りますが、加齢とともに骨髄や胸腺も脂肪化して、その作る勢いは失われていきます。その代わりに、生物が上陸する前の胸腺外分化T細胞や自己抗体産生B細胞の世界が再び拡大していきます。

　二層構造のうち古い免疫系では、胸腺外分化T細胞は自己応答性があり、古いB細胞であるB-1細胞は自己抗体を産生します。よって、基本的に古い免疫系は、自分の身体にできた異常細胞を排除するという仕組みで存在したのです。

　しかし、生物は上陸すると外界の異物に曝される機会が多くなり、進化によって出現した胸腺と骨髄を使ったT細胞、B細胞が新しく生まれました。これらは自己応答性のクローンをnegative selectionで取り除くので、クローンの構成が外来抗原向けになっています。ですから、活発な活動により入ってくる外来抗原を処理するためにはプラスになっても、内部監視の力はないのです。

　私たちがだんだん年を取ってガンができるような年齢になると、二層構造のうち古い方が次第に

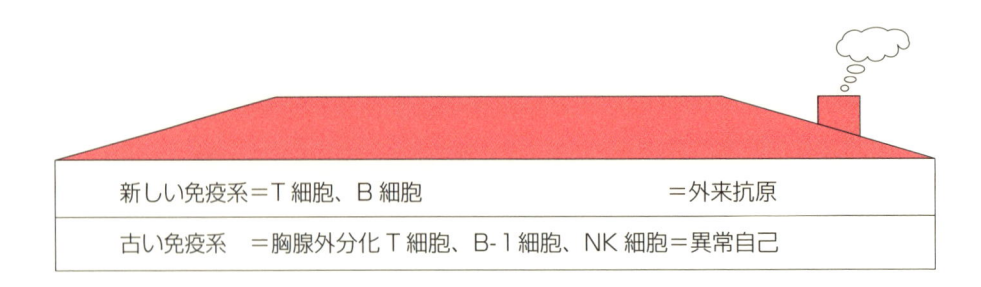

　　新しい免疫系＝T細胞、B細胞　　　　　　　　＝外来抗原
　　古い免疫系　＝胸腺外分化T細胞、B-1細胞、NK細胞＝異常自己

図18-1　免疫系の二層構造

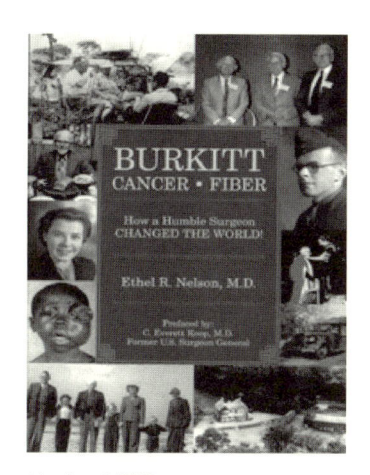

バーキット腫瘍
(出典)『Burkitt Cancer Fiber』Ethel R. Nelson, TEACH Services, Inc., 1998

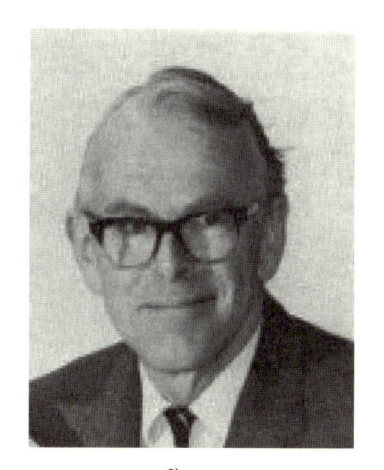

Denis Burkitt[3] (1911–1993)
(出典) Beryl Thyer Memorial Africa Trust
http://www.berylthyertrust.com/main/id12.htm

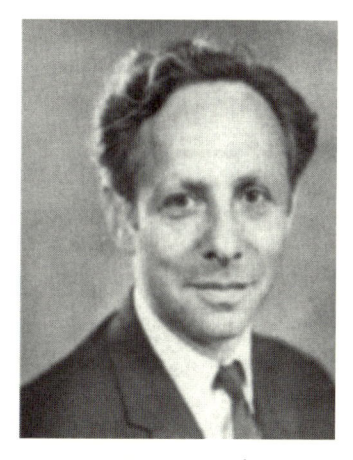

Michael Anthony Epstein[4] (1921–)
(出典) Beryl Thyer Memorial Africa Trust
http://www.berylthyertrust.com/main/id12.htm

活性化してきます。古い免疫系は腫瘍の排除や、あるいは増え続ける正常細胞の分裂の速さの調節もしています。このような二層構造で免疫系は成り立っています。

2. ガン細胞を排除している証拠

日本では1年間に60万人くらいのガン患者が生まれ、34万人も亡くなります。ですから「本当にこのような古い免疫系が働いて監視していたらこんなにガン患者が生まれるはずがない」と思われるかもしれませんが、いろいろな現象を考えると、やはり免疫系がガン細胞を排除している証拠はたくさんあります。

その証拠として1番最初に気づくのは、AIDS（acquired immunodeficiency syndrome）です。ヒト免疫不全症ウィルス（HIV：human immunodeficiency virus）に感染するとCD4が減少し、（CD8も後で減る）リンパ球数が減少して免疫抑制になります。そして、カポジ肉腫（Kaposi's sarcoma）[1]が発生します。つまり、免疫が抑制されるとガンが発生するという証拠があるのです。

そのほかに、マラリア感染はアフリカなどを中心に多いのですが、マラリアに感染すると免疫抑制が起こり、バーキットリンパ腫（Burkitt's lymphoma）[2]という形でガンができやすくなります。

移植では免疫抑制剤を使い、移植片の拒絶が起こらないようにします。このとき、やはりガンになる頻度は高いのです。

また、Chédiack・東症候群では細胞内顆粒が1つ1つになることができなくて融合してしまいます。ですから、メラニン細胞が細胞質内に巨大顆粒を作ってしまい、さらにまた顆粒球が巨大顆粒を作るという流れで免疫抑制が起こります。NK細胞にも細胞質顆粒があります。NK細胞の別名は顆粒リンパ球といわれるくらいで、その流れでNK細胞の顆粒も巨大化するのです。すると、その中に入っているパーフォリンも使えなくなります。ですから、Chédiack・東症候群では大体10歳までに発ガンすることが多いのです。1番多いのは悪性リンパ腫（malignant lymphoma）です。NK細胞をはじめとする免疫系がしっかりしていないと、ガンが発生するのです。

それから、先天性免疫不全症の場合がありま

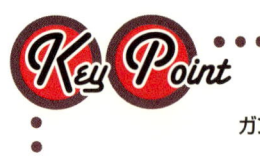

> **Key Point**
>
> **ガン患者**
>
> 免疫系が、かなり機能低下
>
> リンパ球減少（lymphocytopenia）

す。例えば重症複合免疫不全症（scid）やディ・ジョルジ症候群などのいろいろな先天性免疫不全症などの病気では、小さい子供のうちに亡くなってしまうことが多いのです。生き残った場合も発ガンする場合が多いのです。このように、免疫系とガン細胞は関係があります。

もっと日常的な例を挙げると、発ガンしている人の免疫系はとても機能低下しています。普通のガン患者にもリンパ球減少が見られます。

では、具体的にどのような理由でリンパ球減少が起きているのかというと、主に日常生活のストレス、過重労働、心の悩みなどが原因です。あるいはアメリカ白人のように、肥満で自分の身体を移動させるのがストレスになり発ガンするという場合もあります。若い女性の場合は強い冷房に当たることによる身体の冷えがストレスとなり、リンパ球が減少するという場合もあります。ですから、私たちは「腫瘍免疫学」という分野を考えないと、ガンの本質に迫ることはできないのです。

3. 腫瘍抗原

どのような腫瘍抗原があるのかを、次頁の key point に挙げます。ほかにもいろいろな腫瘍マーカーがありますが、これらは新しくガンが出てきて腫瘍抗原ともなります。胎児の増殖もガンの増殖とかなり似ています。ですから、ガン化したときに胎児時代の抗原が出てくるということが理解できます。このような腫瘍抗原が、ガン細胞の細胞膜上に出たのをリンパ球が認識します。

〈参考〉

1) カポジ肉腫（Kaposi's sarcoma）
 ヘルペスウイルス科のウイルスの一種によって引き起こされる肉腫．臓器移植を受けて免疫抑制剤を投与されている患者，エイズ患者の末期に発症することで知られている．
 1872年に皮膚病変肉腫としてハンガリーの医師モーリッツ・カポジ（w:Móric Kaposi）が報告した．
 免疫力の極度に低下したヒトの，血管内皮細胞に，ヒトヘルペスウイルス8型（HHV-8：human herpesvirus 8，別名：カポジ肉腫関連ヘルペスウイルス（KSHV：Kaposi's sarcoma-associated herpesvirus））が日和見感染し，発ガンさせることによって発症する（病理学上は血管新生物の1つに分類されている（ICD-O コード 9140/3）．
 （出典）フリー百科事典『ウィキペディア（Wikipedia）』

2) バーキットリンパ腫
 Bリンパ球に発生し，非常に急速に増殖する非ホジキンリンパ腫です．このリンパ腫にはほかのリンパ腫にはない地域性があり，最も多いのは中央アフリカです．エプスタイン・バー（EB）ウイルスが原因で生じますが，接触感染はしないと考えられています．このリンパ腫はエイズにかかっている人に多くみられます．
 （出典）http://mmh.banyu.co.jp/mmhe2j/sec14/ch177/ch177c.html 「メルクマニュアル家庭版」（改）

3) Denis Burkitt
 バーキット（Denis Burkitt 1911-1993）敬虔なクリスチャンの家庭で生まれたが11歳で片目を失った．ある日，神から「医学へ進むべし」との啓示を受けて医学部に進んだ．第二次大戦に東アフリカで軍医として従軍した後，自ら希望してそのままウガンダに残り，植民地時代のアフリカでの医療に携わった．
 （出典）http://www.ss-info.net/column/column04.html

4) Epstein-Barr Virus
 1961年バーキットは，ウガンダで発見した悪性リンパ腫に関する研究成果をロンドンの病院で講演したが，その案内掲示が実にひどい内容だった．講演を聞きに来ていたエプスタインは，失礼極まりない掲示の紙を剥がし持ち帰った．エプスタインと共同研究者のバーが，ヘルペス型ウィルスの一種がバーキットリンパ腫の発症と密接に結びついていることを立証し発見者の名に因んでEBウィルス（Epstein-Barr Virus）と命名した．このウイルスは私たちもほぼ例外なく成人までに一度は感染したことがある類のウィルスである．ガン以外では，伝染性単核症の原因ウィルスとしても知られる．
 （出典）http://www.ss-info.net/column/column04.html

Key Point

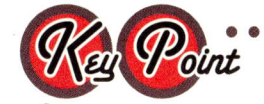

腫瘍抗原

α-fetoprotein (AFP)　　　　　α-フェトプロテイン[5]
carcinoembryonic antigen (CEA)　ガン胎児性抗原[6]
tumor-associated antigen (TAA)　腫瘍関連抗原[7]
tumor-specific antigen (TSA)　　腫瘍特異抗原[8]

腫瘍化するとMHCが下がるか、なくなる
NK細胞はMHCの欠損を認識する

　腫瘍化を考える際には、MHCも大切です。MHCは移植の拒絶抗原になります。移植すると他人同士の場合に拒絶されるのは、個人間でMHCタンパクの違いがあるからです。ところが、腫瘍化するとMHCが下がるか、なくなるという方向になることが多いのです。特に増殖の速い腫瘍の場合は、MHCを失う傾向が強くなってきます。このようなMHCがないガン細胞をNK細胞が攻撃します。

　腫瘍抗原をリンパ球が認識して攻撃する場合もあります。しかし、特別に腫瘍抗原がしっかり出ていなくとも、リンパ球の標的になる場合が腫瘍にはあるのです。

4. エフェクター（攻撃）リンパ球

　具体的にどのようなエフェクター[9]がリンパ球にあるのでしょう。まず、MHCがまだ完全に失われていないで腫瘍抗原があるという形の場合です。MHCにはヒトの場合、Class I 分子のHLA-A、-B、-Cがあります。これらは個人間で多様化したpolymorphic MHCです。これらのMHCプラス腫瘍抗原をcytotoxic T細胞が浸潤してきて攻撃します。

　次にMHCがpolymorphicまたはmonomorphicの場合です。HLA-E、F、Gは個人間で多様化がない系統発生的に古いMHCです。

〈参考〉

5) AFP（α-fetoproteins, α-フェトタンパク, α-フェトプロテイン）
　分子量64kDaの糖タンパク質でアルブミンと似た性質を持つ．
　妊娠12-15週にかけて産生されるタンパクで，それ以後減少する．ある種のガン，例えば睾丸や卵巣の胎生期ガン，肝ガンそれに頻度は少ないが膵臓，胃，結腸，肺のガン患者の血中に出現する．

6) CEA（carcinoembryonic antigen, ガン胎児性抗原）
　分子量180kDa，胎児の内胚葉上皮のグリコカリックスの糖タンパク成分．大腸ガンをはじめ，ある種のガン患者の血清中や長期間喫煙者の血清中で上昇することがある．

7) TAA（tumor-associated antigen, 腫瘍関連抗原）
　ある一定の腫瘍細胞と相関性の高い抗原．正常細胞には普通みられないか，みられてもわずかである．

8) TSA（tumor-specific antigen, 腫瘍特異抗原）
　腫瘍関連抗原（TAA）は腫瘍細胞に比較的限定されている抗原で，一方，腫瘍特異抗原（TSA）は腫瘍細胞特有の抗原である．TSAは典型的に，主要組織適合遺伝子複合体の一部として細胞表面に発現している細胞内分子の一部である．
　（出典）Merck Manuals online medical library　http://merckmanual.jp/mmpej/sec11/ch148/ch148b.html

Key Point

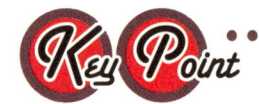

エフェクターリンパ球

①MHC(polymorphic) ＋ 腫瘍抗原　　　　　　　　　　＝ cytotoxic T 細胞
②MHC(polymorphic or monomorphic) ＋ 腫瘍抗原 ＝ extrathymic T 細胞
③MHC(-)　　　　　　　　　　　　　　　　　　　　　　　　　　　＝ NK 細胞

tumor infiltrating lymphocyte
増殖が速い腫瘍細胞は MHC(-)になりやすい → 悪性度が高い

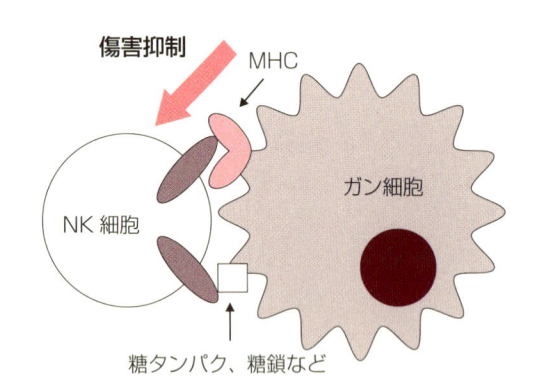

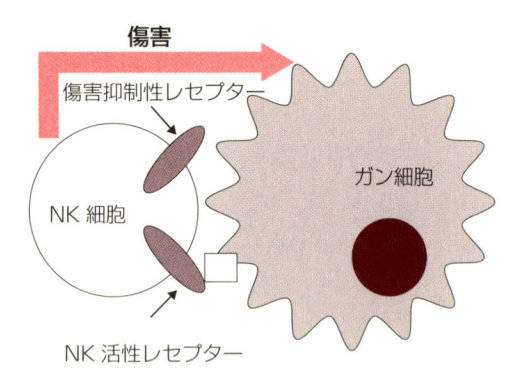

図 18-2　NK 細胞の傷害活性

polymorphic または monomorphic MHC プラス腫瘍抗原のときには、extrathymic T 細胞が働きます。

そして、MHC がマイナス（-）の場合は、NK 細胞が登場して働きます。

ガンの周りの細胞や浸潤したリンパ球を調べると、cytotoxic T 細胞、extrathymic T 細胞、NK 細胞が混じっていることもあります。ガン細胞の分裂が速いと MHC を失いやすいです。分裂がゆっくりになると MHC が発現してきます。両者に対応して、混じった形でリンパ球が浸潤していることがあるのです。浸潤したリンパ球を tumor infiltrating lymphocyte と呼んでいます。

増殖が速い腫瘍細胞は MHC（-）になりやすく、悪性度が高いです。悪性度が高い方が、むしろ免疫系は働きやすいのですが、抗ガン剤などを

〈参考〉
9)　エフェクター
　　酵素の活動を促進または阻害する物質
　1　効果器（C. Sherrington の定義によると，神経インパルスを受けて，筋収縮，腺分泌あるいは電気放電（電気ウナギのようなある種の硬骨魚の発電器）などの反応をする末梢組織を意味する）.
　2　リプレッサー遺伝子と結合することによって，オペロンの活性を抑制する低分子代謝物質.
　3　タンパクと結合する小分子，またはほかの巨大分子で，その結果，その巨大分子の活性を変化させる.
　4　効果を生じさせる個体，物質，技術，手技，またはヒト．
　　　（出典）ステッドマン医学大辞典（改）

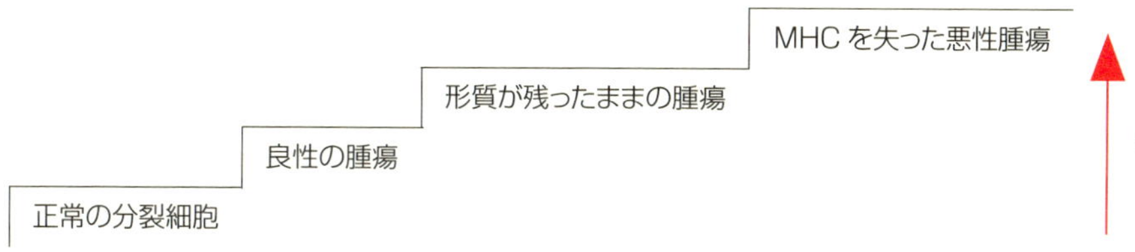

図18-3 遺伝子の多段階変異（multiple steps of gene (oncogene) mutation）

使ってしまうと免疫系は抑えられてしまいます。抗ガン剤や放射線で免疫を叩いてしまったら免疫系は働けません。このような理解も必要なのです。

5. 腫瘍ができるための条件

腫瘍ができるために必要な条件でよく知られているのが、遺伝子の多段階変異（multiple steps of oncogene mutation）です。腫瘍は、遺伝子の多段階変異によって起こります。初めは正常の分裂細胞、次に良性の腫瘍、それから形質が残ったままの腫瘍、そしてMHCを失った悪性腫瘍といろいろな段階を経て増殖の勢いを増していきます。そこにoncogene[10]がかかわるのです。oncogeneはいろいろ調べたら結局正常な細胞も使っている増殖関連遺伝子、もしくは増殖を抑制するための遺伝子だと分かりました。代表的なものが（図18-4）です。

sis（シス）とは血小板由来の増殖因子を規定する遺伝子です。ras（ラス）は細胞質にあるoncogeneでras 1（ラス ワン）とGTP bindingタンパク、そのほかにerbB（エルブビー）、fms（フムス）、kit（キット）、src（サーク）、yes（イエス）、abe（アブ）があります。核にあるのは、myb（ミブ）、myc（ミック）、fus（フス）です。このような細胞膜や核にあるoncogeneに少しずつmutationが入ると、良性のポリープになったり、悪性のガン細胞になったりというような変異を起こすのです。

このような変異にかかわっているのは、今までは発ガン物質（carcinogen）と考えられていました。よく知られているガン物質は、紫外線、食品添加物、染料、アニリン色素[11]、魚のこげたもの、タバコの燃焼した物質、大気汚染物質などいろいろあり、それぞれがoncogeneにmutationを起こします。あるいは、oncogene以

〈参考〉
10) oncogene（ガン遺伝子）
ある正常な遺伝子が修飾を受けて発現・構造・機能に異常をきたし，その結果，正常細胞のガン化を引き起こすようなもののことをいう．このとき，修飾を受ける前の遺伝子をガン原遺伝子（proto-oncogene）と呼ぶ．ガン遺伝子には，細胞増殖因子やその受容体チロシンキナーゼ，srcのような非受容体型チロシンキナーゼ，rasのような低分子量Gタンパク質，その下流にあるセリン・スレオニンキナーゼといったシグナル伝達因子のほか，さらに下流で機能するmycやetsなどの転写因子が含まれる．
（出典）フリー百科事典『ウィキペディア（Wikipedia）』

11) アニリン（aniline）
芳香と刺激性の味をもつ無色または褐色がかった油性の液体で，多くの合成染料の母体となる．ベンゼンの水素原子の1つをNH2基で置換した誘導体．アニリンは強い毒性をもち，工業上の中毒を起こし，発ガン性があると考えられている．
（出典）ステッドマン医学大辞典

化学式 $C_6H_5NH_2$ で表される．分子量は93.13．融点は－6℃，沸点は184℃．アニリンはIUPAC命名法の許容慣用名であるが，系統名ではフェニルアミン（phenylamine）またはベンゼンアミン（benzenamine）となる．ほかに慣用名としてアミノベンゼン（aminobenzene）．インジゴの原料となる植物「アニル（anil）」から「アニリン」の名を与えられた．
（出典）フリー百科事典『ウィキペディア（Wikipedia）』

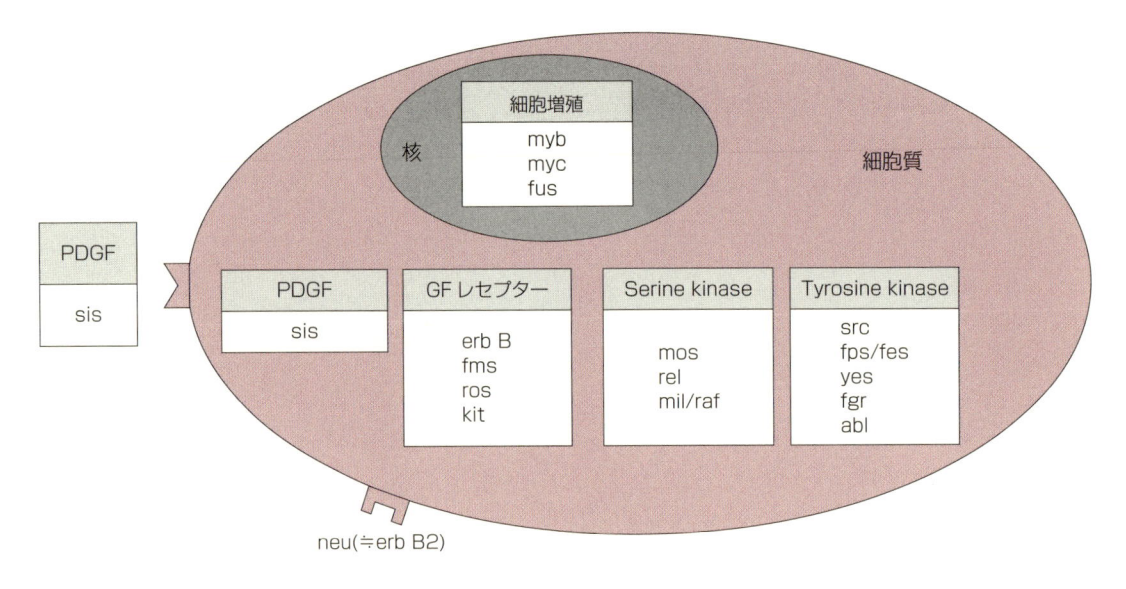

図18-4 増殖関連遺伝子

外の p53（ガン抑制遺伝子）などの suppressor gene に変異を起こして発ガンさせます。

しかし、実際には carcinogen のかかわりは少ないのです。いつも紫外線に当たった結果ガンになった、というようなケースは少ないということです。タバコを吸っている人が皆肺ガンになるというわけでもありません。今タバコを吸う人がどんどん少なくなって、肺ガン患者はどんどん増えています。したがって、carcinogen だけでガンの原因のすべてを説明することはできないのです。

私たちの教室で研究しているのはストレス（stress）です。ストレスには働きすぎや心理的な悩みなどがあり、冷房、重力もあります。その種類は数えたらキリがないほどありますが、ストレスの共通点には低体温があります。マウスを金網に挟んだり、チューブに入れたりして恐怖感を与えると、あっという間に低体温（hypothermia）が起きるのです。

そして、低体温は血管収縮による血流障害や低酸素状態（hypoxia）を引き起こします。このとき、副腎髄質からアドレナリンが出て高血糖（hyperglycemia）になります。これらの条件は、実はガンを育てるためには最適の条件なのです。

本来、ストレスは、ガンを育てるためにこのような条件を作っているわけではないのですが、ストレスが長く続いた場合、ガンができるための条件になるのです。次から、この詳しいメカニズムを明らかにしていきます。

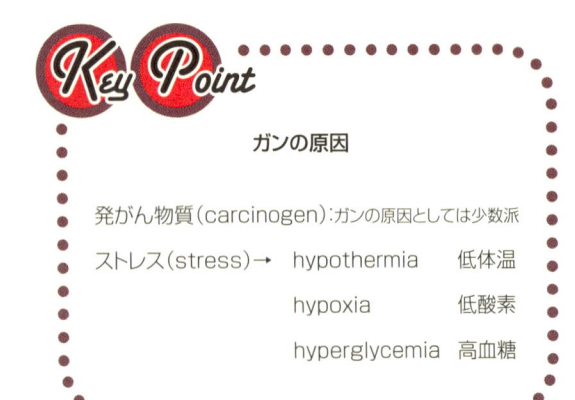

Key Point

ガンの原因

発がん物質（carcinogen）：ガンの原因としては少数派

ストレス（stress）→ hypothermia 低体温
　　　　　　　　　　hypoxia 低酸素
　　　　　　　　　　hyperglycemia 高血糖

	解糖系 glycolysis pathway	ミトコンドリア系 mitochondoria pathway (oxidative phosphorylation)
部位	細胞質	ミトコンドリア
酸素	−	＋
糖（glucose）	＋＋	＋
体温	低体温（32-33℃）	高体温（>37℃）
特徴	瞬発力と分裂に使われる	持続力に使われる
生成の速さ	×100	×1
ATP/1グルコース	2分子	36分子（効率が良い）
利用する細胞	白筋　精子　再生上皮細胞 骨髄細胞　ガン細胞	赤筋　心筋　ニューロン 卵子　一般の細胞

図表 18-5　エネルギー産生系（energy production system）

6. ストレス反応の意義

　なぜ、ストレスがかかると低体温、低酸素、高血糖が起こるのかについては、エネルギーの産生系を理解すれば謎が解けます。

　私たちのエネルギー産生系（energy production system）には、有酸素でミトコンドリア内にてエネルギーを作る方法と、無酸素で細胞質内にて解糖系によってエネルギーを作る方法の2種類があります。解糖系は、英語では glycolysis pathway といいます。ミトコンドリア系は、mitochondoria pathway もしくは oxidative phosphorylation（酸化的リン酸化）といいます。

　この2つではまず酸素の要求の有無が、そして糖の要求の程度が異なります。ミトコンドリア系の糖の要求を＋とすると解糖系は＋＋です。解糖系は糖のみを使いますが、ミトコンドリア系は脂肪やタンパク質も使うことができます。

　そして使い道も違います。解糖系は瞬発力と細胞分裂に、ミトコンドリア系は持続力と分裂抑制に使います。ですから、100m走など一気に走るときは、息をしない方が瞬発力を出しスピードを上げることができます。精子のように分裂が速いものは、むしろミトコンドリア系の働きを低体温、低酸素にして分裂しています。皮膚も冷やした方が分裂します。換言すると、ミトコンドリア系は細胞分裂の抑制でもあるのです。

　なぜこのような違いが起こるかというと、それぞれの系で ATP（adenosine triphosphate：アデノシン三リン酸）を作る速さが違うからです。解糖系ではブドウ糖をピルビン酸にするだけなので、すぐに ATP ができます。ですから、無酸素で一気にエネルギーを作ることができるのです。そのスピードはミトコンドリア系を1としたとき、解糖系はその100倍の速さです。なぜ、ミトコンドリア系はこれほど ATP を作るのに時間がかかるかというと、まず、クエン酸回路で回してピルビン酸や脂肪酸から水素を取り、この取った水素を電子伝達系でプロトンと電子に分けて電気エネルギーにするからです。さらに、電子エネルギーが ATP 合成酵素を働かせて ATP ができるのです。このようにミトコンドリア系は効率はよいのですが時間がかかります。ですから、持続力には使えますが、瞬発力に使うには間に合わないのです。

　ATP 産生の効率については、グルコース1分

子あたり解糖系では2ATP、ミトコンドリア系では36ATPです。ですから、ミトコンドリア系では時間はかかりますが、たくさんのATPを作ることができ、そのエネルギーは持続力に使われているのです。ミトコンドリアの多い細胞の代表は心筋、骨格筋のうちの赤筋と、脳神経です。

このような知識があると、なぜストレスがかかったとき低体温、低酸素、高血糖という条件が起こるかということが分かります。つまり、低体温、低酸素、高血糖の条件で解糖系を働かせて素早くエネルギーを作るためだったのです。

私たちはストレスがかかったとき、無酸素で瞬発力のあるエネルギーを産生します。危機を乗り越えるためには酸素は要らないので低体温、低酸素です。このとき糖をたくさん使うので高血糖という条件になります。ですから、私たちがつらいめにあったとき低体温になったり血糖が上昇して糖尿病状態になったりするのは、危機を乗り越えるためなのです。

ストレスで起こる低体温、低酸素、高血糖は、短いスパンでは、瞬発力を得て危機を乗り越えられるためプラスに働きますが、長くストレス状態が続くと解糖系の方にシフトしてしまい、適応反応として細胞分裂が始まります。ミトコンドリアの働きには細胞分裂の抑制力もあり、低体温になるとミトコンドリアが働けなくなるので分裂正常細胞の中から適応でガン化した分裂が起こるのです。

ですから、ガンの問題はcarcinogenによる遺伝子の多段階変異というよりも、このような解糖系優位の状態に引きずり込まれて分裂の細胞（ガン細胞）になったということです。多段階変異は低体温に適応するための現象として捉えればよいのです。

7. ガン細胞の特徴

生化学者のワールブルク[12]は今から80年前くらいに「ガン細胞はとてもサイズが大きいのにミトコンドリアが少なくていわゆる無酸素−解糖系で生きている細胞である」といいました。その後の研究でも、「ガン細胞はストレスの状態にある、つまり、glycolysisは増え、oxdative phosphorylationは減り、mitochondoria数の減少・機能抑制という状態にある」と主張した論文がたくさんあります。これまで、このような状態はcarcinogenによって起こると考えられてきました。せっかくガンの特徴をつかんでいたのに、ガンの成り立ちにたどり着けなかったのです。ところが、「このような状態はストレス[13]に対する適応反応である」と考えると、carcinogenによる発ガンは少数で、私たちの生き方の過酷さと内

〈参考〉
12) オットー・ハインリッヒ・ワールブルク
(Otto Heinrich Warburg, 1883−1970年)
　ドイツの生理学者、医師。1931年にノーベル生理学・医学賞を受賞した。細胞内で低酸素濃度下において腫瘍が発達することを最初に実証した。さらに1966年ドイツのリンダウにて行われたノーベル賞受賞者の会合にて「ガン細胞の発生の根本的な原因は嫌気的な物である」という証拠を発表した。
　　　（出典）フリー百科事典『ウィキペディア（Wikipedia）』

　個人の邸宅にしか泊まらず、ホテルなどには宿泊しない。自宅に乗馬場を持ち、旅行先でも乗馬を欠かさず、生涯、結婚せず、第一次世界大戦以来の従者と暮らした。
　　　（出典）『オットー・ワールブルク：生化学の開拓者』Hans Krebs 著、岩波書店、1982年

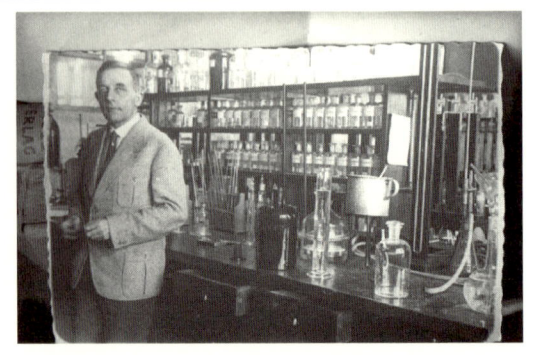

（出典）http://commons.wikimedia.org/wiki/File:Bundesarchiv_Bild_102-12525_Otto_Heinrich_Warburg.jpg

> **Key Point**
>
> ガンの特徴
>
> glycolysis ↑
> oxdative phosphorilation ↓
> mitochondoria ┌ 数の減少
> 　　　　　　　└ 機能抑制

> **Key Point**
>
> ガン患者の免疫状態
>
> 低体温——リンパ球が働けない
> 交感神経緊張によって、副交感神経支配の
> リンパ球が減少
> NK細胞は交感神経刺激で数は増加、機能低下

部環境の悪化によってこのような適応現象が起きて発ガンしている方が多数だと、考えることができるようになったのです。

8. ガン患者の免疫状態

ガン患者の免疫状態で決定的に不利なのは、まず低体温です。風邪を引くと私たちは発熱してリンパ球を働かせるのですが、低体温だとリンパ球が働けません。ですから、エフェクター細胞が少なくて働けないというのがガン患者の免疫能ですが、その上、低体温のためにリンパ球が働けないのです。

ストレス状態とは交感神経緊張状態です。顆粒球は交感神経刺激で数が増えますが、副交感神経支配のリンパ球は数が減ります。

ガンの方から見れば低体温、低酸素、高血糖に適応するための解糖系優位の細胞を作り出したのに、それがなくなったら大変です。このようなガンを育てやすい状態を患者の内部環境と免疫系との両方で作っているのです。

NK細胞は顆粒リンパ球ともいわれるように、性質がマクロファージとリンパ球の中間的存在です。ここで1ついえるのは、NK細胞は膜上にアドレナリン受容体を持っているので、交感神経刺激で数は増加しますが機能は低下するということです。特にパーフォリンのようなキラー分子は副交感神経支配の分泌現象で行われるので、交感神経緊張になるとのどが渇いたり尿が出なくなったりするのと同様に、唾液が出なくなるなど、分泌現象が低下します。NK細胞でも同じようにパーフォリン分泌現象が抑制され、機能が低下するのです。ですから、ガン患者にはNK細胞の数は多くても機能していないという特徴があります。

〈参考〉
13) **ストレス (stress)**
　精神医学, 心理学において, 身体的または生理学的なストレッサーに反応した, 異常な精神および感情の状態.
　心理的ストレスは身体的ストレッサーになり得るし, 病気による身体的ストレスも心理的ストレッサーになり得るという意味においてのストレッサーのこと.
　内分泌学領域では, ホメオスタシスが障害されている状況. ストレッサーがストレスとなっており, それに対する適応反応がホメオスタシスを維持する生命力となっている状況・
　現在, ストレッサーとストレスは厳密には使い分けられていない. したがって本編ではストレッサーにもストレスという言葉を使っている.
　　　（出典）ステッドマン医学大事典（改）

　　ストレッサー (stressors)
　内分泌学では, 恒常性を乱すあらゆる外力.
　　　（出典）ステッドマン医学大事典（改）

> **Key Point**
>
> キラー分子群
>
> パーフォリン
> Fas ligand
> TNFα
> 体温＞37.0℃でないとキラー分子が出ない

> **Key Point**
>
> 解糖系とミトコンドリア系
>
> 分裂遺伝子
> ↕
> 分裂抑制遺伝子
> 　p53
> 　APC ┤ などのガン抑制遺伝子

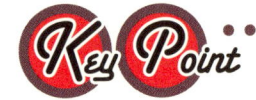

9. キラー分子群

　普通に暮らしている人はガンになりません。皆多少ストレスがあってガン細胞ができても、リンパ球のキラー分子群が働いてそれを排除します。代表的なものにはパーフォリン[14]、Fas ligand[15]、TNFα[16] があります。ガン細胞は、たいてい膜上にFas分子を出しているので、Fas ligandがFasに結合して細胞膜を破壊するのです。そのほかに、TNFαがガン細胞を攻撃します。しかし、すべて体温が37℃以上あるというのが条件です。

10. 解糖系とミトコンドリア系

　今から20億年前の地球では、もう私たちの古い先祖細胞は生まれていました。そのころの地球にはほとんど酸素がなく、私たちの先祖は解糖系でエネルギーを作って分裂して生きていたのです（解糖系生命体）。そこに進化によって光合成細菌であるシアノバクテリアが生まれて、炭水化物を作ったついでに酸素を大気中に放出して大気中に酸素が溜まっていったのです。20億年前は大気で2％の酸素分圧まで上昇しました。同時に、酸素を使って効率よくエネルギーを作るミトコンドリア系生命体が登場して、私たちの先祖に寄生したのです。

　しかし、ミトコンドリア系生命体は寄生はしてみたものの、どこからかエネルギー源を貰いたいのです。一方、解糖系生命体は分裂しながらピルビン酸を作っていました。そこで、解糖系生命体がエネルギーを作った後のピルビン酸を使って、

〈参考〉

14) パーフォリン（perforin）
　　細胞傷害性Tリンパ球とナチュラルキラー細胞の細胞質内顆粒に貯蔵されているタンパク．標的細胞の溶解に関係する．
　　　（出典）ステッドマン医学大事典

15) Fas Ligand，Fas（受容体）
　　Fasリガンドは受容体Fasに結合すると細胞にアポトーシスを誘導するサイトカイン＝デス因子．
　　　（出典）『バイオサイエンスの新世紀 シリーズ6 細胞の誕生と死』長田重一，山本雅編，共立出版，2001年

16) TNF（Tumor Necrosis Factor，腫瘍壊死因子）
　　サイトカインの一種．狭義にはTNFはTNFα，TNFβ（リンホトキシン（LT）α）およびLTβの3種類がある．
　　TNFαは主にマクロファージにより産生され，固形ガンに対して出血性の壊死を生じさせるサイトカインとして発見された．腫瘍壊死因子といえば一般にTNFαを指していることが多い．
　　広義にTNFファミリーと称する場合にはFasリガンドやCD40リガンド等の少なくとも19種類以上の分子が含まれる．
　　　（出典）フリー百科事典『ウィキペディア（Wikipedia）』

● : パーフォリン
⊛ : グランザイム分泌

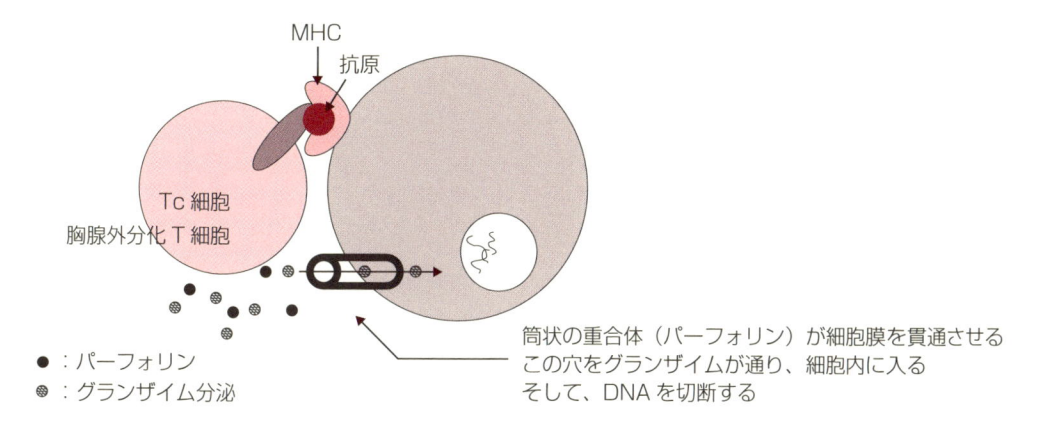

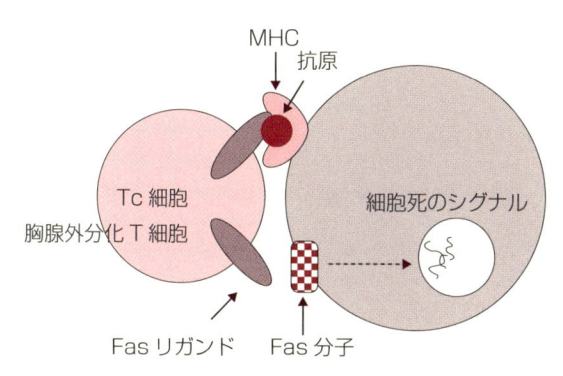

筒状の重合体（パーフォリン）が細胞膜を貫通させる
この穴をグランザイムが通り、細胞内に入る
そして、DNAを切断する

MHC
抗原
Tc細胞
胸腺外分化T細胞
細胞死のシグナル
Fasリガンド　Fas分子

図18-6　キラー細胞の傷害活性

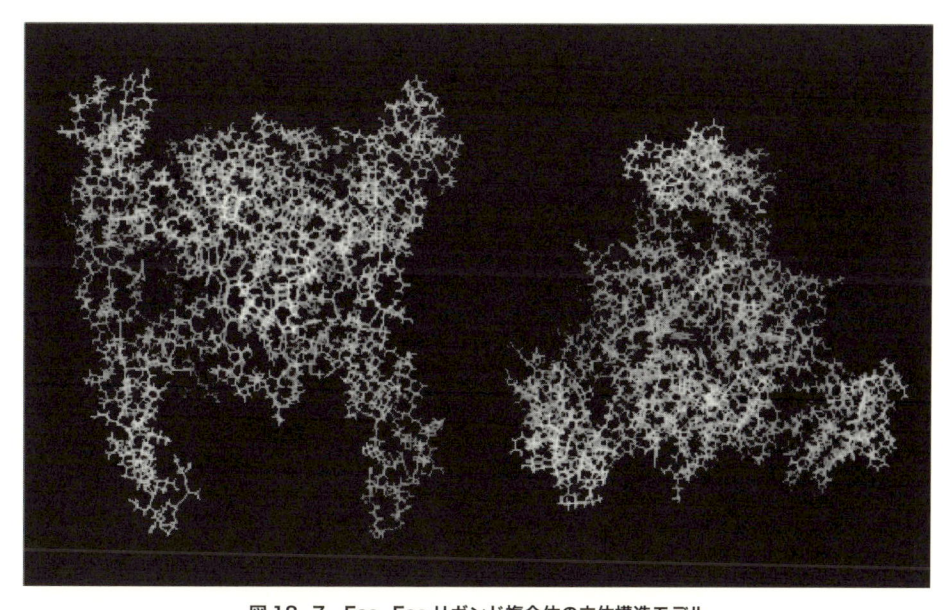

図18-7　Fas-Fasリガンド複合体の立体構造モデル
（出典）金沢大学がん研究所　http://web.kanazawa-u.ac.jp/~cdmtd/sousetsuf/sousetsu6.htm

第18章　腫瘍免疫学　231

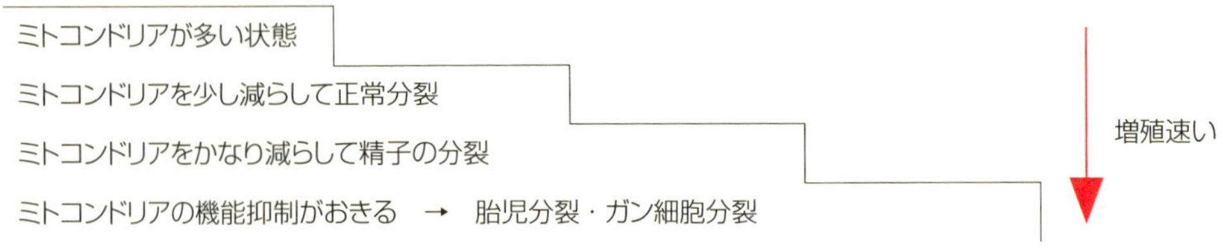

```
ミトコンドリアが多い状態
　ミトコンドリアを少し減らして正常分裂
　　ミトコンドリアをかなり減らして精子の分裂
　　　ミトコンドリアの機能抑制がおきる　→　胎児分裂・ガン細胞分裂
```

　　　　　　　　　　　　　　　　　　　　　　　　　　　増殖速い

図18-8　ミトコンドリアと細胞増殖

　ミトコンドア系生命体はクエン酸回路を回すようになったのです。見方を変えると、ミトコンドリアはピルビン酸（無酸素下では乳酸になる）を求めて寄生したのでしょう。

　しかし、寄生してみたものの解糖系生命体が一生懸命に分裂すると自分たちは希釈されて存続できないので、結局、解糖系生命体の分裂遺伝子をもう一方の分裂抑制遺伝子で止めるという仕組みが必要となったのです。こうして、解糖系生命体とミトコンドリア系生命体2つが合体して本当の私たちの先祖である真核細胞が生まれました。

　真核細胞ではミトコンドリアの働きを抑制すると、もともとの働きである分裂を行うことができます。有酸素で体温が温かくてしっかりミトコンドリアが機能していると、分裂抑制遺伝子を使い増殖を止められるので安定した形で生きていけます。それが今でいうp53[17]、APC[18]などのガン抑制遺伝子です。真核細胞ではこういう形で、2つの生命体の仕組みがせめぎあって生きています。

　通常、ミトコンドリアが多い心筋などは胎児期から出生の少し後まで分裂して、それ以降は分裂しません。しかし、ミトコンドリアが少ない精子、皮膚の細胞、骨髄細胞、腸管上皮は分裂します。また、ガン細胞になるとさらにミトコンドリアの機能抑制か数の抑制が起きて、完全に解糖系生命体時代の分裂の世界に入ってしまうのです。

　1980年時代からいろいろなoncogeneが見つかったのですが、研究を進めていくと、結局はoncogeneは皆、解糖系生命体が持っていた分裂遺伝子だということが分かりました。ですから、始めからガン細胞になるための遺伝子があったのではなく、細胞が分裂するための遺伝子があったというわけです。細胞分裂するために遺伝子はミトコンドリアが多い状態だと働けないので、ミトコンドリアを少し減らして正常分裂、かなり減らして精子の分裂、そしてもっと減らしてガン細胞の分裂を行うのです。

　胎児の分裂では、出だしはミトコンドリアが多

〈参考〉
17) p53
　　ガン抑制遺伝子の1つ．p53のpはタンパク質（protein），53は分子量53,000を意味しタンパクは393個のアミノ酸から構成されている．人間のp53遺伝子は，第17番染色体短腕上（17p13.1）に存在する．RB遺伝子とともによく知られている．細胞がガン化するためには複数のガン遺伝子とガン抑制遺伝子の変化が必要らしいことが分かっているが，p53遺伝子は悪性腫瘍（ガン）において最も高頻度に異常が認められている．p53は，細胞の恒常性の維持やアポトーシス誘導といった重要な役割を持つことからゲノムの守護者（The Guardian of the genome）とも表現される．
18) APC（Adenomatous Polyposis Coli：大腸腺腫抑制遺伝子）
　　APCは，家族性腺腫性ポリポーシス（FAP：familial adenomatous polyposis）の原因遺伝子として単離された遺伝子でFAPだけでなく，非遺伝性の大腸腺腫・腺ガンにおいても見られ，一般の大腸ガンの発生にも関与することが示されている．
　　　（出典）Senda et al, Med Mol Morphol. 2007 Jun;40（2）:68-81. など

いのですが、2分割、4分割、と少しずつミトコンドリアを減らしていきます。さらに今度は胎盤を介して酸素を受け取るので、最終的には酸素分圧が1/4くらいになります。すると、ミトコンドリアの機能抑制が起きて胎児は分裂することができるのです。

> **Key Point**
>
> アポトーシスとその抑制
>
> cytochrome C→アポトーシス
> bcl-2（分裂遺伝子）→抗アポトーシス因子
> HSP（heat shock protein）

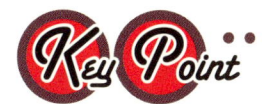

11. アポトーシスとその抑制

　ミトコンドリアは活性化が高まったり、あるいは酸素が足りなくて極端に酸素欠乏になるなど、条件が悪くなると電子伝達系を流せなくなって、cytochrome Cを細胞質に出して細胞を丸ごと殺すというような働きをします。それがアポトーシスです。アポトーシスの引き金はcytochrome Cの細胞質への流入です。酸素が少なくてミトコンドリアが急に働けなくなったときも、ミトコンドリアを働かせすぎても、cytochrome Cがアポトーシスを起こします。それが熱中症、日射病、湯あたりの世界です。しかし、いつも細胞が死んでいたらたまったものではありません。すぐに心筋梗塞や脳梗塞を起こすというような状態になってしまったり、あるいは筋繊維の断裂が起きてしまいます。よって、このような状態をなるべく止めるような仕組みもできています。代表的なものがbcl-2で、これは分裂遺伝子の1つです。どうしてbcl-2という名前がついたかというと、B細胞の悪性腫瘍（B cell lymphoma）で見つかった遺伝子だからです。「B細胞をガン化させる遺伝子か」と考えられて研究されていたのですが、最終的には、どの細胞も皆持っているということが分かりました。これは、たくさん使われたときは悪性腫瘍化しますが、普段はcytochrome Cが誘発するアポトーシスを抑制する抗アポトーシス因子なのです。

　抗アポトーシス因子であるbcl-2を一生懸命支えているのが、HSP（heat shock protein）です。私たちが熱いお風呂に入るたびに湯あたりをして、アポトーシスで細胞が死んでいたら大変です。bcl-2を働かせて細胞死から免れないといけません。そこでbcl-2の働きをサポートするのがHSPです。熱いお風呂に入っても、熱いストーブに当たっても、重力の負荷がかかっても、あるいは恐怖に曝されても、皆HSPが出て細胞死を免れられるのです。しかし、いつも細胞死から免れられるような状況を作ると、今度は分裂遺伝子の方が働いて、行き過ぎたときには発ガンするということになるのです。ですから、私たちの身を守る働きと発ガンは結びついていたのです。

12. ガンの免疫療法

　ガンの免疫療法とは、解糖系の働きに偏った内部環境をミトコンドリア系に有利な働きにもどして分裂抑制遺伝子の出番を作るということです。ですから、高体温（hyperthermia）、深呼吸（deep breathing）が大事です。これらはミトコンドリアが働くための、低体温、低酸素からの脱却です。これらが回りだすとストレスからくる高血糖からも解放されます。

　今、日本や世界のhyperthermia学会で行っているものは、局所（local）でstrongです。本当は全身（systemic）でmildなhyperthermiaでないといけません。あまり熱いとそれは死の世界

> **Key Point**
>
> ガンの免疫療法
>
> hyperthermia, deep breathing
> systemic mild：直腸温 39.0℃ — 30min
> local、strong：局所 42℃

> **Key Point**
>
> 自然退縮の条件
>
> 静脈血(venous blood)でpH7.45以上
> pO_2 ↑ ┐ 静脈血が黒→赤
> pCO_2 ↓ ┘
> glycolysisが働けない
> oxidative phosphorilationが働きだす

になってしまうからです。

　systemic で mild な hyperthermia の条件というのは、大体直腸温39.0℃、30分くらいで、つらくなったら止めます。私たちがお風呂に「気持ちいい」と入ってから、「もうお風呂から上がりたい」と思うまでがこの条件です。もっと具体的には、40℃から41℃くらいの気持ちいい温度のお風呂に10分から30分漬かっているくらいです。しかし、今まで学会で提唱されていたのは、局所であるガンのところを超音波で42℃にすることです。これは多少ガン細胞に不利だとしても身体全体（全身）がストレスを受け、顆粒球が増えてリンパ球が減るような激しい免疫抑制が起こるのでよくないのです。立派な機械で行う方法もありますが、しかし本当は、お風呂に入ったり、湯たんぽを使ったり、深呼吸をしたりするだけでも良い変化が起こります。

13. 治療（自然退縮）の条件

　静脈血でpH7.45以上になると、酸素分圧が上昇して、二酸化炭素分圧は下降し、静脈血の色が黒から赤に変わります。こうして、glycolysis が働けないようにすると oxidative phosphorylation が働きだすのです。すると、ガンが自然退縮に入ります。ですから、やはりエネルギー系やストレスに対する生体反応の理解が必要です。こういうメカニズムが分かって初めて、今まで多くの研究者が研究を行ってきたガン細胞の性質、ガンの本体にたどり着けるのです。

14. そのほかの免疫療法について

　そのほかの免疫療法として、LAK療法と樹状細胞活性化療法などが挙げられます。LAKとは、lymphokine-activated lymphocyte の略です。樹状細胞活性化療法は腫瘍抗原を膜につけた樹状細胞を使ってリンパ球を活性化するので、基本的には同じです。10^6 くらいのリンパ球を採ってIL-2で培養すると1万倍の 10^{10} くらいに数が増えます。よく新聞に大きい見出しで『リンパ球移入療法』と書いてあるものです。第4の免疫治療といわれますが、基本的には身体に移入したとき、移入リンパ球はほとんど働けないくらい増えています。さらに残念なのは患者の内部環境が変えられていないので、そうでなくても働けないのが結局はもっと働けないということです。基本的にこれらの療法は良い結果を出していません。しかし、なぜ生き残っているかというと、抗ガン剤、放射線治療のように免疫抑制することがないので、患者さんが希望を持ったりするとすごく頻度は少ないけれどプラスの効果が出ることがある

> **Key Point**
>
> そのほかの免疫療法
>
> LAK療法(lymphokine-activated lymphocyte)
> 樹状細胞活性化療法
>
> $10^6 \rightarrow 10^{10}$
> IL-2で培養

からです。

15. 結論

　結論は、発ガンの条件は低体温(hypothermia)、低酸素(hypoxia) と高血糖(hyperglicemia)です。これは危機を乗り越えるための大切な条件ですが、長く続いたときは20億年前の私たちの古い先祖である解糖系生命体(living being of glycolysis)に先祖返りするのです。この条件を解除したときに、解糖系生命体であるガン細胞は生きづらくなって、回復したリンパ球に攻撃されて消滅します。これがあちこちで多くのガン患者が治っている理由だったのです。

あ と が き

　現代医療は、多くの病気を原因不明として対症療法を行う流れが拡大しています。しかし、多くの病気はストレスを受けて免疫抑制状態になって発症しています。原因は不明ではないのです。ストレスで生じる「低体温、低酸素、高血糖」は短いスパンではエネルギー生成のうちの「解糖系」を刺激して瞬発力を得て危機を乗り越えるための力になっています。しかし、長期間このような状態が続くと、エネルギー生成のうちの「ミトコンドリア系」を抑制してエネルギー不足に陥ります。これがストレスで起こる慢性病の発症メカニズムです。そして、いずれガンを引き起こす原因にもつながっていきます。

　ストレスをもっとも早く感知するのは私たちの免疫系です。末梢血のリンパ球比率やリンパ球総数は敏感に私たちのストレスに反応しています。この反応には自律神経系と副腎皮質ホルモン系が関与しています。臨床では血液検査を行い、いつでもリンパ球比率を知れる状況にあるのですが、ストレスとリンパ球の減少の相関をほとんど教育の場で学ぶことがないので、血液検査のデータが活用されていないのが現状です。末梢血のリンパ球比率は35-41％が正常値で、ここから減少しても増加しても病気になってしまいます。

　顆粒球過剰（リンパ球減少）は組織破壊の病気と結びつきます。逆に、リンパ球過剰はアレルギー疾患や過敏症の病気と結びついていきます。本講義録で学んだ知識があれば、多くの病気の発症メカニズムを知ることができます。対症療法を延々と続ける必要もなくなるのです。

　消炎鎮痛剤の害やそのほかの薬剤の副作用なども、この本で学べたと思います。患者に良かれと思って続けている薬剤の投与の中にも多くの危険が潜んでいるのです。特に、自己免疫疾患の治療においては、本書の知識が役立つでしょう。そして、私たち生命体が持つ偉大な自然治癒力を引き出すことのできる新しい医学や医療が進展していくことでしょう。

参考文献

第1章

1. 菊池浩吉、上出利光『医科免疫学』南江堂、第5版、2001年
2. Ivan Roitt, Jonathan Brostoff, David Male　多田富雄監訳『免疫学イラストレイテッド』南江堂、2000年
3. 関修司、安保徹『病態のしくみがわかる免疫学』医学書院、第1版、2010年

第2章

1. Watanabe, H., Miyaji, C., Kawachi, Y., Iiai, T., Ohtsuka, K., Iwanaga, T., Takahashi-Iwanaga, H. and Abo, T. Relationships between intermediate TCR cells and NK1.1$^+$T cells in various immune organs. NK1.1$^+$T cells are present within a population of intermediate TCR cells. *J. Immunol.* 155: 2972-2983, 1995.
2. Abo, T., Watanabe, H., Sato, K., Iiai, T., Moroda, T., Takeda, K. and Seki, S. Extrathymic T cells stand at an intermediate phylogenetic position between natural killer cells and thymus-derived T cells. *Natural Immunity.* 14: 173-187, 1995.
3. Abo, T. and Kawamura, T. Immunomodulation by the autonomic nervous system – therapeutic approach for cancer, collagen diseases, and inflammatory bowel diseases. *Therapeutic Apheresis.* 6: 348-357, 2002.

第3章

1. Köhler, G. and Milstein, C. Continuous cultures of fused cells secreting antibody of predefined specificity. *Nature.* 256: 495-497, 1975.

第4章

1. Mannoor, M.K., Halder, R.C., Morshed, S.R.M., Ariyasinghe, A., Bakir, H.Y., Kawamura, H., Watanabe, H., Sekikawa, H. and Abo, T. Essential role of extrathymic T cells in protection against malaria. *J. Immunol.* 169: 301-306, 2002.
2. Kawabe, S., Abe, T., Kawamura, H., Gejyo, F. and Abo, T. Generation of B220^{low} B cells and production of autoantibodies in mice with experimental amyloidosis: association of primordial T cells with this phenomenon. *Clin. Exp. Immunol.* 135: 200-208, 2004.

第5章

1. Watanabe, H., Miyaji, C., Seki, S. and Abo, T. c-kit$^+$ stem cells and thymocyte precursors in the livers of adult mice. *J. Exp. Med.* 184: 687-693, 1996.
2. Abo, T., Kawamura, T. and Watanabe, H. Physiological responses of extrathymic T cells in the liver. *Immunol. Rev.* 174: 135-149, 2000.
3. Seki, S., Habu, Y., Kawamura, T., Takeda, K., Dobashi, H., Ohkawa, T. and Hiraide, H. The liver as a crucial organ in the first line of host defense: the roles of Kupffer cells, natural killer (NK) cells and NK1.1 Ag$^+$ T cells in T helper 1 immune responses. *Immunol. Rev.* 174: 35-46, 2000.

第8章

1. Wilson, I.A. and Bjorkman, P.J. Unusual MHC-like molecules: CD1, Fc receptor, the hemochromatosis gene product, and viral homologs. *Curr. Opin. Immunol.* 10: 67-73, 1998.
2. Minagawa, M., Narita, J., Tada, T., Maruyama, S., Shimizu, T., Bannai, M., Oya, H., Hatakeyama, K. and Abo, T. Mechanisms underlying immunologic states during pregnancy: possible association of the sympathetic nervous system. *Cell. Immunol.* 196: 1-13, 1999.

第9章

1. Sugamura, K., Asao, H., Kondo, M., Tanaka, N., Ishii, N., Nakamura, M. and Takeshita, T.

The common γ -chain for multiple cytokine receptors. *Adv. Immunol.* 59: 225-277, 1995.

第 11 章

1. Mannoor, M.K., Halder, R.C., Morshed, S.R.M., Ariyasinghe, A., Bakir, H.Y., Kawamura, H., Watanabe, H., Sekikawa, H. and Abo, T. Essential role of extrathymic T cells in protection against malaria. *J. Immunol.* 169: 301-306, 2002.
2. Morshed, S.R.M., Mannoor, K., Halder, R. C., Kawamura, H., Bannai, M., Sekikawa, H., Watanabe, H. and Abo, T. Tissue-specific expansion of NKT and CD5$^+$B cells at the onset of autoimmune disease in (NZB × NZW)F$_1$ mice. *Eur. J. Immunol.* 32: 2551-2561, 2002.

第 12 章

1. Abo, T., Kawamura, T. and Watanabe, H. Immunologic states of autoimmune diseases. *Immunologic Res.* 33: 23-34, 2005.

第 13 章

1. Toyabe, S., Iiai, T., Fukuda, M., Kawamura, T., Suzuki, S., Uchiyama, M., and Abo, T. Identification of nicotinic acetylcholine receptors on lymphocytes in the periphery as well as thymus in mice. *Immunology* 92: 201-205, 1997.
2. Suzuki, S., Toyabe, S., Moroda, T., Tada, T., Tsukahara, A., Iiai, T., Minagawa, M., Maruyama, S., Hatakeyama, K., Endo, K. and Abo, T. Circadian rhythm of leukocytes and lymphocyte subsets and its possible correlation with the function of autonomic nervous system. *Clin. Exp. Immunol.* 110: 500-508, 1997.
3. Watanabe, M., Tomiyama-Miyaji, C., Kainuma, E., Inoue, M., Kuwano, Y., Ren, HW., Shen, JW. and Abo, T. Role of α -adrenergic stimulus in stress-induced modulation of body temperature, blood glucose and innate immunity. *Immunol. Lett.* 115: 43-49, 2008.
4. Kainuma, E., Watanabe, M., Tomiyama-Miyaji, C., Inoue, M., Kuwano, Y., Ren, HW. and Abo, T. Association of glucocorticoid with stress-induced modulation of body temperature, blood glucose and innate immunity. *Psychoneuroendocrinology.* 34: 1459-1468, 2009.
5. Watanabe, M., Miyajima, K., Matsui, I., Tomiyama-Miyaji, C., Kainuma, E., Inoue, M., Matsumoto, H., Kuwano, Y. and Abo, T. Internal environment in cancer patients and proposal that carcinogenesis is adaptive response of glycolysis to overcome adverse internal conditions. *Health.* 2: 781-788, 2010.

第 14 章

1. Kawamura, T., Toyabe, S., Moroda, T., Iiai, T., Takahashi-Iwanaga, H., Fukuda, M., Watanabe, H., Sekikawa, H., Seki, S. and Abo, T. Neonatal granulocytosis is a postpartum event which is seen in the liver as well as in the blood. *Hepatology.* 26: 1567-1572, 1997.

第 15 章

1. Kawamura, T., Miyaji, C., Toyabe, S., Fukuda, M., Watanabe, H. and Abo, T. Suppressive effect of anti ulcer agents on granulocytes – A role for granulocytes in gastric ulcer formation. *Digest. Dis. Sci.* 45: 1786-1791, 2000.
2. Yamagiwa, S., Yoshida, Y., Halder, R.C., Weerasinghe, A., Sugahara, S., Asakura, H. and Abo, T. Mechanisms involved in enteropathy induced by administration of nonsteroidal anti inflammatory drugs (NSAIDs). *Digest. Dis. Sci.* 46: 192-199, 2001.

第 16 章

1. Miyakawa, R., Miyaji, C., Watanabe, H., Yokoyama, H., Tsukada, C., Asakura, H. and Abo, T. Unconventional NK1.1$^-$ intermediate TCR cells as major T lymphocytes expanding in chronic graft-versus-host disease. *Eur. J. Immunol.* 32: 2521-2531, 2002.

索　引

あ行

悪性腫瘍	14
悪性貧血	134, 145
悪性リンパ腫	48, 221
アクチン	146
アザチオプリン	214
アジソン病	144
アスピリン	8, 135
アセチルコリン	163, 180
アセチルコリンレセプター	143
新しい免疫システム	22
アデノシンデアミナーゼ	204
アトピー性皮膚炎	13, 29, 41, 55, 168, 178
アドレナリン受容体	155
アナフィラキシー	13
アナフィラキシーショック	55, 178
アナフィラキシー反応	13
アナフィラトキシーショック	123
アナフィラトキシン	123, 180
アポトーシス	233
αアドレナリン刺激	152
αβT cell	37, 58
α-adrenegic stimulus	152
アルブミン	8
アレルギー疾患	13, 178
アレルゲン	180
胃潰瘍	156, 185
異種	93
異種移植	192
萎縮性胃炎	145
異常自己	22, 68
移植	16, 33, 190
移植の拒絶抗原	84
移植の慢性拒絶	78
移植片	13, 33, 191
一次感染	40
一次刺激	40
一般の細胞	227
遺伝子の多段階変異	225
糸球体の基底膜	138
胃の粘膜	184
胃壁細胞	133
イムラン	86, 214
インスリン依存型糖尿病	145
インターフェロン	63, 86, 110
インターロイキン-1	9, 105
インドメタシン	172
ウイスコット-アルドリッチ症候群	209
ウイルス	5
ウイルス感染	13
ウイルス感染自己細胞	18, 22
栄養処理	26
液性免疫	11
疫病	2
エドワード・ジェンナー	2
鰓	21
エラ穴	143
円口類	23
炎症	137
炎症性サイトカイン	105
炎症反応	28
エンドキシン	101
オットー・ハインリッヒ・ワールブルク	228
オプソニン化	122

か行

解糖系	154, 227, 230
外胚葉の上皮	143
外分泌腺	20, 22, 131
潰瘍性大腸炎	28, 156, 163, 185
化学物質過敏症	178
鍵と鍵穴の関係	16
芽球様リンパ球	39
核	134
下垂体-副腎系	152
風邪薬	135
顎下腺	137
活性化B細胞	39
活性酸素	28
化膿性感染症	126
花粉症	13, 178
カヘキシー状態	92
カポジ肉腫	221
顆粒球	6, 27, 28, 32, 122, 173
顆粒球除去療法	185
顆粒球増多	183
顆粒球の活性化	145
顆粒球の動態	155, 184
加齢	132
加齢現象	13
肝	22
ガン	78, 158, 163
ガン化	79
ガン化した自己細胞	22
幹細胞	46
肝細胞	98
ガン細胞	18, 221, 227, 228
間質性肺炎	186
関節リウマチ	13, 79, 138, 142
感染症	13
肝臓	20, 86, 131, 184
γグロブリン	5, 35, 41
γc	107, 113
γδT cell	37, 58
ガン免疫	14
ガン抑制遺伝子	226
肝類洞	20
寒冷アレルギー	179
気管支喘息	29, 41, 55, 178
寄生虫感染	41, 179
北里柴三郎	4
キャノン	152
急性拒絶	192
急性膵炎	156
胸腺	10, 21, 24, 220
胸腺外分化T細胞	19, 22, 34, 60, 78, 79, 80, 98, 107, 115, 131, 134, 143, 148, 202
胸腺髄質	80
胸腺髄質上皮の過形成	80
胸腺で分化するT細胞	19
胸腺内分化T細胞	60
胸腺無形成症	202, 206
巨核球	86
拒絶	190
拒絶抗原	12, 16
巨大顆粒	211
魚類	21
キラー分子群	230
近交系	84
禁止クローン	66, 130
金属アレルギー	179
クエン酸回路	154, 227
くも膜下出血	136
グラム	176
グリア細胞	86
くる病	158
クローン	8, 41
クローン病	145, 156, 163, 185
蛍光抗体染色	173
軽鎖	16
形質細胞	39
血管炎	79
血管内皮細胞	136, 138
結合組織病	142
血小板	86, 135
血小板減少性紫斑病	135
血清学	38
ケモカイン	116
ケモタキス	109

抗A抗体	84	
好塩基球	179	
抗核抗体	134, 137	
抗ガン剤	215	
交感神経緊張	28, 153	
交感性眼炎	134, 147	
高血糖	226, 228	
抗原	8, 32	
抗原処理	32	
膠原線維	13	
抗原提示	16, 32	
抗原提示分子	85	
抗原認識	96	
膠原病	13, 142, 158	
抗原レセプター	11	
高山病	158	
甲状腺機能亢進症	144	
甲状腺細胞	133	
甲状腺刺激ホルモン	144	
甲状腺ホルモン	133	
口唇ヘルペスウイルス	9	
高親和性 IL-2R レセプター	107	
抗生物質	121	
抗体	4, 8, 12, 16	
高体温	233	
抗体産生細胞	34, 39, 46	
抗DNA抗体	137	
後天的免疫不全症	213	
抗毒素	4, 38	
抗B抗体	84	
抗ミトコンドリア抗体	137	
抗リン脂質抗体	23	
骨格筋	154	
骨髄	10, 21, 184, 220	
骨髄移植	11, 33, 195	
骨髄炎	186	
骨髄細胞	161, 227	
骨髄造血	172	
骨髄バンク	33	
古典経路	123, 124	
コラーゲン	13, 142	
ゴルジ体	97	

さ行

細菌感染	13
細菌毒素	116
再生上皮細胞	227
サイトカイン	104
サイトカイン受容体	113
細胞外マトリックス	142
細胞骨格	213
細胞質	227
細胞傷害性T細胞	18, 35
細胞性免疫	11
細胞内寄生	22
サイロキシン	133

サイロキシン刺激ホルモン	144
寒さ	142
サメ	24
サルコイドーシス	59
痔	28, 156
シアル酸	100
シェーグレン症候群	23, 79, 132, 137
紫外線	134, 142
紫外線アレルギー	179
子宮内膜	22, 98
子宮内膜症	156, 186
子宮の粘膜	131
シクロオキシゲナーゼ	172, 216
シクロスポリン A	214
自己応答性	21
自己応答性のクローン	220
自己応答性リンパ球	144
自己抗体	13, 131, 137
自己抗体産生 B 細胞	22, 53, 78
自己免疫疾患	13, 79, 130, 136, 142
自己免疫性肝炎	145
痔疾	186
歯周病	28, 156, 185
自然退縮	234
自然免疫	120, 127
脂肪細胞	26
シャペロン	91
シャペロン効果	97
習慣性流産	23
重鎖	16
重症筋無力症	79, 143
重症複合免疫不全症	203, 222
十二指腸潰瘍	156, 185
絨毛細胞	98
重力	142
樹状細胞	33, 61, 77, 194
樹状細胞活性化療法	234
樹状突起	33
出生時の酸素ストレス	171
種痘	3
腫瘍壊死因子	92
受容者	191
主要組織適合抗原	11, 16, 18, 32, 84
腫瘍免疫学	220, 222
授与者	191
純系	191
消炎鎮痛剤	135, 163
傷害性T細胞	17, 55
猩紅熱	101
常在菌	28, 120
常在菌による感染症	216
常染色体劣性遺伝型-scid	203
小リンパ球	38
食道炎	156, 185
植物レクチン	104
食物アレルギー	178

女性優位現象	138
自律神経	27
腎盂炎	186
腎炎	186
心筋	154, 227
神経	150
深呼吸	233
尋常性天疱瘡	147
新生児黄疸	171
新生児顆粒球増多症	171, 197, 198
新生児免疫寛容	198
心臓	154
腎臓	21, 86
蕁麻疹	178
膵炎	186
髄質	24, 64
水晶体	134
水晶体過敏性眼球炎	147
水素	227
スーパー抗原	100
スティーブンス・ジョンソン症候群	135
ステロイド	14, 86, 137, 163
ステロイドホルモン	215
ストレス	150, 184
ストレプトコッカス・ミュータンス	185
精子	134, 227
成人型ヘモグロビン	172
精神的なストレス	184
生体防御システム	166
生物学的二進法	175
赤脾髄	10
赤筋	154, 156, 227
赤血球	10, 86
赤血球造血	10
接着分子	17, 116
セロトニン	163, 180
線維芽細胞	142
線形動物	19
全身性エリテマトーデス	134
全身性硬化症	23
全身性紅斑狼瘡	134
潜水病	158
喘息	168
先天性免疫不全症	14, 202
走化性	109
造血	21
組織細胞	61
組織破壊の病気	183
祖先遺伝子	17, 52
粗面小細体	96

た行

体温低下	152
大気圧	168
胎児型ヘモグロビン	171
帯状疱疹ウイルス	9

大食細胞	4
代替経路	123, 124
大動脈瘤	136
胎盤	86, 98, 161, 194
唾液腺	137
脱水	158
多発性硬化症	133, 143
多発性骨髄腫	35, 41, 48
多様性MHC	68
胆汁	20
タンパク質分解酵素	17
単様性MHC	68
遅延型過敏反応	11
チオエステル結合	127
チトクロームC	155
チモージェン	122
中親和性IL-2Rレセプター	107
腸	22
腸管	131
腸管粘膜	21
超急性拒絶	192
長時間労働	184
腸上皮細胞	98, 161
通年性鼻アレルギー	178
ツベルクリン反応	11
つわり	13
低酸素	228
低酸素状態	226
低周波過敏症	158
ディ・ジョルジ症候群	209, 222
低体温	226, 228
ディッセ（Disse）腔	20
電気泳動	41, 42
電子伝達系	154, 227
伝染性単核球症	126
天然痘	2, 12
糖質コルチコイド	164
凍傷	158
動脈硬化	26
動脈瘤	136
突発性難聴	28, 156, 185
ドナー	11, 33, 88
ドメイン構造	17, 58
貪食能	6, 122

な行

内分泌	150
内分泌腺	144
軟骨魚類	22
肉芽腫	138
肉芽腫形成	145
日内リズム	167
日射病	158
二胚葉生物	6
乳酸菌	121
乳児アトピー	179
乳児一過性低ガンマグロブリン血症	217
ニューロン	86, 154, 227
尿細管	138
妊娠	13
熱中症	158
ネフローゼ	136
年内リズム	167
脳	86, 154
脳下垂体	168
脳神経	86
野口英世	4

は行

バーキットリンパ腫	221
パーフォリン	230
排気ガス	180
梅毒	4
ハウスダスト	29
白脾髄	10
橋本氏病	13, 132, 136
パスツール	3
バセドウ氏病	144
発ガン物質	225
白筋	156, 227
白血球の自律神経支配	166
白血球の分布	27
白血病ウイルス	213
ハッサル小体	24, 143
伴性劣性遺伝	203, 206
冷え	158
皮質	24, 64, 80
脾腫	22
ヒスタミン	55, 163, 179, 180
ヒストン	134
脾臓	10, 22
ヒトT細胞	213
ヒトのMHC	88
ヒト免疫不全症ウィルス	221
皮膚	22, 86
ビフィズス菌	121
皮膚筋炎	23, 147
皮膚硬化症	147
皮膚細胞	160
皮膜	24
肥満細胞	179
びらん性胃炎	156, 185
ファブリキウス嚢	34
ファンデルワールスの力	7
複合型自己免疫疾患	137
副交感神経優位	28
副腎	144
副腎皮質刺激ホルモン	144, 152
ブドウ球菌	101
ブドウ膜	134
不妊症	186
ブラデイキニン	163
古いタイプの免疫システム	14
古い免疫システム	22
古いリンパ球	80
プロエンザイム	122
プロスタグランジン	9, 163, 172
プロテアーゼ	17, 120
β_2ミクログロブリン	18, 58
ベーチェット病	22, 79, 132, 147
ペスト	2, 12
ペニシリン	8, 135
ペプチド断片	33
ヘリコバクター・ピロリ	121
ヘルパーT細胞	17, 18, 35, 47, 76, 115
ペンタマー	40
膀胱炎	186
泡沫細胞	26
ホジキン病	99
補体	54, 122, 123, 137, 180
補体遺伝子	126
補体レセプター	125
ホヤ	22
ポリエチレングリコール	50
ポルフェリン分子	155

ま行

マイクロチューブロス	213
マイクロフィラメント	213
マイトマイシンC	96
マウスのMHC	88, 92
マクロファージ	4, 27, 32, 61, 77, 86, 122, 136, 137, 194
マクロファージの貪食能	26
馬杉腎炎	146
末梢血	10, 184
末梢性の不応答	131
マメ科の植物	74
マラリア	22, 132
マラリア感染	78, 221
慢性活動性肝炎	145
慢性拒絶	78, 193
慢性膵炎	156
慢性肉芽腫症	210
マンノース	100
ミエリン鞘	143
ミクロゾーム	133
未熟B細胞	41
ミトコンドリア	13, 154, 160, 227, 228
ミトコンドリア系	227, 230
無γグロブリン血症	206
メタボリックシンドローム	26
メチニコフ	4
メニエール病	156, 185
メラノサイト刺激ホルモン	144
免疫	150
免疫グロブリン遺伝子スーパーファミリー	17
免疫系の二層構造	220

免疫担当細胞	32
免疫複合体	122, 138, 138
免疫抑制剤	11, 86, 137, 163, 199, 214
毛細血管拡張性運動失調症	209
モノクローナル抗体	41, 50, 92
モノクローナル抗体の作製法	42

や行

薬物アレルギー	179
ヤツメウナギ	24
溶血	127
幼若化現象	39
溶連菌	101

ら行

卵管炎	156, 186
卵子	227
卵巣膿腫	156, 186
ランドシュタイナー	84
リウマチ	130
リウマチ熱	146
リゾチーム	120
利尿剤	158
リボゾーム	97
流産	13
両生類	22, 24
リンパ球	6, 27, 32
リンパ球移入療法	234
リンパ球混合培養	74
リンパ球サブセット	34
リンパ球の抗原提示	77
リンパ球の進化	19
リンパ球の年齢変化	183
リンパ節	10
リンパ濾胞	76
涙腺	137
類肉腫症	59
冷房病	158
レーエンフック	4
レクチン	73
レクチン経路	123, 125
レシピエント	88
レトロウイルス	100
ロイコトリエン	55, 163, 180
老化	78, 147
濾過性病原体	5
ロバート・コッホ	4
ローリング	116

わ行

| ワクチン | 7 |

A～C

abe	225
abnormal self	68
ABO方式の血液型	84
acquired immunodeficiency	213
acquired immunodeficiency syndrome	202, 221
ACTH	144, 152, 168
activated B cell	39
acute rejection	192
ADCC	55
adenosine deaminase	204
adrenocorticotropic hormone	152
Adult T cell leukemia	213
agammaglobulinemia	206
AIDS	202, 221
allo 抗原	93, 96
alternative pathway	123
antibody-producing cell	39, 46
antibody-dependent cell-mediated cytotoxicity	55
anticancer drug	214
antigen	8
antigen presentation	32
antigen processing	32
APC	232
AT	209
ataxia telangiectasia	209
ATL	213
autoantibody-producing B cells	54
auto-immune disease	132
auto-immune hepatitis	145
auto-immunity	132
auto-recognition	132
A型糖タンパク	84
B cell	11
B cell growth factor	105
B cell lymphoma	233
B-1細胞	53, 131, 134, 137, 148
B-2細胞	54, 131
B220	54
basophil	55
BCG	7
BCGF	105
bcl-2	233
Behçet's syndrome	147
Bence Jones タンパク	35
Bjorkman's groove	96
blast lymphocyte	39
blast transformation	39
bone marrow	10
Bruton X-linked agammaglobulinemia	207
Burkitt's lymphoma	126, 221
Bursa of Fablicius	34
bursa-derived lymphocyte	34
B型糖タンパク	84
B細胞	11, 12, 16, 17, 19, 34, 38, 47, 115, 202, 220
B細胞の悪性腫瘍	233
B細胞分化	41
B細胞レセプター	11
Bリンパ球	10, 11, 19
C1	123, 124
C1q	124
C1r	124
C1s	124
C3	123
C3a	123
C3b	123
C6	124
C7	124
C8	124
C9	124
Cannon	152
carcinogen	225
CD	36
CD1	101, 102
CD3 complex	59
CD3^{int} CD4$^-$ CD8$^-$	68
CD3^{int}CD8$\alpha\alpha$	68
CD4$^+$T細胞	36, 60, 61, 64
CD44	116
CD5	54
CD8	36
CD8$^+$T細胞	36, 60, 64, 102, 196
CD8$\alpha\alpha$	61
CD8$\alpha\beta$	61
cell skeleton	213
cellular immunity	11
CGD	210
Chédiak-東症候群	210
chemical mediator	55
chemokine	116
chemotaxis	109
chronic active hepatitis	145
chronic granulomatous disease	210
chronic GVH病	78, 147
chronic rejection	193
CHS	210
Class I	36, 85
Class II	36, 61, 85, 190
classical pathway	123
clonal deletion	130
cluster of differentiation	36
collagen disease	142
complement	123
connective tissue disease	142
constant region	64
conventional B cells	54
cortex	64, 80
COX	172, 216
CR1	125
CR4	125
Crohn's disease	185
CTL	55, 112, 115
cyclooxygenase	172, 216
cystitis	186

cytochrome C	233	
cytokine receptor	113	
cytoplasmic Ig	46	
cytotoxic T 細胞	55, 223, 224	
C 型肝炎	86	
C 領域	51, 64	

D〜G

DAF	125
Decay Accelerating Factor	125
deep breathing	233
dendritic cell	77
dermatomyositis	147
Di George 症候群	209, 222
DNA	13
donor	191
double negative	60
double-positive T 細胞	64
duodenal ulcer	185
D 領域	51
eB ウイルス	39, 126
endometriosis	186
endoplasmic reticulum	97
Epstein-Barr virus	39
erbB	225
erosive grastritis	185
esophagitis	185
extrathymic T 細胞	108, 112, 131, 224
Factor H	126
Fas	75
Fas ligand	75, 112, 230
Fcε レセプター	55
female predominance	138
FK506	86, 214
fms	225
fus	225
G-CSF	114
gastric ulcer	185
giant granules	211
glanuloma	138
glycolysis	154
glycolysis pathway	227
glycoprotein130	115
GM-CSF	114
Goodpasture syndrome	137, 146
gp130	115
Gr-1 抗体	173
graft	191
graft-versus-host reaction	195
granulocyte macrophage-colony stimulating factor	114
GTP binding タンパク	225
GVH 反応	195

H〜K

heat shock protein	91, 233
heavy chain	16, 51
hemorrhoid	186
HIV	221
HLA	88
HLA-A	69, 89, 98, 190
HLA-B	69, 89, 98, 190
HLA-C	69, 89, 98, 190
HLA-D	69, 98, 190
HLA-DP	89, 190
HLA-DQ	89, 190
HLA-DR	89, 190
HLA-DR4	142
HLA-E	69, 98
HLA-F	69, 98
HLA-G	69
HLA タイピング	194
HLA のタイプ	98
HSP	91, 233
HSP70	97
HTLV	100, 213
human immunodeficiency virus	221
human leukocyte antigen	88
human T-cell leukemia virus	100
humoral immunity	11
hybrid resistance	199
hyper IgM syndrome	208
hyper-acute rejection	192
hyperglycemia	152, 226
hyperplasia	80
hyperthermia	233
hypophysis-adrenocortical system	152
hypothermia	152, 226
hypoxia	226
H 因子	126
H 鎖	16
IFN	110
IFNα	110
IFNβ	110
IFNγ	110, 115, 137
Ig	17
IgA	40, 46, 121
IgA 欠損症	208
IgD	40, 46
IgE	40, 46, 55
IgE 抗体	180
IgE 産生 B 細胞	179
IgG	40, 46
IgM	40, 46
IL-1	9, 105, 106, 137
IL-2	62, 106, 113, 115, 203
IL-2Rβ	108, 202
IL-3	108, 114
IL-4	47, 62, 76, 105, 107, 108, 113, 115, 203
IL-5	47, 62, 76, 108, 114, 115
IL-6	47, 62, 76, 108, 115, 137
IL-7	107, 109, 113, 203
IL-8	109
IL-9	107, 110, 113, 203
IL-10	62, 76, 110, 115
IL-12	110
IL-15	107, 110, 113, 203
IL-18	110
immune complex	122, 138
immunoglobulin	8, 17
immunoglobulin gene superfamily	17, 36, 52
immunosuppressant	199
immunosuppressive drug	214
indomethacin	172
infectious mononucleosis	39
infertilitas	186
innate immunity	120
interferon	110
Interleukin-2 receptor β chain	202
intermediate	108
interstitial pneumonia	186
intrathymic clonal selection	66
J 領域	51
Kaposi's sarcoma	221
kit	225

L〜N

L-セレクチン	116
LAK 療法	234
Landsteiner	84
lectin pathway	123
Leu7	43
leucocyte rolling	116
light chain	16
LPS	74, 105, 116, 122
lupoid hepatitis	145
lupoid 肝炎	145
lymph follicle	76
lymphokine-activated lymphocyte	234
lypopoly sacharade	116, 122
L 鎖	16
M-CSF	114
Mac-1 抗体	173
MAG	132, 143
major histocompatibility complex	33
malignant lymphoma	221
mast cell	55
MCP	126
medulla	64, 80
megakaryocyte	86
Membrane Cofactor Protein	126
membrane Ig	46
membrane-attack	126
MG	79
MHC	33, 85
MHC Class I	196

MHC Class III	126	
MHC 陰性	86	
MHC がないガン細胞	223	
MHC 拘束性	131	
MHC の発現量	193	
minor lymphocyte stimulatory	99, 198	
mitochondoria pathway	227,	
mixed lymphocyte culture	74, 194	
MLC	74, 194	
Mls	99, 198	
modified self	134	
monomorphic MHC	68, 98, 101, 194	
MRL-1pr/lpr	148	
multiple myeloma	39	
multiple sclerosis	133	
multiple steps of oncogene mutation	225	
myasthenia gravis	79, 143	
myb	225	
myc	225	
myelin-associated glycoprotein	132, 143	
myelitis	186	
M タンパク	35	
natural immunity	120	
natural killer cells	55	
negative selection	66, 130, 220	
neonatal granulocytosis	171	
natal jaundice	171	
neonatal tolerance	198	
nephritis	186	
NK 細胞	19, 22, 34, 55, 98, 107, 112, 202, 221, 223, 224	
NKT 細胞	115	
non MHC	198	
nonsteroidal anti-inflamatory drugs	216	
NSAIDs	184, 216	
NZB/WF1	148	

O〜R

oncogene	232
one-way MLR	74
ovarian cyst	186
overlap 症候群	138
p53	226, 232
pancreatitis	186
pemphigus vulgaris	147
perforin	55
periodontitis	185
pernicious anemia	134
perphenal anergy	131
PHA	74, 105
phagocytosis	6
plasma cell	39, 46
PNA	74
polymorphic MHC	68, 98, 101, 194
positive selection	66, 131
pre-B 細胞	46
pro-B 細胞	46
prostaglandin	172
pyelitis	186
Qa	92
RA	138, 142
RAG	53
RAG-1	53
RAG-2	53
RAG-1/RAG-2 ノックアウトマウス	206
ras	225
rearrangement activating gene	53
rearrangement of TCR genes	72
recipient	191
rejection	190
resting B cell	76
rheumatic fever	146
rheumatoid arthritis	138, 142
RNA	13

S〜U

salpingitis	186
sarcoidosis	59
scid	203, 222
scid マウス	205
scleroderma	147
SEB	101
selective IgA deficiency	208
self-reactive forbidden clone	66
Selye	152
severe combined immunodeficiency	203
SH	215
SIg	46
sis	225
SLE	13, 23, 79, 130, 134, 136, 138, 142
spleen	22
splenomegaly	22
src	225
stem cell	46
steroid hormone	215
Streptococcus mutans	185
surface Ig	46
systemic lupus erythematosus	134
T cell	10
T cell growth factor	37, 105
T cell receptor	58
T-B cell interaction	76, 109
TAP	97
TAP1	101
Tc	35
TCGF	105, 106
TCR	37, 58
TCR の認識	93
TCR 遺伝子の再構成	72
TGFβ	111
Th	35
Th0	62, 115
Th1	62, 115
Th2	62, 115, 179
thymic aplasia	202, 206
thymus-derived lymphocyte	34
Th 細胞	102
TLR	116, 122
TLR4	116
TNFα	91, 111, 137, 153, 164, 230
TNFβ	91
Toll-like receptor	116
transforming growth factor	111
transplantation	190
trophoblast	98
TSH	144
tumor necrosis factor	92, 111, 153
tumor necrosis factor α	91
tumor necrosis factor β	91
T 細胞	10, 17, 19, 32, 34, 107, 202, 220
T 細胞刺激レクチン	74
T 細胞の抗原レセプター	58
T 細胞白血病ウイルス	100
T 細胞レセプター	11, 16
T リンパ球	10, 19
ulcerous colitis	185

V〜Z

variable region	64
VB12 結合タンパク	145
vβ8	100
V 領域	51, 64
WAS	209
WGA	74
Wiskott-Aldrich syndrome	209
x-scid	203
xenograft	192
XLA	207
xymogen	122
xeno 抗原	93
X 線照射	96
X 連鎖高 IgM 症候群	208
X 連鎖重症複合免疫不全症	203
X 連鎖（ブルトン型）無γグロブリン血症	207
yes	225

数字

I 型糖尿病	145
2 度がかりなし	7

〈著者紹介〉

安保　徹（あぼ　とおる）

新潟大学大学院医歯学総合研究科教授、専門は免疫学・医動物学。1947年青森県生まれ、東北大学医学部卒業。1980年、アメリカ・アラバマ大学留学中に「ヒトNK細胞抗原CD57に関するモノクローナル抗体」を作製。1989年、胸腺外分化T細胞を発見。1996年、白血球の自律神経支配のメカニズムを解明。2000年、胃潰瘍の病因は胃酸であるとの定説を覆して注目される。その後もマラリア感染の防御に関する発見など、国際的に活躍している。

〈著書〉

『人が病気になるたった2つの原因』（講談社）2010年、『病気知らずで大往生　安保流ピンピンコロリ術』（五月書房）2008年、『病気は自分で治す』（新潮社）2006年、『自律神経と免疫の法則』（三和書籍）2004年、『体温免疫力』（ナツメ社）2004年、『「薬をやめる」と病気は治る』（マキノ出版）2004年、『免疫革命』（講談社インターナショナル）2003年、『医療が病いをつくる』（岩波書店）2001年、『絵でわかる免疫』（講談社サイエンティフィック）2001年、『未来免疫学』（インターメディカル）1997年、ほか多数。

安保徹の免疫学講義

2010年12月25日　初　版　第1刷発行
2019年 5月12日　第1版　第2刷発行
2021年 9月10日　第1版　第3刷発行

著　者　安保　徹　©2021 Toru Abo

発行者　高橋　考

発　行　三和書籍 Sanwa Co.,Ltd.

〒112-0013　東京都文京区音羽2-2-2
電話 03-5395-4630
FAX 03-5395-4632
郵便振替 00180-3-38459
http://www.sanwa-co.com/
印刷/製本　中央精版印刷株式会社

乱丁、落丁本はお取替えいたします。定価はカバーに表示しています。
本書の一部または全部を無断で複写、複製転載することを禁じます。
ISBN978-4-86251-094-5　C3047　Printed in Japan